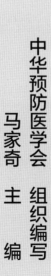

新冠肺炎防控大数据与人工智能应用优秀案例集

中华预防医学会 组织编写

马家奇 主编

人民卫生出版社

·北京·

图书在版编目（CIP）数据

新冠肺炎防控大数据与人工智能应用优秀案例集 /
中华预防医学会组织编写；马家奇主编 . —北京：人
民卫生出版社，2020.11

ISBN 978-7-117-30920-2

Ⅰ.①新… Ⅱ.①中… ②马… Ⅲ.①数据处理-应
用-日冕形病毒-病毒病-肺炎-预防（卫生）-案例②人
工智能-应用-日冕形病毒-病毒病-肺炎-预防（卫生）
-案例 Ⅳ.①R563.101-39

中国版本图书馆 CIP 数据核字（2020）第 228913 号

人卫智网	www.ipmph.com	医学教育、学术、考试、健康， 购书智慧智能综合服务平台
人卫官网	www.pmph.com	人卫官方资讯发布平台

新冠肺炎防控大数据与
人工智能应用优秀案例集

Xinguan Feiyan Fangkong Da Shuju yu
Rengong Zhineng Yingyong Youxiu Anli Ji

组织编写：中华预防医学会
主　　编：马家奇
出版发行：人民卫生出版社（中继线 010-59780011）
地　　址：北京市朝阳区潘家园南里 19 号
邮　　编：100021
E - mail：pmph @ pmph.com
购书热线：010-59787592　010-59787584　010-65264830
印　　刷：廊坊一二〇六印刷厂
经　　销：新华书店
开　　本：787 × 1092　1/16　**印张**：22
字　　数：507 千字
版　　次：2020 年 11 月第 1 版
印　　次：2020 年 12 月第 1 次印刷
标准书号：ISBN 978-7-117-30920-2
定　　价：180.00 元

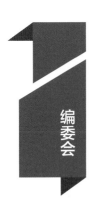

编委会

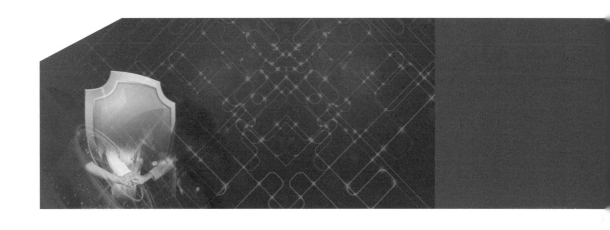

编 者（按姓氏笔画排序）

马文军　广东省公共卫生研究院　　　　　　张　岩　联通大数据有限公司

马汉青　常熟市卫生健康委员会　　　　　　张子恒　腾讯医疗健康（深圳）有限公司

王丽萍　北京妙医佳健康科技集团有限公司　陈文亚　上海图趣信息科技有限公司

王松旺　中国疾病预防控制中心　　　　　　居建权　苏州沈苏自动化技术开发有限公司

文　瑞　腾讯医疗健康（深圳）有限公司　　赵　华　联通大数据有限公司

刘　翀　济南市疾病预防控制中心　　　　　胡利荣　浙江飞图影像科技有限公司

孙长举　腾讯医疗健康（深圳）有限公司　　袁宏永　北京辰安科技股份有限公司

孙继超　腾讯医疗健康（深圳）有限公司　　徐　勇　广东省疾病预防控制中心

苏雪梅　中国疾病预防控制中心　　　　　　徐海勇　中移动信息技术有限公司

李继刚　医渡云（北京）技术有限公司　　　陶　涛　中移动信息技术有限公司

杨　明　北京中科院软件中心有限公司　　　陶晓东　安徽科大讯飞医疗信息技术有限公司

吴家兵　安徽省疾病预防控制中心　　　　　黄礼莲　中国电信股份有限公司

邱祥平　迪爱斯信息技术股份有限公司　　　阎　覃　识因智能科技（北京）有限公司

邱景富　重庆医科大学　　　　　　　　　　焦秀珍　电科云（北京）科技有限公司

何新军　南京医基云医疗数据研究院有限公司　曾　燕　武汉科技大学

邹　旋　深圳市疾病预防控制中心　　　　　谢云龙　联通大数据有限公司

汪利鹏　南京三眼精灵信息技术有限公司　　简文华　广州呼吸健康研究院

宋雨伦　联通大数据有限公司　　　　　　　廉士国　联通大数据有限公司

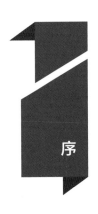

序

2020年，新冠肺炎疫情突如其来，成为新中国成立以来发生的传播速度最快、感染范围最广、防控难度最大的一次重大突发公共卫生事件。在以习近平同志为核心的党中央坚强领导下，中国共产党团结带领全国各族人民，上下同心、全力以赴，采取最严格、最全面、最彻底的防控举措，付出巨大努力，取得抗击新冠肺炎疫情斗争重大战略成果，为全球疫情防控贡献了中国经验。

新冠肺炎疫情发生以来，"大数据＋网格化"与公共卫生措施相结合，提高了发现传染源的准确性和控制隐性传染源的精准性，提升了流行病学的调查速度，强化了社区防控的力度。大数据、人工智能（artificial intelligence，AI）、云计算等数字技术，有效支撑了全国"健康码"统一互认，实现了对个人涉疫情风险的精准"画像"，为促进人员安全有序流动、复工、复产、复学提供了重要科技支撑。利用大数据技术，对重要时间节点、重点地区进行疫情趋势研判，为科学决策提供了可靠数据支撑。

当前，大数据、人工智能的发展已上升为国家战略。2017年12月，习近平总书记在中共中央政治局第二次集体学习时强调实施国家大数据战略，加快建设数字中国。党的十九大报告就实施健康中国战略作出了一系列部署。2017年，国务院发布《新一代人工智能发展规划》，明确将人工智能作为未来国家重要发展战略。以大数据、人工智能为代表的新兴信息技术正在深刻地改变公共卫生实践，已成为推动从疾病管理向健康管理转变，服务人民健康的必要手段和内在需求。

在新冠肺炎防控中，中华预防医学会作为党和政府联系公共卫生与预防医学科技工作者的桥梁和纽带，联合广大医务工作者和社会各界，做了大量卓有成效的工作，取得了一系列成果，新冠肺炎防控大数据与人工智能最佳应用案例征集活动即是其中的亮点之一。通过这次案例征集，我们高兴地看到，各级卫生行政部门、疾控机构在疫情防控中主动拥抱新技术，与相关研发机构紧密协作，开发出了一大批应用效果好、创新程度高、示范效应强，有自主知识产权的大数据和人工智能应用，这些成果大部分经过了实践的检验，并在疫情防控中发挥了重要作用。

本书收录了在新冠肺炎防控工作中实际应用，并通过业内专家评审产生的优秀案例,案例内容编写者均为一线研发人员,并附专家点评。该书契合当前疫情防控需求,内容创新性和实践性强,对深入推进新兴信息技术与公共卫生工作的结合有着重要的参考价值和借鉴意义。我衷心希望疾控工作者和相关研发机构紧密协作,再接再厉,取得更多高质量成果,为维护人民群众生命安全和身体健康作出更大的贡献。

中华预防医学会会长:

2020 年 11 月 4 日

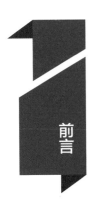

前言

新冠肺炎疫情防控中,相关政府机构、企业、公共卫生机构、高校从疫情防控需求出发,创新应用大数据、人工智能技术,研发了大量APP、小程序、信息系统等业务应用。从病例和密切接触者调查追踪、疫情预警预测、风险评估、资源配置,到防控工作取得阶段性胜利后的复工复产,都有大数据、人工智能技术应用的场景。这些应用案例在新冠肺炎防控中发挥了巨大的作用,也展现了新兴信息技术与公共卫生业务融合应用的广阔前景。

为深入落实国家卫生健康委关于加强信息化支撑新冠肺炎防控工作的相关要求,促进大数据与人工智能技术在新冠肺炎防控中的应用,助力打赢疫情防控阻击战,发现和培育优秀应用案例,中华预防医学会联合相关企业,在2020年2~4月组织开展了新冠肺炎防控大数据与人工智能最佳应用案例征集活动。中华预防医学会健康大数据与人工智能应用专业委员会作为牵头单位,制订了详细的案例征集活动方案,并在报请学会批准后组建活动秘书处,明确时间计划安排,专委会副主任委员以上人员分别牵头承担具体工作任务。2020年2月18日,中华预防医学会微平台发布《关于征集新冠肺炎防控大数据与人工智能最佳应用案例的通知》,面向相关企事业单位及个人征集案例,并提供了报名表、申报书等申报材料格式。此次活动征集专业防控应用、防控决策支持、公众自我防疫3个方向的应用案例。其中,专业防控应用是指基于个人电脑或移动APP,应用于疾病预防控制中心(简称疾控中心)或社区等专业疫情防控机构开展流行病学调查,或对密切接触者追踪、定位、排查的智能化专业工具或应用系统,支持第三方调用API接口服务。防控决策支持方向是指基于个人电脑或移动APP,应用于疫情风险评估、态势研判、防控效果评估、医疗服务资源配置、疫情趋势预测等方向的信息系统,并发布应用。公众自我防疫是指基于个人电脑或移动APP,面向公众开放应用的疫情风险提醒、个人感染风险评估、密切接触者自查、个人旅行史查询服务、精准防疫知识科普教育服务等智能化APP或应用系统。征集案例的通知发布后,得到了相关企事业单位和个人的积极响应。截至2月29日,活动秘书处共收到近90个案例材料,案例申报单位主要为政府机构、疾控中心、高校、研究机构、IT企业及个人,覆盖全国20余个省份。经活动秘书处审查,84 个案例通过形式审查,入围案例初评。3 月 19 日,中华预防医学会微平台发布了形式审查结果公示的通知,公示期间未收到不同意见。

为做好案例初评工作,活动秘书处广泛咨询公共卫生、信息技术、数据科学、产业推广等领域的专家,综合考虑多方面因素,制定了初评的评分标准,并召开与健康大数据与人工智能应用专委会副主任委员以上人员的视频会议,商定了初评方案,决定坚持公平、公开、公正的评审原则,突出案例的公益性和创新性,从技术创新、科学性和专业性、效果影响力和开放共享 4 个维度评分,具体包括产品原创性、新技术应用情况、模式创新情况、技术科学性、技术团队情况、产品专业性、产品推广落地能力、产品应用情况、源代码开放程度等 9 个指标,同时要求全部评审专家均需具有副高及以上专业技术职称。考虑到疫情期间不宜聚集,采用非集中在线分组评审方式,各案例的申报材料统一上传至评审系统,供专家在线查阅。按照案例申报方向和专家专业背景,全部评审专家按照申报案例的方向分为三组,每名专家按照统一的评分标准对本组内各案例分别评分,并在线提交评分表。根据专家评分情况,按照初评方案,共产生 42 个入围终评的优秀案例,经中华预防医学会批准,于 4 月 2 日在中华预防医学会微平台公示。在报请中华预防医学会同意后,活动秘书处制订了终评工作方案,并在 4 月 11~12 日组织了优秀案例终评。按照专家咨询意见,从项目应用时间、科学性、专业性、实用性、智能化程度、用户评价、安全性和隐私保护以及答辩表现等不同权重,制定了量化评分标准进行综合评价。评审方式采用远程在线靠背打分,评审专家均具有正高职称,专业背景为公共卫生、医疗卫生信息化、计算机技术等。在京专家集中参加在线评审,京外专家采用远程接入方式在线参加评审,评审专家通过在线听取案例汇报、提问答辩的形式,对照评分标准为每个案例评分并在评审系统中提交。根据终评工作方案和专家评分标准,21 个案例被评为最佳优秀案例,并根据得分结果评选出相应等级。在报请中华预防医学会批准后,于 4 月 20 日在中华预防医学会微平台公示。

为全面总结案例征集活动的成果,展现大数据、人工智能技术在新冠肺炎防控中的应用情况和取得的成效,推广优秀案例,探索以大数据、人工智能为代表的新兴信息技术在疾控领域的应用,按照案例征集活动计划,中华预防医学会健康大数据与人工智能应用专业委员会组织优秀案例申报单位共同编写了案例集。按照各案例的申报方向,案例集分为专业防控应用、防控决策支持、公众自我防疫三个板块,分别描述每个优秀案例的建设背景、实施目标、总体架构和主要内容、技术路线、应用场景、先进性及创新点、实施落地情况、推广应用前景等。内容均由案例申报单位的一线技术人员执笔完成,具有较强的可读性和参考价值。同时,也邀请到了行业内专家,从特点、创新性、与专业的结合度以及改进和推广应用方向等方面对每个案例作点评,并根据专家评分对每个案例给出了星级评价,供读者参考。由于时间仓促,水平所限,难免有疏漏之处,希望广大读者指正。

本书本着申报单位自愿参编原则,汇编了 36 个优秀案例,并在编写过程中得到了各有关单位的大力支持。参与编写、点评和审稿的专家为此付出了辛勤的劳动,在此深表谢意!

编委会

2020 年 10 月 1 日

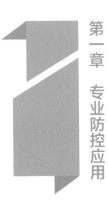

第一章　专业防控应用

第二章　防控决策支持

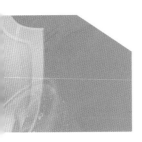

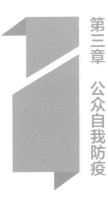

第三章 公众自我防疫

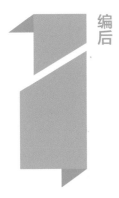

编后

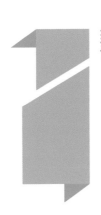

致谢

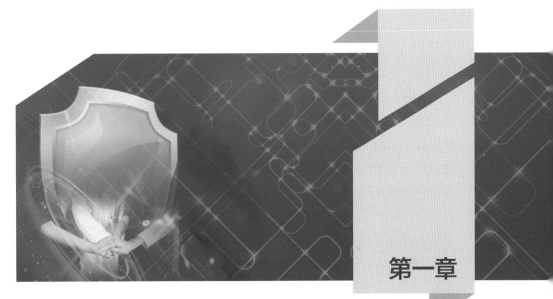

第一章

专业防控应用

案例一 智医助理外呼机器人

星　　级：★ ★ ★ ★ ☆

单　　位：安徽科大讯飞医疗信息技术有限公司

推荐单位：安徽科大讯飞医疗信息技术有限公司

　　近年来，我国医疗人工智能技术和产业发展迅速，目前已经从科研探索进入了产业应用阶段，尤其是在基层医疗服务领域，人工智能技术正在发挥越来越显著的赋能作用。针对疫情防控的难题，本项目采用创新服务方式，基于人工智能技术，通过研发智能随访机器人提高各级疫情防控工作者对重点人群排查与跟踪、健康宣教等工作的效率。本项目一方面可协助医务人员进行新冠肺炎疫情防控工作，另一方面可通过对家庭医生随访工作进行模板化、标准化处理，借助人工智能的手段，极大地提高家庭医生随访工作效率，及时了解居民的健康状况，让居民感受到家庭医生的人文关怀，提升居民获得感和满意度。政府主管部门和社区医疗卫生管理者可以通过人工智能的手段，实现社区医疗服务质量的大面积抽查，并根据抽查数据对机构的医疗服务质量作出评估。

　　新冠肺炎疫情，是新中国成立以来在我国发生的传播速度最快、感染范围最广、防控难度最大的一次重大突发公共卫生事件。为尽快打赢此次疫情防控阻击战，习近平总书记指出：鼓励运用大数据、人工智能、云计算等新一代信息技术，在疫情监测分析、病毒溯源、防控救治、资源调配等方面更好发挥支撑作用。2020年2月10日，习近平总书记在北京调研指导新冠肺炎疫情防控工作时强调，社区是疫情联防联控的第一线，也是外防输入、内防扩散最有效的防线。把社区这道防线守住，就能有效切断疫情扩散蔓延的渠道。

　　防治新冠肺炎的"三把板斧"包括管理传染源、切断传播途径和保护易感人群。疫情防控期间，各地医护人员非常紧缺且已进入战斗状态。如何用有限的人力迅速锁定以新型冠状病毒（简称新冠病毒）感染者和携带者为主的传染源；如何做好基层医疗卫生机构感染控制；如何高效引导全体民众积极采取自我防护，以达到大幅减少疫情传播的目的，显得尤为重要。针对这些困境，国家相关部门也密集发布相关政策，鼓励利用人工智能等相关技术做好疫情防控工作。

因此,急需应用人工智能、大数据等新技术手段做好新冠肺炎疫情筛查、风险监测与防控,精准服务决策、精准研判推送、精准指导一线,全面赋能"查流入、防扩散、稳复工"疫情防控工作。

一、背景简介

疫情防控初期,居民的信息采集、院后随访、通知宣教等工作还是依赖人工来完成,耗时耗力,疫情的上报也是依靠一线工作者在系统中报告,这就要求一线工作者有非常高的危机意识和敏锐度。疫情防控工作缺乏自动采集分析和预警提示的工具。一旦发生相关紧急事项,信息的通知基本是单向的信息触达,居民无法进行双向互动,无法进行大批量的实时信息采集与直观动态的实时展示。

2020 年 1 月 26 日,国家卫生健康委发布《国家卫生健康委办公厅关于加强基层医疗卫生机构新冠肺炎疫情防控工作的通知》,指出基层医疗卫生机构要充分运用信息技术手段进行疫情防控,可通过电话、智能语音提醒等手段,向辖区居民精准、及时推送疫情防控和健康教育信息。

疫情防控期间排查随访工作量巨大,用智能技术助力人群防疫显得尤为重要。本项目采用创新服务方式,基于人工智能技术,通过研发智医助理外呼机器人,能够有效提高各级疫情防控工作者对重点人群排查与跟踪、疫情的健康宣教等效率。

二、实施目标

针对疫情防控时间紧、任务重、人员紧缺等特点,应用智能语音识别、语音合成、多轮交互技术、自然语音理解等人工智能技术研发疫情语音随访虚拟机器人系统,帮助各级疫情防控机构为不同人群制订疫情随访方案,辅助进行重点人群发热筛查和跟进随访,对民众进行疫情防护知识通知宣教,应用于各地疫情情况排查和通知回访等场景,协助进行新冠肺炎疫情的防控和宣教,同时降低基层工作者摸排工作时病毒交叉感染的风险。

1. 实现快速大批量筛查重点人群,第一时间了解居民情况,为后续工作部署提供参考;
2. 实现批量筛查,随访更有针对性,提高人工随访的精准度,缩小人工随访的范围,提高工作效率;
3. 实现批量发送疾病防护专业知识,提升居民防护意识;
4. 实现智能电话筛查,减少上门调查,避免人与人的接触,减少传染机会。

三、项目实施情况

（一）项目总体架构和主要内容

本项目由安徽科大讯飞医疗信息技术有限公司（简称科大讯飞）智医助理团队自主研发。本系统在核心语音识别、语义理解、语音合成等技术基础上不断改进提升,架构设计、高并发业务量、数据安全、三方系统对接、全 SAAS 部署流程等不断升级。

系统部署模式为 SAAS 部署,通过互联网为用户提供服务。平台分为四层,平台服务层、医学 AI 能力平台、应用服务层和应用层。如图 1-1-1 所示。

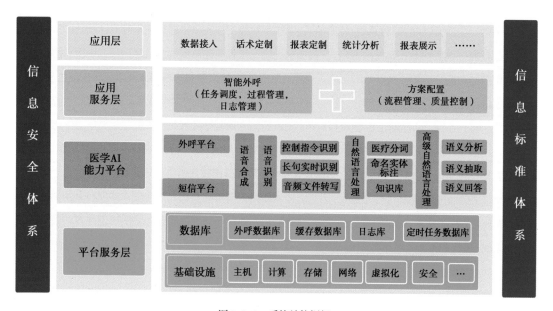

图 1-1-1　系统总体框架

平台服务层通过虚拟化技术,实现对基础运行环境的监控和资源调度,为平台提供计算和存储服务支持,是平台正常运行的基础。

医学 AI 能力平台集成了语音合成、语音识别、自然语言处理、高级自然语言处理等核心模块,为平台输出智能化能力。向业务系统提供语音服务,使用语音云平台为业务应用程序提供多路并发的语音识别、语音合成、自然语言处理功能,通过架设在语音云平台上的语音应用服务,用户可以随时随地获得高质量的语音服务。

应用服务层依托底层服务,封装智能化能力,为通知宣教、慢病随访和满意度调查业务提供任务调度、外呼过程管理、业务日志管理、交互质量控制、呼叫流程管理等支撑服务。

应用层实现与用户交互界面,支持数据输入、方案配置、模板定制、报表展示等操作功能。

整个应用层框架采用 Spring Cloud 分布式服务体系架构开发。采用 Eureka 作为服务注册中心;使用 Zuul 网关进行服务分发、统一鉴权、动态负载;采用 Spring Cloud Config 作为配置中心,实现统一配置管理;使用 Feign 完成服务之间的相互调用;并集成嵌入监控中心及日志中心,实现分布式监控。业务微服务主要采用 Spring Boot+Spring Mvc+MyBatis+MySQL 等技术实现。

（二）技术路线

本项目中智能语音技术主要用于人工智能和居民的语音交互。智能语音一般通过语音能力平台为业务应用程序提供多路并发的语音识别、语音合成功能，通过架设在语音云平台上的语音应用服务器，用户可以随时随地获得高质量的语音服务。本项目融合了科大讯飞全球领先的语音合成、语音识别、多轮交互自动问答及自然语音理解等人工智能核心技术。

1. 语音识别引擎　医护人员设置好随访方案后，智医助理外呼机器人可按设定的计划同时批量给居民拨打电话、发短信等。由智医助理外呼机器人与居民对话互动，自动进行居民随访、健康宣教等。随访过程中用户输入连续语音，系统将执行语音识别操作，将用户语音转化为连续文本。在此基础上，系统还将同步进行语义断句等操作，实现从连续文本到单句文本的转换。用户输入的多个单句文本，将作为交互系统的核心处理信息，被送至文本理解模块，执行语义理解及语言模型（language model，LM）拒识过程，识别受访用户语音中的关键信息。同时为解决电话随访过程中，受访者通话质量差以及受访者群体采用不同方言的困难，采用异常处理技术。异常处理技术拟根据特定医疗场景下不同类型异常语音的不同特点，采用不同的技术手段进行针对性处理，对前后截断、上下截幅拟采用常规的信号处理技术进行鉴别，而对信噪比、方言等异常语音采用深度神经网络的分类技术进行判决；同时该回访场景主要应用于医疗专业场景，故我们采用的 LM 建模技术是基于海量智能语音医学文本数据，完成基于前馈神经网络用于分类的 LM 训练，并完成智能语音医学语音识别系统的 LM 定制；为使智能随访的受众面更广，使声学模型更好地适用于不同地域以及不同口音，拟基于海量智能语音医学音频数据进行声学模型建模，完成基于深度神经网络的声学模型训练，并完成各种自适应方案的验证，确定应用于智能语音医学领域最优的自适应优化方案；针对电话回访中低频服务忌语等关键词的识别率过低等问题，拟通过定制 LM，形成定制网络，与主网络并联，同步解码，实现对低频服务忌语等关键词识别率的稳步提升。

2. 语音合成引擎　语音合成系统采用先进的中文文本、韵律分析算法和大语料库的合成方法，目前合成语音已经接近真人的自然效果。在对语音合成技术进行研究的基础上，本项目结合医疗领域文本数据特点实现医疗语音合成技术。具体技术路线如下：

（1）根据对话风格合成音库，通过医生和患者对话风格语音数据库的设计和录制、创新性的标注体系设计和实践构建全新医学领域发音人，构建更高表现力的对话合成系统，提升合成语音的对话风格效果，以满足医学领域对语音合成的效果要求。

（2）数字数值场景优化，根据医学领域对数字、数值播报的场景及要求，制作数字数值模型库，弥补主库在数字、数值上的效果不足，提供更好的数字、数值合成播报效果。

（3）医学领域定制，对海量客服领域的文本进行统计分析，形成医学领域的定制词典，制作与优化规则库、模板库及韵律模型，形成医学领域的定制资源包，提升医学领域的整体合成效果，打造语音合成系统医学领域定制版本。

3. 自然语言处理（natural language processing，NLP）　自然语言处理是机器理解文本的第一步，在医学领域，大量应用于文本的结构化处理。自然语言处理主要包括分词、词性标注、句法分析等三种基础技术。通过分词将连续的文本分割为以词为基本单位的符号序列，进而通过词性标注技术识别序列中每一个词的词性，在这些基础之上进一步通过句法分析技术完成句子结构的整体语法分析，为后续自然语言处理及其他技术分析系统提供信息基础。

（1）分词和词性标注：一般可采用基于双向长短期记忆网络（long short-term memory，LSTM）和条件随机场（conditional random field，CRF）的序列标注学习方法；对于句法分析，主要采用基于神经网络（neural network，NN）的依存句法分析器，涵盖生成式的分析方法（generative parsing）、判别式的分析方法（discriminative parsing）、决策式的（确定性的）分析方法（deterministic parsing）、基于约束满足的分析方法（constraint satisfaction parsing）等多种不同的分析方法，并利用 NN 模型完成不同方法的融合以达到最优的句法分析效果。

（2）关键词提取：文本中的关键词往往蕴含着最重要的信息，对于医学文本而言，关键词信息往往对医学意义的表达起到决定性的作用。比如在辅助诊疗系统中，患者的电子病历中包含的关键词，如症状、体征、检查检验指标、诊断、药品等等，对辅助诊疗的效果起到了举足轻重的作用。因此针对医学文本的关键词提取技术是一项辅助诊疗系统中的基础、关键技术。

关键词提取技术保证关键词信息提取的有效性和准确性，主要包含两大类方法，分别为基于无监督聚类的方法和基于有监督统计建模的方法。对于基于无监督聚类的方法，可采用 TF/IDF 算法、TEXTRANK 算法、潜在狄利克雷分配模型（latent Dirichlet allocation）等方法。对于有监督统计建模方法，可采用隐马尔可夫模型（hidden Markov model，HMM）、CRF、LSTM 三种建模方法，并利用不同模型给出的权重同频率权重进行组合，以获取更好的关键词提取效果。

（3）信息检索：一般采用基于 NN 的信息检索系统，通过人工神网络技术回应用户查询，并对查询到的文本进行排序。基于 NN 的信息检索系统使用文本的向量表示形式进行排序计算，包括基于双向 LSTM、卷积神经网络（convolutional neural networks，CNN）和注意力机制（attention model）。该方法不同于传统的学习排序方法，不需要完全显示地进行排序学习，基于 NN 的信息检索系统中的神经模型通常可以将用户查询和原始文本作为输入进行模型参数学习。

（4）自动摘要：自动摘要是利用计算机对给定的文本数据进行分析并提取其中心内容，进而生成一份长度较短且能最大程度地表示中心内容的摘要文字。在医学领域，自动摘要技术对于医学信息浓缩、融合、挖掘和显示都具有重要意义。目前，自动摘要算法主要以摘要式摘要为主，因此本项目拟在摘录式自动摘要基本框架的基础上，充分运用句子的依存句法结构信息，挖掘文本中蕴含的特征。

4. 多轮对话管理　多轮对话对于实现用户体验良好的人机对话有重要意义，可有效提高家庭医生随访的效果。本项目中主要包括四方面：

（1）对话系统的形式化描述，建立一个可被计算机理解和计算的对话模型，便于机器理解和进行后续的对话管理技术实现。

（2）多轮对话的语言理解，对自然语言形式的用户输入进行理解，或使用自然语言处理的方法从文本形式的用户响应中提取语义信息。

（3）对话状态跟踪，根据用户的当前输入以及历史交互信息，基于对话概率框架的形式和描述方案对交互信息进行总结和简化，形成基于目标分布的可跟踪的对话状态。

（4）基于最大熵的对话控制策略，在对话跟踪的基础上，根据当前系统状态，最大化利用健康医疗知识库信息，基于目标驱动的策略生成系统响应，引导用户进行持续对话，直至完成语音随访任务。

5. 语音内容提取与分析　语音的内容提取与分析技术研究，针对语音内容的自动转写方面，拟采用的技术路线分为 3 个阶段，分别是：

（1）针对语音端点检测与说话人分离：收集各种应用场景下的非语音数据，使用深度神经网络技术进行语音与非语音建模，实现高质量的语音端点检测；另外，利用贝叶斯信息准则（Bayesian information criterion, BIC）距离在短时上的优势，同时结合概率线性判别分析（probabilistic linear discriminant analysis, PLDA）在长时声纹相似性评估上的优势，采用两阶段的方法进行分离，充分提高说话人分离的类纯度。

（2）面向口语化风格的声学模型：针对口语化发音更加多样化的问题，一方面，计划研究万小时以上的海量语音数据条件下的声学建模，通过收集各种发音风格，提高声学模型对发音变化的覆盖性；另一方面，针对口语化导致的语速快、吞音、回读等问题，计划采用基于模型域、特征域以及特殊音素建模的方法，减少口语化问题的影响；第三方面，计划采用具有时序建模能力的循环神经网络，结合对音素、说话人、环境的预测，进一步提高声学建模能力。

（3）面向口语化风格的语言模型：针对口语对话产生的回读、不通顺、语气词等问题，计划使用基于字与基于词结合的循环神经网络建模技术、语义语言模型技术等逐步减少口语化问题的影响。针对语音转写可充分利用长时信息的特点，计划采用基于 N-Gram 的篇章级语言模型技术以及基于循环神经网络的篇章级自适应技术，进一步提高语言模型建模能力。

6. 深度学习技术　机器学习（machine learning, ML）是一门多领域交叉学科，涉及概率论、统计学、逼近论、凸分析、算法复杂度理论等多门学科。专门研究计算机怎样模拟或实现人类的学习行为，以获取新的知识或技能，重新组织已有的知识结构使之不断改善自身的性能。

机器学习是 AI 的核心，是使计算机具有智能的根本途径，其应用遍及 AI 的各个领域，主要使用归纳、综合而不是演绎。

深度学习的概念源于人工神经网络的研究。含多隐层的多层感知器就是一种深度学习结构。深度学习通过组合低层特征形成更加抽象的高层表示属性类别或特征，以发现数据的分布式特征表示。

深度学习的概念由 Hinton 等人于 2006 年提出。基于深度置信网络（deep belief nets, DBNs）提出非监督贪心逐层训练算法，为解决深层结构相关的优化难题带来希望，随后提出多层自动编码器深层结构。此外 LeCun 等人提出的 CNN 是第一个真正多层结构学习算法，它利用空间相对关系减少参数数目以提高训练性能。

深度学习是 ML 研究中的一个新领域，其动机在于建立、模拟人脑进行分析学习的 NN，它模仿人脑的机制来解释数据，例如图像、声音和文本。

同 ML 方法一样，深度机器学习方法也有监督学习与无监督学习之分，不同的学习框架下建立的学习模型很是不同。例如，CNN 就是一种深度的监督学习下的机器学习模型，而 DBNs 就是一种无监督学习下的机器学习模型。

7. 云计算技术　云计算是在分布式计算、并行计算、网络存储、负载均衡的基础上，进一步融合了虚拟化、效用计算等技术，建立了 IT 基础设施资源池，实现了应用和存储的动态分配、调度和高效利用。可充分发挥基础设施应用效能，有效避免业务空闲时间计算资源的浪费，从而单位硬件可为更多应用提供服务。云计算将为高访问率的场景提供高可用性和高可靠性。同时具备高集约化程度和灵活的弹性伸缩特性，快速应对应用功能扩展以及用户规模增加，使得管理、维护、升级更加便捷。

云计算具有按需使用、随时扩展、易于管理、安全可靠、共享资源的优点。云计算将所有的计算资源集中起来，并由软件实现自动管理。与此同时，云计算可以跨越异构、动态流转的资源池为客户提供可自治的服务，实现资源的按需分配，提高信息化建设的效率和弹性，有利于提高医疗生产活动的集约化水平和降低成本。

8. 大数据分析　大数据分析技术实现医疗外呼大数据的汇集加工、共享交换和开发开放。通过对区域在外呼过程中智能采集数据的分析汇总，可为疫情指挥部等相关机构决策提供数据支撑基础。

（三）应用场景

1. 重点人群健康跟进随访　针对去过或经过疫区的人群回到家乡后，批量进行健康情况的监控随访，了解居民的相关流行病学史，居民是否有发热、干咳，以及居民现在是否还在本地等情况，自动统计结果，方便卫生健康机构及医生即时了解异常情况，作出针对性处理，如图 1-1-2 所示。

新冠肺炎疫情–重点人群发热筛查及跟进随访

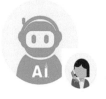

Step1	Step2	Step3
自我介绍 确认身份	是否发热 有无症状 漫入日期 是否在本地	随访结果自动分析
您好，我是#单位名称#的工作人员。请问你是#居民姓名#吗？	问题1：询问有没有发热？ 问题2：有没有干咳、乏力？ 问题3：几号来的#漫入城市#？ 问题4：目前在不在#漫入城市#？	自动分析出漫入的行踪，发现发热、干咳、乏力症状等需要终端关注的人员。

图 1-1-2　重点人群发热筛查及跟进随访

2. 居家隔离健康随访　针对有发热症状但未确诊的患者,连续 14 天跟踪患者的体温,及是否存在干咳、乏力、气促等症状,如图 1-1-3 所示。

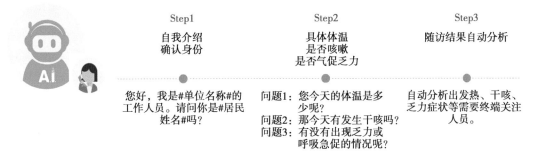

图 1-1-3　居家隔离健康随访

3. 健康宣教通知　针对全体居民进行新冠肺炎的健康知识科普,电话或短信告知新冠肺炎相关的防护知识和注意事项,如图 1-1-4 所示。

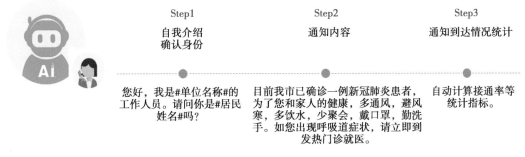

图 1-1-4　健康宣教通知

四、创新点与实施效果

（一）项目先进性及创新点

针对疫情防控时间紧、任务重、人员紧缺等特点,科大讯飞基于智能语音识别、语音合成、多轮交互技术、自然语言处理等 AI 技术自主研发的智医助理外呼机器人,可以通过批量地自动拨打电话,帮助各地疫情指挥部、卫生健康委、医护人员及防控一线工作者在短时间内对大人群进行快速筛查与健康宣教,自动分析电话数据,从中发现感染新冠肺炎的疑似人群,极大提升筛查效率,同时可避免因面对面随访产生的

交叉感染,系统采用云端 SAAS 部署、操作便捷,开通账号即可使用。智医助理外呼机器人特色如下:

1. 业务功能和场景覆盖全　具备上百个疫情相关随访话术方案,全面支持筛查、防控、回访、宣教等业务场景,满足疫区重点人群、隔离人群、返工人群、普通人群等不同人群的各类疫情防控筛查随访需求,并可以根据各地应急指挥部等机构需求快速定制话术方案。

2. 最高 6 000 路并发,高效应用落地　人工智能随访标准统一,多路并发,自动分析数据汇总结果,有效减轻基层工作者的负担。疫情防控期间外呼最大并发量达 6 000 路,完成 100 万人群外呼只需 4 小时,并可动态扩容。

3. "1 小时快速响应"机制　针对疫情防控期间的时间紧任务重等特性,科大讯飞上线快速交付流程,具备从用户需求提出到外呼电话拨出的 1 小时极速响应机制,极短时间协助各地疫情指挥部完成返工复工人员的大批量随访筛查。

4. 方言识别快速自适应技术　针对疫情外呼场景下,受访居民存在口音、方言的问题,科大讯飞提出基于注意力机制的方言自适应优化算法,以达到仅使用少量方言数据即可快速优化识别效果的目标。采用注意力机制对聚类后的方言特征进行加权,对于只有少量方言数据的区域,通过模型训练过程中对口音记忆向量的微调,在对应方言区域也可以取得比较理想的效果。

5. 基于听感量化的语音合成技术　在疫情外呼场景中,纯合成系统在长文本下显得听感机械不似真人,"静态录音 + 动态合成"方法存在录音和合成音听感不一致的问题。为此,科大讯飞提出基于听感量化编码的语音合成技术。在融合已有静态文本录音时,可以基于真实录音数据提取量化后的风格韵律编码,控制静态部分合成效果逼近真实录音,并通过模型内部结构自回归传递至动态部分合成,形成统一流畅的风格和韵律节奏,改善合成效果。

6. 基于业务图谱和填补槽的多轮交互技术　在智能外呼场景下,复杂说法、意图不明、多意图等的理解已成为语音交互场景中亟需优化的问题之一,科大讯飞提出了一种基于业务图谱和填补槽的多轮交互技术方案。对于用户意图不明、歧义等数据,采用 BERT-CVT 深度学习算法,抽取出用户关键语义要素信息,结合业务知识图谱明确语义要素间关系进行智能引导。该方案进一步改善深度神经网络的建模能力和人机交互体验,并被应用于新冠肺炎防控领域,解决复杂句式、模糊句式、多意图等问题,提升外呼场景的筛查效率。

（二）实施落地情况

截至 2020 年 4 月 24 日,智医助理外呼机器人系统已在 29 个省（自治区、直辖市）和新疆生产建设兵团应用,累计服务 4 600 余万人次,快速提升了各省市的疫情防控工作成效。

下面以哈尔滨某地区说明应用效果。

以哈尔滨地区使用统计分析为例,疫情防控期间人工电话排查主要分为四步:拨号等待接通、询问、记录信息、将信息录入电脑,约需要 4 分钟的时间。

按照前期的人工电话统计分析,平均约每 4 人中有 1 人因暂时不方便、未接通等需要重拨,平均每 10 人中有一个是空号,故人工拨打 100 人相当于拨打 5 次空号、25 次重拨及 95 次有效排查,总计约需要 7 个小时。

而通过引入智医助理外呼机器人,原本需要 7 个小时完成的工作量可以用 1 条并发 15 个电话的线路在 10 分钟内完成,将效率提高 40 倍以上的同时更优化了工作步骤,再加上多条并发电话线的同时拨打,只需 3 条电话线就可将效率提升百倍以上。该平台提升效率的主要原因在于避免人工失误的同时优化了工作流程。在拨号阶段减少拨号时间的同时更避免人工出现按错号的偶然失误。在询问及记录信息阶段,直接通过录音的方式进行记录,减少了记录信息这一人工操作所需的必要步骤,进而增加询问工作的进行速度。最后,后台通过语音识别将这条信息录入电脑的同时进行下一条信息核实。该平台将原有的四步工作只变为两步,并且免去了排重、筛选无效信息的准备工作。同时大数据分析结合区域的使用情况及时反馈到疫情指挥部,为相关决策提供数据支撑。

智医助理外呼机器人良好的应用效果也得到了各地应急指挥部等机构的高度认可,收到超过 30 份关于肯定电话机器人给防疫工作带来帮助的感谢信,同时得到了央视网、新华社、人民日报、中国日报等媒体的多次关注报道。

(三)推广应用前景

近年来,我国医疗 AI 技术和产业发展迅速,目前已经从科研探索进入了产业应用阶段,尤其是在基层医疗服务领域,AI 技术正在发挥越来越显著的赋能作用。针对目前疫情防控的难题,本项目采用创新服务方式,基于 AI 技术,通过研发智能随访机器人有效提高各级疫情防控工作者对重点人群排查与跟踪、疫情的健康宣教等效率。

本项目一方面可协助医务人员进行新冠肺炎疫情防控工作,同时也可以将基层家庭医生的日常随访工作进行模板化、标准化处理,借助 AI 的手段,可以极大地提升家庭医生随访效率,及时了解居民的健康状况,让居民感受到家庭医生的人文关怀,提升居民获得感和满意度。政府主管部门和社区医疗卫生管理者可以通过 AI 的手段,实现社区医疗服务质量的大面积抽查,并根据抽查数据对机构的医疗服务质量作出评估。

智医助理外呼机器人除了在疫情防控中发挥应用,还可面向基本公共卫生和家庭医生服务的重点人群,提供健康档案采集、预约提醒及通知、满意度调查等智能语音外呼服务,以及部分慢性病智能随访服务。慢性病智能随访服务主要包括高血压、糖尿病的语音随访,按照家庭医生工作内容为不同人群制订外呼方案,通过专业的互动话术,自动进行电话或短信服务,帮助家庭医生完成慢性病随访、健康档案更新、考核与满意度调查、体检预约、通知宣教等日常工作和考核任务,最大程度上降低医护人员的工作负担,让其能比较轻松地为大量的签约居民和患者提供服务,进而有效地改善医患关系,促进签约服务提质增效。其应用优点包括:

（1）缓解基层医务人员短缺：基层医生没有足够的时间和精力，系统替代人工随访；

（2）服务标准统一，可追溯：随访方案标准一致，语言自然度高，没有情绪问题，智能按计划高效执行；随访数据实时反馈长久留存，便于追溯；

（3）提高公共卫生随访效率、覆盖面和满意度：多路并发，批量外呼，数据全面分析；不因个人能力和态度而导致效果难以保障；

（4）快速响应公共卫生应急事件：智能语音外呼也将是公共卫生应急体系重要组成部分，在重大疫情事件中第一时间可触达民众，与民众形成双向互动。

专家点评

本项目的核心技术来源于科大讯飞在 20 年间积累的全球领先的智能语音识别、语音合成、多轮交互技术、自然语言处理等成果。根据各级疫情防控机构的需求，针对不同人群制订对话方案，可在短时间内进行重点人群发热筛查和跟进随访，并进行疫情的专业防护宣教及通知。累计总服务超过 5 000 万人次。

本案例具有一定的首创性，体现了科大讯飞在语音大数据、AI、互联网方面的积累。特别是融合了流行病学相关专业的理论和知识，使自然语言处理共性技术成为了疫情防控中非常有特点的专业应用，创新性地解决了流行病学调查中工作量大、存在交叉传染风险等迫切需要解决的问题，团队的全面性和技术先进性可见一斑。本案例具备非常强的落地能力，推广价值极大，可能成为疾控专业应用的核心能力之一。

案例二 深圳市新冠肺炎疫情快速监测联防联控平台

星　　级：★★★★☆
单　　位：深圳市疾病预防控制中心
推荐单位：深圳市疾病预防控制中心

深圳市疾病预防控制中心立足于打赢新冠肺炎疫情战"疫"，及时解决疫情防控各项工作流程存在的问题，通过运用互联网、大数据、AI、移动应用等信息技术融合实际业务需求，迅速构建深圳市新冠肺炎疫情快速监测联防联控平台，建成以"发热病例快速筛查→病例样本快速送检复核→病例流行病学调查→密切接触者追踪→医学观察与转归→疫情可视化态势分析"的全流程数字化管控信息化应用，为一线防疫人员提供了信息化便捷工具，为疾控人员提供了专业化应用支撑，为指挥部提供了决策数据支持，助力疫情防控工作，取得了良好效果。立足当前，着眼未来，依托本次新冠肺炎疫情防控信息化成果，借助大数据、物联网、AI、区块链、云计算、5G信息技术手段，不断探索与创新应用实践，尽早具备真实世界传染病风险感知能力，形成覆盖深圳市的传染病防控"天网"，全天候保障全市公共卫生安全，守护市民生命安全。

为解决新冠肺炎疫情防控各项工作流程存在的问题，深圳市疾病预防控制中心迅速反应，充分利用信息化手段，为各级疫情防控人员提供专业防控系统支撑，形成从"发热病例快速筛查→病例样本快速送检复核→病例流行病学调查→密切接触者追踪→医学观察与转归→疫情可视化态势分析"的全流程数字化管控信息化应用，让数据跑在病毒传播前头，为严防疫情提供了科学数据支持，助力疫情防控工作，取得良好效果，也为下一步深圳市实现"基于真实世界的传染病威胁全谱全域全时感知与智能应对"打下坚实基础。

一、背景简介

新冠肺炎疫情发生后，各级疾病预防控制机构作为疫情防控的一线主力军，奋战在流行病学调查、采样及实验室检测、消毒指导、疫情风险研判等各条战线，承担着大量的一手资料收集、整理、上报、分析、研判等任务，为政府各项防控决策提供最前线的一手资料。

为发挥信息技术优势，深圳市疾病预防控制中心迅速反应，及时分析掌握疫情防控各项工作流程存在的问题，包括：依靠手工方式逐级填报汇总信息（病例个案调查、密切接触者追踪管理、样本送检及结果反馈等），效率低下且容易遗漏，数据延时严重且易出错；数据整理需要二次电子化，严重影响信息及时利用，浪费大量人力；缺乏基于大数据基础上的科学化、精准化、高效化的决策支持；输入风险防控压力大，缺乏信息化更新共享手段等。为此，深圳市疾病预防控制中心迅速联系业务科室，启动需求调研，联合中科软科技股份有限公司紧急研发"深圳市新冠肺炎疫情快速监测联防联控平台"。

二、实施目标

及时解决疫情防控工作存在的问题，实现从"发热病例快速筛查→病例样本快速送检复核→病例流行病学调查→密切接触者追踪→医学观察与转归→疫情可视化态势分析"全流程数字化管控信息化应用，补足基层防控信息化短板。利用信息技术梳理业务工作流程，减少人工操作，保证数据传输的及时性、准确性，提高数据分析利用的及时性，为基层人员提供信息化便捷工具，为管理人员提供专业化应用支撑，为领导决策提供数据支持，为深圳市联防联控信息系统群提供重要的业务数据支撑。

三、项目实施情况

（一）项目总体架构和主要内容

深圳市疾病预防控制中心信息化起步较早，已基本形成信息化中台能力，包括数据中台、技术中台和业务中台。新冠肺炎疫情发生后，基于中台基础能力，快速响应业务需求，规模化创新应用，为疫情防控提供了专业化应用支撑。通过数据中台快速完成发热门诊数据采集，定点医院病例治疗数据采集，通信运营商和互联网公司数据采集，为新冠肺炎疫情防控提供了丰富的数据资源，并对外根据不同渠道要求自动输出数据文件，满足上级管理工作要求。基于业务中台能力，快速搭建了"发热病例快速筛查→病例样本快速送检复核→病例流行病学调查→密切接触者追踪→医学观察与转归→疫情可视化态势分析"全流程数字化管控应用，服务各级政府部门、疾控中心、医疗机构和社会公众。通过技术中台赋能，探索 AI+ 流行病学调查，为一线人员提供更智能更便捷的现场流行病学调查帮手。本项目总体架构如图 1-2-1 所示。

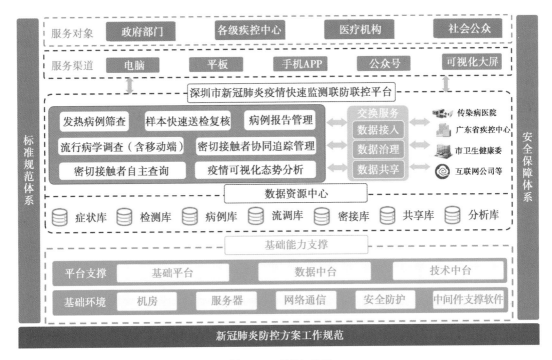

图 1-2-1 总体架构图

（二）技术路线

基于最新的新冠肺炎疫情防控技术方案要求,梳理新冠肺炎疫情处置路径规范要求,首先实现深圳市全市发热病例数据实时采集,监测各医院发热患者情况,助力早发现。当发现医院感染疑似病例时,系统及时告警提醒,并推送受检者信息到样本送检模块,实验室检测人员通过系统录入受检者检测复核结果,医疗机构可及时在线查看复核结果,助力早诊断。当检测结果为阳性时,识别为确诊病例,并推送病例报告数据到国家大疫情网,完成病例及时上报要求,助力早报告。根据病例报告情况,及时产生流行病学调查任务,并派发给相关区疾控中心人员,由区疾控中心通过移动端开展流行病学调查和密切接触者筛查追踪,及时找出密切接触者,助力早隔离。现场流行病学调查数据采集后实时上传中心系统,并自动生成流行病学调查报告和产出疫情可视化态势分析,助力智慧决策。

本项目研究内容采用的技术路线如图 1-2-2 所示。

（三）应用场景

该平台立足于“早发现、早报告、早诊断、早隔离”的全流程管控业务需求,紧跟最新的防控技术方案要求,补足基层防控信息化短板,设计应用包括:发热病例快速筛查、病例样本快速送检复核、疑似（确诊）病例报告管理、流行病学调查管理、密切接触者协同追踪管理、密切接触者自主查询和疫情可视化态势分析等应用模块。

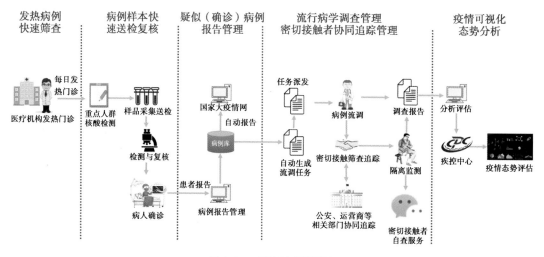

图 1-2-2　研究技术路线图

1. 发热病例快速筛查　支持通过医院电子病历系统,监测某医院发热患者情况,快速发现医院感染疑似病例。

2. 病例样本快速送检复核　支持医疗机构通过线上(或移动端)开展新冠病毒检测标本送检登记,对样本信息进行管理。疾控中心开展实验室检测复核,复核结果数据可接入本系统,并第一时间推送给医疗机构,实现病例早发现、早报告。

3. 疑似(确诊)病例报告管理　支持与国家疾控系统对接,及时自动上报本区域新冠肺炎病例数据,支持与定点收治医院信息系统对接,获取当前院内新冠肺炎病例收治情况,获取病例入院记录、病程记录等,辅助一线流行病学调查人员填报数据。

4. 流行病学调查管理　支持移动终端(手机或平板电脑)开展现场流行病学调查,快速采集现场的音视频、图像、文本等信息,快速上报疫情与现场调查、处置信息,自动生成流行病学调查报告。为一线流行病学调查人员提供信息化便捷工具,为管理层提供业务处理与决策分析服务。

5. 密切接触者协同追踪管理　支持密切接触者的流行病学调查信息管理,关联密切接触者与确诊/疑似病例,对密切接触者观察14天中发生的状态变化(转为疑似病例或确诊病例或结束观察或死亡)进行记录,14天中每日体温记录,密切接触者数量的动态变化,精确统计和提示密切接触者的剩余观察时间,未来解除观察的接触者数量,统计各区和街道密切接触者的时间和空间分布情况,按区和街道对密切接触者信息推送进行辖区管理等。核实信息不属于本社区的,可通过系统横转至其他区或街道社区,上下各级在一个平台上协作,便于不重复、不漏管理相关人群。实现异地协同追踪观察,动态管理医学观察队列,便于有效控制潜在风险。

6. 密切接触者自主查询　通过微信公众号,向辖区社会公众开放新冠肺炎病例密切接触者自主查询和主动申报服务,公众可通过手机方便及时自查本人是否有密切接触史,并通过手机及时主动申报,系统将根据所在地分配到对应的疾控中心等部门进行线索核实与联系复查。

7. 疫情可视化态势分析　支持辖区新冠肺炎发病动态监测：全市病例报告概况,提供地图展示功能;全市疫情流行病学特征分析,包括流行曲线、年龄、性别分析等。支持重点关注城市(武汉)来深返深人员情况分析,包括每日来深返深人数、来深人员特征(性别、年龄分布等);公安提供的乘各种交通工具来深返深人数日变化情况,包括航空、铁路、汽车等。

四、创新点与实施效果

（一）项目先进性及创新点

创新点1:打通区域疫情防控数据壁垒,构建新冠肺炎全流程管控信息化体系,支持扩展其他传染病疫情防控。

通过本平台已打通深圳市49家发热门诊监测数据,打通深圳市传染病定点收治医院新冠肺炎患者诊疗数据。基于新冠肺炎疫情处置路径,形成"发热病例快速筛查→病例样本快速送检复核→病例流行病学调查→密切接触者追踪→医学观察与转归→疫情可视化态势分析"的管理数字化流程,以现场调查为枢纽,固化"多点位同时响应、多部门联合处置"的疫情防控模式,可根据传染病防控需要扩展其他病种,快速实现对重点传染病疫情快速响应、及时处置。

创新点2:多渠道开展密切接触者追踪,"微服务"拉动全民参与。

做好密切接触者的追踪与及时隔离,是当前有效控制疫情扩散非常重要的一环。对于同乘交通工具,特别是飞机、铁路旅客列车、客运汽车、客运轮船这些大型交通工具的密切接触者,需要"微服务"来找人,及早排查确认落实防控措施。通过深圳市疾病预防控制中心微信公众号,向辖区社会公众开放新冠肺炎病例密切接触者自主查询和主动申报服务,公众可通过手机便捷及时自查本人是否有密切接触史,并通过手机及时主动申报,系统根据所在地分配到对应的疾控中心等部门进行线索核实与联系复查。系统基于公众查询信息及时自动识别密切接触者,实现自主申报与自动排查双路径定位密切接触者。

创新点3:探索AI+流行病学调查,为一线人员提供更智能更便捷的现场处置帮手。

为防止新冠病毒传播与扩散,隔离病房患者开展流行病学调查需通过纸质填写完成,并拍照留存数据后,对纸质文件进行销毁。为此,依托图像识别技术,对纸质拍照材料进行文字识别与转换,形成结构化的流行病学调查数据,实现数据智能化采集,支撑后续流行病学调查报告和数据分析。在开展面访调查过程中,通过移动端自动采集音频、视频等文件,充分依托语音识别、图像识别等AI技术,将音视频文件转换为标准结构化的流行病学调查数据,为一线人员提供智能化流行病学调查数据采集帮手,并提供现场同声传译服务,方便对境外人员开展流行病学调查。

（二）实施落地情况

1. 疫情可视化态势分析　自深圳市报告首例病例后,该系统即进入开发阶段,2020年1月22日正式上线,对疫情各渠道各层面数据进行汇总、分类、整理,分业务、分专题管理,开展多维度、多角度的分析;提供统一时空框架下的疫情大数据资源的可视化展示,为业务部门提供业务指导,为各级领导科学的决策提供数据支持。疫情可视化态势分析功能截图如图1-2-3、图1-2-4所示。

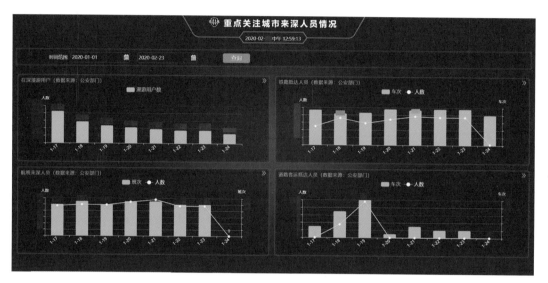

图1-2-3　重点关注城市来深人员情况图

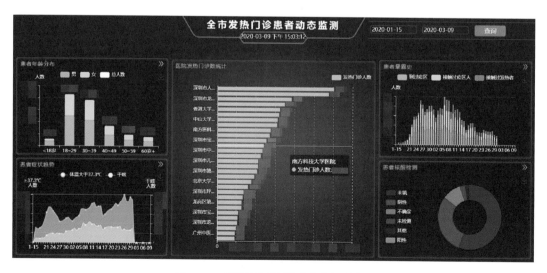

图1-2-4　深圳市发热门诊患者动态监测图

2. 密切接触者自主查询公众号服务　2020年2月13日正式上线,通过深圳市疾病预防控制中心微信公众号,向辖区社会公众开放新冠肺炎确诊病例自主查询和主动申报服务。公众可通过手机便捷及时自查本人是否有密切接触史,并通过手机及时主动申报,系统将根据所在地分配到对应的疾控部门进行核实与联系复查。该公众服务有助于解决市民心理担忧,也有助于疾控部门追踪暂时难联系到的密切接触者。密切接触者自主查询公众号服务功能截图如图1-2-5所示,后台系统功能截图如图1-2-6所示。

3. 病例样本快速送检复核　2020年2月17日福田区部分医院开始试用本系统,2月20日向全市推广使用,支持医疗机构通过线上(或移动端)开展新冠病毒检测标本送检登记,对样本信息进行管理。疾控中心开展实验室检测复核,复核结果数据可接入本系统,并第一时间推送给医疗机构,实现病例早发现、早报告,减少纸质版手写过程,降低污染可能,实现送检信息的及时上送和检验结果的及时下达。病例样本快速送检复核的采样送检管理功能截图如图1-2-7所示。

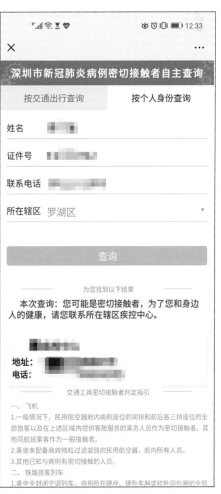

图1-2-5　微信公众号服务截图

主页 密切接触自查

查询时间: 2020-05-01 至: 2020-05-27 是否密接者: 请选择 查询方式: 请选择查询方式

姓名: 姓名 身份证号: 身份证号 手机号码: 手机号码 所在辖区: 全市

查询 导出

		查询方式	查询时间	查询人所在辖	查询人姓名	查询人证件号	查询人电话	查询结果	查询人交通工具类型	查询人所坐航班/
1		按个人身份查询	2020-5-21 下午12:23:40	南山区		445***********3862	137****4430	不是密切接触者		
2		按个人身份查询	2020-5-21 上午11:36:26	龙岗区		360***********3518	135****0544	不是密切接触者		
3		按个人身份查询	2020-5-21 上午11:36:21	龙岗区		360***********3518	135****0544	不是密切接触者		
4		按个人身份查询	2020-5-21 上午11:28:42	宝安区		420***********5510	137****4517	不是密切接触者		
5		按个人身份查询	2020-5-21 上午10:52:28	南山区		352***********3621	135****0217	不是密切接触者		
6		按个人身份查询	2020-5-21 上午10:20:25	龙岗区		433***********5549	189****4880	不是密切接触者		
7		按个人身份查询	2020-5-21 上午10:20:17	龙岗区		433***********5549	189****4880	不是密切接触者		
8		按个人身份查询	2020-5-21 上午10:20:14	龙岗区		433***********5549	189****4880	不是密切接触者		
9		按个人身份查询	2020-5-21 上午10:20:12	龙岗区		433***********5549	189****4880	不是密切接触者		
10		按个人身份查询	2020-5-21 上午10:20:10	龙岗区		433***********5549	189****4880	不是密切接触者		
11		按个人身份查询	2020-5-21 上午10:20:09	龙岗区		433***********5549	189****4880	不是密切接触者		
12		按个人身份查询	2020-5-21 上午10:20:05	龙岗区		433***********5549	189****4880	不是密切接触者		
13		[illegible]	[illegible]	[illegible]		[illegible]	[illegible]	[illegible]		

20 第1 共54页 显示1到20,共1074记录

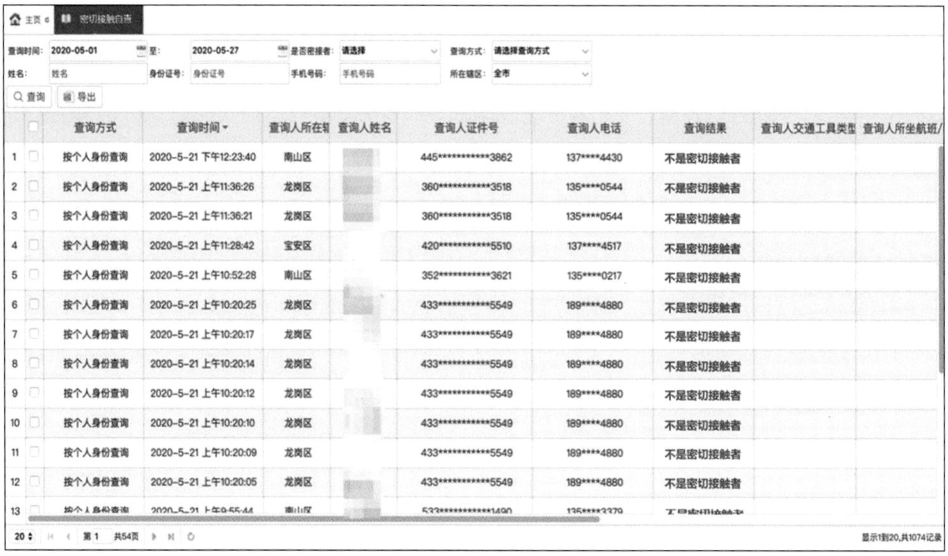

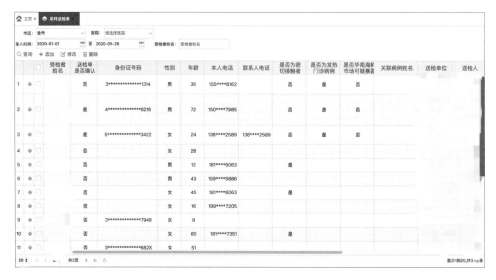

图 1-2-6　密切接触者自主查询后台记录截图

主页 采样送检单

市区: 全市 医院: 请选择医院

录入时间: 2020-01-01 至 2020-05-26 受检者姓名: 受检者姓名

查询 + 添加 修改 删除

		受检者姓名	送检单是否确认	身份证号码	性别	年龄	本人电话	联系人电话	是否为密切接触者	是否为发热门诊病例	是否华南海鲜市场可疑暴露	关联病例姓名	送检单位	送检人
1			否	3**************1314	男	35	155****8162		否	是	否			
2			是	4**************8216	男	72	150****7985		否	是	否			
3			是	5**************3422	女	24	136****2589	136****2589	否	是	否			
4			否		女	28								
5			否		男	12	181****6063		是					
6			否		男	43	159****5886							
7			否		女	45	181****6063		是					
8			否		女	16	189****7205							
9			否	3**************7948	女	8								
10			否		女	60	181****7351		是					
11			否	3**************682X	女	51								

20 共2页 显示1到20,共3[illegible]记录

图 1-2-7　采样送检管理截图

4. 流行病学调查管理　2020 年 2 月 20 日深圳市基层推广试用，已向一线流行病学调查人员等配套派发 190 套移动终端设备。流行病学调查人员可以通过移动 4G 网络，基于安全可控的移动 VPN 网络，使用个人实名用户登录 PAD 使用移动版流行病学调查系统，实现流行病学调查个案的电子化收集，减少手动记录工作，数据实时传输，提高电子化效率，减少二次录入的人力投入，可自动生成流行病学调查报告，提高工作效率。支持移动端全程录音，为后续核实相关信息提供准确依据。

系统 PC 端在内网环境下可支持与深圳市第三人民医院 (深圳市传染病定点医院) 推动的病例诊疗数据对接,查阅新冠肺炎患者入院记录和病程记录信息,辅助处置人员完善病例流行病学调查,减少流行病学调查工作人员暴露机会,也减少对临床诊疗工作的影响。流行病学调查管理部分功能截图如图 1-2-8、图 1-2-9、图 1-2-10 所示。

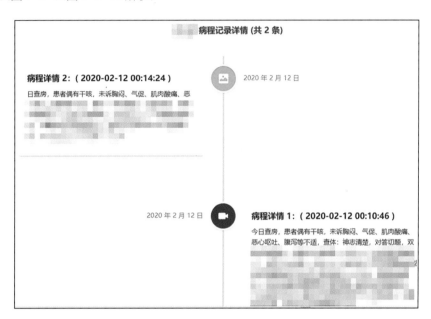

图 1-2-8　患者治疗记录调取截图

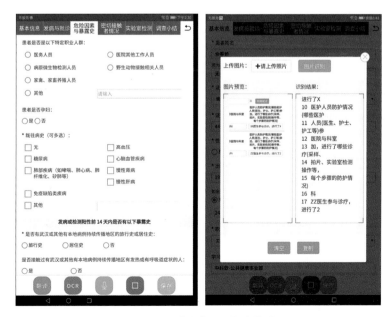

图 1-2-9　移动端 PAD 调查截图

关于深圳市 XX 区一例新冠肺炎确诊病例的流行病学
调查初步报告

深圳市疾病预防控制中心：

2020 年 03 月 02 日 XX 时 XX 分，我中心接到 XX 区人民医院报告，该院收治一名武汉归来的肺炎患者，A 型、B 型流感病毒核酸检测结果为阳性。我中心立即派出专业人员到该院进行流行病学调查核实，现将情况汇报如下：

一、基本情况

患者张三，男，53 岁，已婚，身份证号：00000000000000000X，籍贯：湖北省 XX 市，现住址：深圳市 XX 区 XX 街道 XX 小区 13 栋 903 室，工作单位：XXX 有限责任公司，户口所在地：湖北省 XX 市 XX 街道。联系人（夫妻）：李四，电话：13111111111。有高血压、糖尿病、慢性肝病等基础疾病。

二、病例发病、诊疗经过及临床表现

患者于 2020 年 02 月 29 日开始出现发热、寒战、乏力、干咳腹泻等/无症状，03 月 01 日前往 XX 区人民医院就诊，体温：37.54℃，血常规检查情况：WBC（白细胞数）3.02×10^9/L，L（淋巴细胞）12×10^9/L，L（淋巴细胞百分比）19%，N（中性粒细胞百分比）30%，诊断：确诊病例，已收治入院。入院诊断，采用呼吸机辅助通气，有创辅助通气。目前病情情况：重症肺炎，已隔离留观。3 月 1 日 14 时 14 分已转深圳市第三人民医院。

图 1-2-10　系统自动生成流行病学调查报告截图

5. 密切接触者协同追踪管理　2020 年 2 月 20 日全市基层推广试用，系统支持与广东省密切接触者管理系统的对接，既满足上级数据收集需求，也满足本地个性管理需求。密切接触者协同追踪管理部分功能截图如图 1-2-11、图 1-2-12 所示。

图 1-2-11　密切接触者追踪管理截图

图 1-2-12　密切接触者医学观察情况每日汇总统计图

（三）推广应用前景

本信息平台以解决当前新冠肺炎管控实际业务需求为着力点，紧跟国家最新防控方案技术要求，全面梳理了新冠肺炎疫情防控的全流程管控业务规范要求，并已形成"发热病例快速筛查→病例样本快速送检复核→病例流行病学调查→密切接触者追踪→医学观察与转归→疫情可视化态势分析"全流程信息化应用成果,平台采用"微服务"的技术框架,支持快速扩展,可根据各地业务需求选择适宜的应用模块,具有较强的疫情防控信息化实用性推广价值。

习近平总书记于 2020 年 2 月主持召开了中央全面深化改革委员会第十二次会议,重点强调了下一步的卫生工作重点:完善重大疫情防控体制机制,健全国家公共卫生应急管理体系。鼓励运用大数据、人工智能、云计算等数字技术,在疫情监测分析、病毒溯源、防控救治、资源调配等方面更好发挥支撑作用。本信息平台是"业务 + 技术"的优质融合产物,贴合国家政策趋势,在政策要求和业务需求方面均具有很好的推广价值,可广泛推广至全国省、市、县区各级传染病疫情防控领域,提供专业化防控应用支撑。

专家点评

该项目为专业防控应用类案例。深圳市新冠肺炎疫情快速监测联防联控平台建设主要包括:病例样本快速送检复核(含移动端送检)、流行病学调查管理(含移动端流行病学调查)、密切接触者协同追踪管理、密切接触者自主查询公众号服务、疫情可视化态势分析和应用支撑管理等应用模块。立足"早发现、早报告、早隔离、早治疗"全流程管控业务和深圳市疫情防控实际需求,紧跟最新的防控技术方案要求,利用大数据、信息技术,补足基层防控短板,保证信息传输的及时准确,通过数据分析,为一线专业人员、公众和领导决策服务,助力疫情防控,取得了良好效果。建议进一步梳理完善防控各部门和各条线间数据协同、共享机制,提高数据质量和时效性,提升项目的应用效果。

案例三 广东省新冠肺炎病例与密切接触者结构化流行病学在线调查系统

星　　级：★★★★☆
单　　位：广东省疾病预防控制中心
推荐单位：广东省疾病预防控制中心

为应对新冠肺炎疫情，广东省疾病预防控制中心紧急开发了广东省新冠肺炎病例与密切接触者结构化流行病学在线调查系统，对广东省内所有新冠肺炎病例与密切接触者进行深入调查，清晰梳理每个新冠肺炎病例的感染过程、传染途径及感染人群，构建起完整的传播链；刻画人物传播关系传代图谱，计算不同时期的再生数、传播力，预测不同地区流行风险；运用大数据与自然语言处理技术，建立时空聚集分析模型、实体关系识别规则，分析疫情风险与精准指导各地复工复产。

新冠肺炎疫情期间，全国各级疾控中心需要对管辖区内发生的病例情况进行深入的流行病学个案调查，但开始阶段的调查方式存在数据难分析、难利用、难整合等问题，不利于对区域疫情全方位研判。为解决实际业务需求，广东省疾病预防控制中心精心规划，设计研发了广东省新冠肺炎病例与密切接触者结构化流行病学在线调查系统（简称调查系统），调查系统深度运用大数据与自然语言处理等信息化技术，建立新冠肺炎时空聚集分析模型与基于知识图谱的实体关系识别规则，三维仿真与模拟探测区域疫情暴发风险。

一、背景简介

全国各级疾控中心应用《中国疾病预防控制信息系统》传染病病例报告功能来掌握各地传染病发病态势，能快速发现区域内传染病个案病例，控制疫情聚集性暴发，提高疫情防控能力。但是，传染病报告卡信息难分析、难利用、难整合等问题，影响各级疾控中心对区域聚集性疫情进行分析与评估，主要体现在：

1. 传染病报告卡信息量较少 传染病报告卡信息量较少,缺少传染病相关流行病学信息,难以从中获取有价值、可分析的数据信息,无法准确地研判疫情。

2. 流行病学个案调查表填报不统一 流行病学个案调查表填报项中,很多填报项需要通过文字描述进行填报,然而,由于各流行病学调查人员理解程度不同,存在大量过程描述不统一的情况,不利于对数据进行归类处理。

3. 流行病学个案调查表以文本形式填报 流行病学个案调查表采用文本形式进行填报,文本形式的流行病学个案调查表所记录的有关信息存在明显的局限性,如:不能做概率的计算,无法分解相关的数据。流行病学调查分析的关键是要设立对照,文本形式的流行病学个案调查表难以解析和做关联对应,难以依靠流行病学个案调查表记载的资料进一步深入分析。

二、实施目标

以树立国内呼吸道传染病防控示范标杆为目标,以立体打造"智慧 + 智能"专业防控分析应用工具为方向,一体化应用疫情分析、疫情预测、疫情防控综合业务模块,具体实施目标如下:

1. 精准疫情防控,维持社会稳定 基于传染病传播链,一图尽览区域疫情变化,辅助研判个案病例、疑似病例、发热病例、密切接触者之间的关联关系,为区域疫情防控发挥重要作用,达到分区分层精准疫情控制的防控要求。

2. 疫情风险评估,保护易感人群 从位置、时间、距离等多个维度和疫情发展的多个阶段对新冠肺炎疫情进行模拟测算,分析高风险密度区位,追踪传染源与传播途径,预防疫情聚集性发生,保护人群健康。

3. 业务信息比对,圈定排查重点 聚合多源数据,比对密切接触者所在位置、停留时间、停留时长、移动速度等信息,通过三维仿真模型进行时空聚集分析,圈定可能发生传播风险的重点人群,对其进行信息摸排。

三、项目实施情况

（一）项目总体架构和主要内容

项目是立足于新冠肺炎病例流行病学个案调查与密切接触者医学观察跟踪、定位、排查防控业务的,对区域疫情进行全面风险评估的智能化应用系统。系统用户角色如图 1-3-1 所示。

调查系统面向各级疾控中心,用于开展流行病学个案调查。基于调查系统的多源数据汇集中心,再融合移动通讯运营商、交通、公安等数据,共同为疫情风险评估提供数据支持。大数据分析计算不同时期的再生数,预测不同地区流行风险,对重点人群与区域进行聚集性分析,全面排查各类人群。

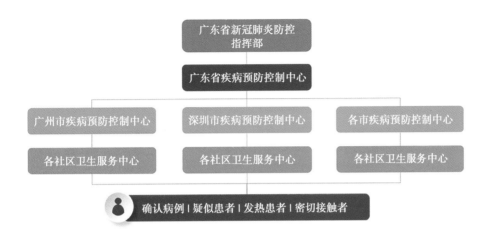

图 1-3-1 系统用户角色

1. **总体架构** 依托大数据、AI、语音识别等前沿技术,采取多层框架式结构,基于组件式的应用开发,调查系统在基础层、数据资源层、应用支撑层、应用层的基础上构建,使总体架构具备高度灵活性、可重用性,如图 1-3-2 所示。

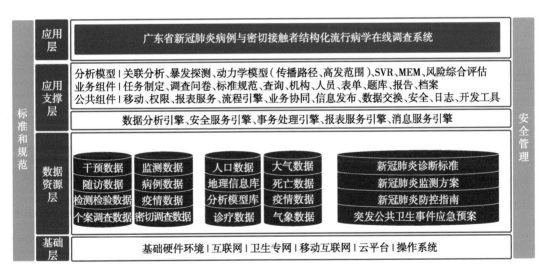

图 1-3-2 系统架构

2. **应用架构** 研究成果包括病例个案调查(Web 与移动端)、密切接触者调查(Web 与移动端)、时空聚集分析三大功能,如图 1-3-3 所示。

3. **核心内容** 以个案病例、发热患者、疑似患者、密切接触者、人员活动轨迹等数据库为依托,通过自然语言处理技术与时空聚集分析模型,实现新冠肺炎传播关系图谱、新冠肺炎疫情风险评估与新冠肺炎时空聚集分析,如图 1-3-4 所示。

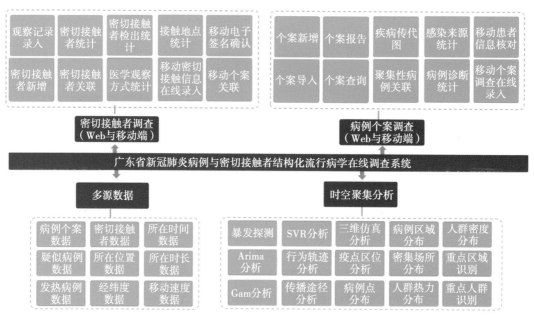

图 1-3-3　应用架构

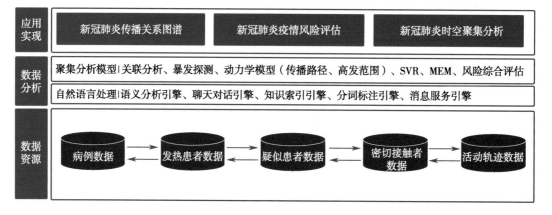

图 1-3-4　核心内容

（1）传播关系图谱：完整描述广东省所有患者及密切接触者之间的传播关系，构建传播链，精准计算出广东省病例的再生数（R0），推断出每个地点、某个时间的新冠肺炎的罹患率，对广东省疫情防控实现分区分类指导。对个案病例、密切接触者、疑似病例等信息进行闭环管理。

采用自然语言处理技术对流行病学个案调查语义内容进行结构化提取，基于传播因果关联关系，形成新冠肺炎传染链关系图谱。传播关系图采用最新的交互方法和布局算法，针对新冠肺炎疫情大规模的传播关系进行可视化布局点线交叉处理，使复杂传播关系可视化，效果更加清晰。

（2）疫情风险评估：运用移动通讯运营商、交通、公安等多源大数据，结合确诊病例、疑似病例、密切接触者等数据进行区域疫情风险评估。对重点地区、重点人群分区分级进行精准防控。

对人群轨迹、病例、疑似、发热、密切接触者等数据进行数据换算，应用疫情预警预测模型，评估区域内的新冠肺炎风险范围与疫点区位，制作不同风险等级的风险地图，为精准区域防控决策提供参考。

（3）时空聚集分析：对人群、时间、空间进行时空聚集性分析。重点对新冠肺炎暴发探测进行研究。全面掌握家庭聚集性、患者活动轨迹情况，逐步扩大疑似病例、密切接触者的排查范围。

可视化三维仿真模拟新冠肺炎传染病在时间与空间上的传播分布，从时序及空间热力分布上研究流行病的传播特征与规律。结合人群轨迹数据，对家庭及其他聚集区域的病例、疑似、发热、密切接触者进行综合分析，评估区域疫情聚集情况。

4. 系统功能

（1）病例个案调查：主要功能包括个案病例管理、聚集性病例疫情管理、新冠肺炎传代图谱、移动流行病学管理、业务数据统计等模块，如图1-3-5、图1-3-6所示。

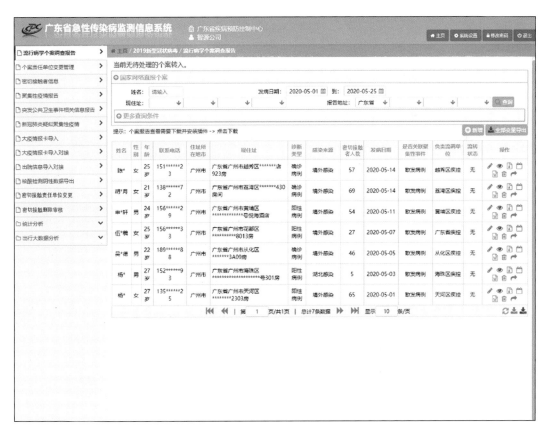

图1-3-5　流行病学个案管理

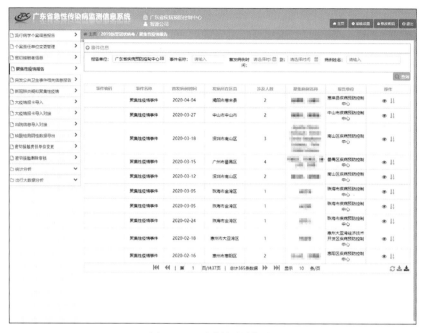

图 1-3-6　聚集性疫情报告

（2）密切接触者调查：主要功能包括密切接触者管理、移动密切接触者管理、业务数据统计等模块，如图 1-3-7、图 1-3-8 所示。

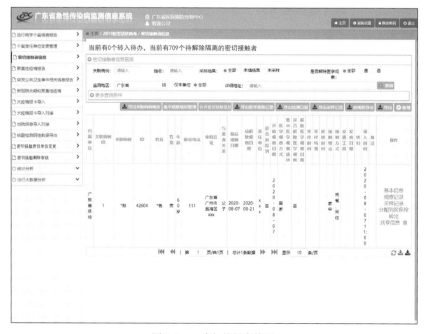

图 1-3-7　密切接触者管理

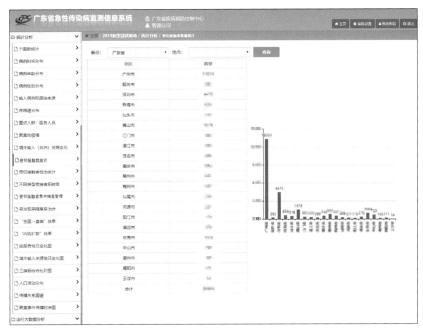

图 1-3-8 密切接触者统计

（3）大数据分析：主要功能包括流行病学多源数据整合、大数据管理、流行病学决策知识库、流行病学专题分析、时空分析、疫情聚集分析、风险预警等模块，如图 1-3-9、图 1-3-10、图 1-3-11 所示。

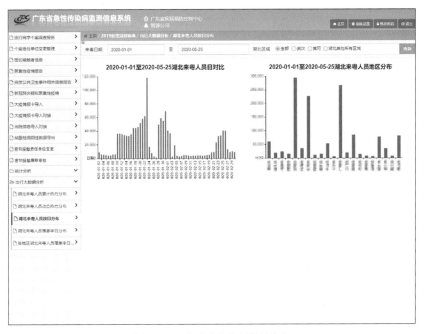

图 1-3-9 湖北来粤人员按日分布

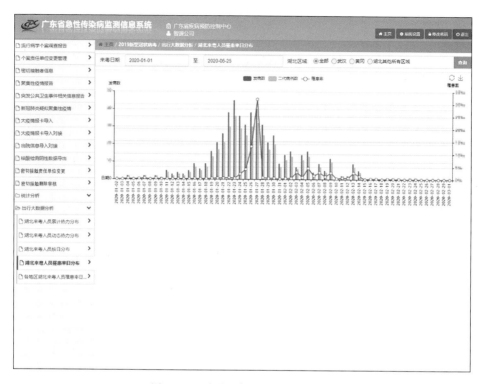

图 1-3-10　湖北来粤人员罹患率日分布

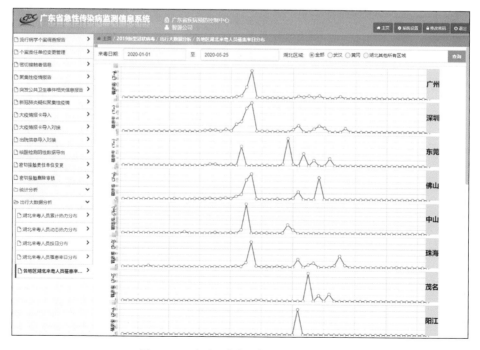

图 1-3-11　各地区湖北来粤人员罹患率分布

（二）技术路线

1. 技术方法　采用多层次分析方法、多属性判断方法和多权重智能处理方法,构建呼吸道传染病监测指标体系的风险预警机制,依据历史监测数据、风险因素、传染病知识库、多元多维风险因素数据库等数据,综合评估区域疫情暴发风险水平,最终确定各区域疫情风险等级;根据流行病学个案调查过程,建立有效的数据处理流程,实现多元信息可视化及数据融合。

2. 技术路线　调查系统采用 SOA 与 ESB 技术的多层架构体系、MVC 多层架构、B/S 体系结构相结合的运行模式进行设计,充分保证了调查系统部署的灵活性、可扩充性和稳定性,如图 1-3-12 所示。

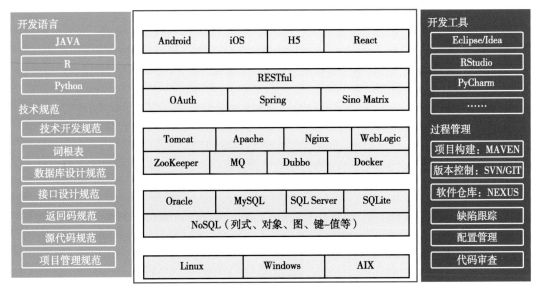

图 1-3-12　技术路线

3. 关键技术

（1）自然语言处理:本调查系统中,在疫情暴发初期,广东省各级疾控中心针对确诊病例个案快速调查,对所有文本形式个案调查报告,通过自然语言处理技术,基于新冠肺炎专业知识库,对非结构化的流行病学个案调查报告内容进行结构化自动提取,便于建立患者行为轨迹、与密切接触者的关系图谱,确定密切接触人群范围。

（2）知识图谱:2012 年 11 月 Google 公司率先提出知识图谱(knowledge graph)的概念,以提高搜索引擎的能力。本质上,知识图谱是一种揭示实体之间关系的语义网络,可以对现实世界的事物及其相互关系进行形式化的描述。以符号形式描述物理世界中的概念及其相互关系。其基本组成单位是"实体 - 关系 - 实体"三元组,以及实体及其相关属性值对,实体间通过关系相互联结,构成网状的知识结构。

三元组是知识图谱的一种通用表示方式,即 G ∈ (E, R, S),其中 E={e₁, e₂, ..., e₍ₑ₎} 是知识库中的实体集合,共包含 |E| 种不同实体;R={r₁, r₂, ..., r₍ᵣ₎} 是知识库中的关系集合,共包含 |R| 种不同关系;S ∈ E×R×E 代表知识库中的三元组集合。知识表示上主要采用资源描述框架(resource description framework,RDF),其本质是一个数据模型(data model)。它提供了一个统一的标准,用于描述实体 / 资源。

本调查系统中,针对流行病学个案调查报告中病例之间的传播关系、病例与密切接触者之间的关系描述,应用知识图谱技术进行梳理,构建出人与人之间、病例之间的传播关系图谱。

(3)半定量风险评估:半定量风险评估是在风险评价过程中,对导致事故发生可能性和后果的危险因素进行分级或打分,从而实施风险评价,又称为相对风险评价方法。

本调查系统中,通过政府协调汇总的移动通信、交通等大数据,综合新增报告确诊病例、新增报告本地感染确诊病例、本地聚集性疫情、实际与预期的疫情高发地区人口流入数据,采用半定量风险评估技术研究新冠肺炎风险评估机制,结合机器学习技术,对新冠肺炎疫情态势及未来的风险等级进行综合评估与预测。

(三)应用场景

本调查系统在提高流行病学个案调查质量、降低流行病学个案调查人员时间消耗、提高流行病学调查效率、精准防控等方面有突出的应用优势,主要应用场景为:

1. 广东省疾病预防控制中心　应用本调查系统,完整刻画广东省个案病例、聚集性事件传染关系图谱,分析个案与密切接触者之间的关联关系,实现逆向传染途径追踪,完整时空序列仿真探测,结合人群线下所有活动情况,评估各区域人群密集分布与疫情态势发展,协助各区域疫情防控,降低广东省新冠肺炎传染病发生。

2. 各级疾控中心(含广东省疾病预防控制中心)　应用本调查系统,综合管理个案、密切接触者、聚集事件信息,实现完整信息管理,高效高质开展区域流行病学个案调查工作,缩短流行病学个案调查时间,提高流行病学个案调查效率,降低区域新冠肺炎传染病的发生。

四、创新点与实施效果

(一)项目先进性及创新点

1. 通过自然语言处理,实现文本流调报告的结构化抽取　自动获取个案调查信息,实现流行病学信息重新组织。自动生成可分析的流行病学信息,对核心信息进行最优整合与整理。通过智能理解,提升个案调查信息的时效性、通用性和易用性,增加信息处理效率,减少信息处理成本,提高信息实用性。

2. 利用知识图谱技术,实现个案病例的传播链管理　率先使用基于规则与条件结合的命名实体识别与抽取算法、基于分类的人物关系识别与抽取算法,完成个案病例与密切接触者、聚集事件传播关系图谱,可逆向追踪传染力强的个案病例,分析其传播方式,对比不同个案病例的传播差异性。

3. 融合多源数据,实现疫情聚集分析　融合人群行为活动轨迹数据等多源业务数据,运用人群、时空三维仿真数据模型,研究新冠肺炎传染病传播规律,从时序及空间热力分布上找出流行病的流行特征,对区域内人员密集场所进行定向分析,计算可能发生疫情的潜在疫区与范围。

4. 采用互联网＋个案调查,实现区域业务协同　全程采用移动端完成个案调查与密切接触者医学观察跟踪,综合管理调查、采样、隔离等流行病学信息,实现个案病例与密切接触者信息闭环管理,通过广东省各级疾控中心业务协同化信息管理,实现各级疾控中心新冠肺炎调查任务指派。

（二）实施落地情况

1. 逐步推进,全省应用　2020 年 2 月 1 日全面启动研发工作,2020 年 2 月 9 日全面上线运行,服务广东省各级疾控中心、社区卫生服务中心、确诊患者、疑似患者、发热患者、密切接触者等用户,提升广东省整体疫情防控协作效能。

2. 帮扶单位,推广应用　2020 年 2 月 9 日完成系统部署上线,开通 11 个账号（省级 4 个、荆州市 1 个、区县 6 个）。通过"智慧＋智能"技术输出,直接对口帮扶地市的兄弟单位（湖北省荆州市）,协助迅速开展流行病学个案调查,解决人力紧张影响个案调查、密切接触者追踪等问题,协助运用技术力量应对区域疫情。

（三）推广应用前景

1. 可在其他省市全面推广应用　本调查系统很好地解决了新冠肺炎以及其他新发传染病个案病例、密切接触者、疑似病例的人员数量多,一线流行病学个案调查人力紧张、工作量大的实际困难,有效提高流行病学个案调查人员工作效率,通过自然语言处理技术,实现结构化信息转换,提升数据应用价值。系统以疫情防控为主线,符合《中华人民共和国传染病防治法》等相关法律法规,可在其他兄弟单位复制应用,推广价值较大,应用潜力巨大。

2. 可在其他传染病病种上推广应用　本调查系统将大数据、AI 等前沿技术与传染病流行病学个案调查业务深度融合,为实现"精准识别、定位跟踪、聚类分析"与疫情联防联控总目标创造必备条件。本调查系统实现模式可扩展性强。未来,本调查系统可扩展到国家其他法定传染病个案调查业务,可快速部署应用在新发传染病个案调查业务中。

专家点评

　　该案例使用自然语言处理技术自动提取非结构化的新冠肺炎流行病学调查报告内容,建立患者行为轨迹、与密切接触者的关系图谱,并使用半定量风险评估技术和机器学习技术,分析确诊病例、聚集性疫情、人口流入等数据,评估新冠肺炎风险,研判疫情态势。可实现个案病例管理、聚集性疫情管理、密切接触者管理、新冠肺炎传代图谱等病例和密切接触者个案调查功能,以及流行病学多源数据整合、专题分析、时空分析、风险预警等大数据分析功能。该项目在使用自然语言处理技术处理非结构化数据,自动生成可分析的信息,利用知识图谱技术实现病例传播链的追踪管理等方面具有一定创新性。该案例从新冠肺炎防控需求出发,充分利用监测和调查数据,服务于流行病学调查和病例追踪管理,与疾控业务和新冠肺炎防控工作结合较好,并应用于广东省各级疾控中心。建议更好地利用卫生领域之外的数据,探索面向公众的交互式信息服务。

案例四 AI 热成像测温疫情防控系统

星　　级：★★★★

单　　位：北京中科院软件中心有限公司

推荐单位：北京中科院软件中心有限公司

　　AI 热成像测温疫情防控系统是一款融入 AI 和大数据预测分析等先进技术的专业疫情防控产品，可以实现多种检测设备的信息关联及集成联动，应用于专业疫情管理、人脸识别与布控追踪、应急监控指挥等工作。AI 热成像测温疫情防控系统，可在人流密集场所进行大面积人群 AI 红外体温无感监测，快速排查、预警体温异常人员；可通过人脸识别、人员信息采集、航班信息采集等功能匹配追踪相关人员和密切接触者。专业疫情管理模块可对筛查出的异常人群进行医学初审排查和送医流调处理。应急监控指挥和数据分析追溯模块利用人工智能模型和大数据分析可帮助工作人员及早发现防控相关公共卫生事件风险。目前此系统已在国内多个机场及火车站大量部署。

　　随着中国经济的发展，中国与全球各国建立了越来越频繁的经济往来。2019 年全国边检机关检查出入境人员 6.7 亿人次，同比增长 3.8%。

　　非洲地区自 2014 年 3 月几内亚发生埃博拉出血热疫情以来，由于各种原因，传染病频发，且种类繁多、发病率高、死亡率高；拉美地区有黄热病、登革热、霍乱等疫情；中东地区也流行中东呼吸综合征（Middle East Respiratory Syndrome，MERS）和霍乱等传染病；韩国暴发 MERS 疫情；近期全球暴发新冠肺炎疫情。

　　在出入境人员的快速增长及当前较为严峻的国际疫情情况下，随着互联网、物联网技术的发展，需要采用更加先进的管理手段和检验检疫方法，提高检验检疫筛查率和检查效率，将感染人员有效拦截、隔离，避免疫情扩散，保护人民身体健康。

一、背景简介

2015 年为应对和防控埃博拉疫情,北京中科院软件中心有限公司设计研发了 AI 热成像测温疫情防控系统。第一代产品研发完成即快速投入北京首都国际机场,用于监测重点地区航班入境人群的体温状况。此系统可在 0.1 秒内完成旅客体温获取,4 秒内完成旅客出入境通关全部查验和信息采集工作,在使用过程中取得了非常好的效果。

本系统解决了传统查验方式工作强度大、检查效率低、筛查率低、筛查误报漏报等问题,为新形势下的各大机场口岸、火车站等交通枢纽出入闸口以及办公楼宇、居民区出入口、医院等人流密集场所提供了智能化、多样化的检验检疫手段,有力地促进了防控防疫工作的信息化技术发展,同时满足开展专业疫情管理、人脸识别与布控追踪、应急监控指挥等工作。

该系统后续不断升级完善,融入 AI 和大数据等先进技术,目前已完成了三代版本的升级。

二、实施目标

本项目采用广域红外体温测量、AI 和大数据等技术建设 AI 热成像测温疫情防控系统,以满足公共卫生事件防控需求。实施目标为:

1. 实现高精度广域红外无感体温测量;
2. 实现高效 AI 信息匹配追踪;
3. 智能大数据应急指挥辅助决策;
4. 建设灵活开放性系统架构适应多种业务场景。

三、项目实施情况

（一）项目总体架构和主要内容

系统采用分层模式,实现低耦合高内聚的系统架构目标。本系统遵循信息系统标准规范体系以及安全保障体系,自上至下分别是应用层、业务支撑层、数据资源层、物联网设备层。项目总体构架如图 1-4-1 所示。

系统集成的硬件设备有红外测温设备、证件识别设备、健康申明卡识别设备、闸机设备、面像采集设备、核生化检测设备等。系统操作简单方便,后续管理功能完善。可在人流密集的公共场所进行大面积人群体温监测,快速找出并追踪体温异常（如寨卡病毒、埃博拉病毒、新冠病毒等引起的人体发热症状）的人员,通过人脸识别、入境人员信息采集、航班信息采集等功能匹配追踪相关人员和密切接触者。专业疫情管理可对排查出的异常人群进行医学初审排查以及送医流行病学调查处理。应急监控指挥和数据分析追

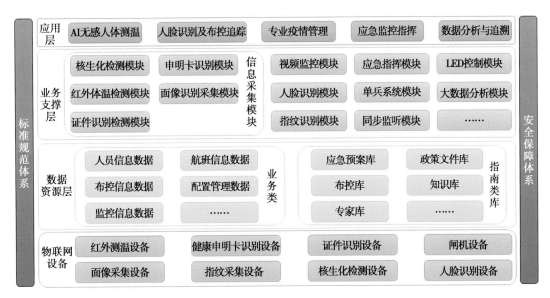

图 1-4-1　项目总体架构图

溯模块可帮助工作人员及早发现和防控相关公共卫生事件风险。同时系统可集成多种其他信息采集设备，支持第三方调用 API 接口服务。

1. 硬件组成　AI 热成像测温疫情防控系统硬件部分由红外探测镜头、红外测温芯片、红外标校黑体、可见光成像系统、显示器、立装支架、交换机、工控机、服务器等设备组成，将可见光与红外摄像头集成在同一平台内，通过软件配置实现联动。系统能快速精准地甄别 35.5°×26° 视场角，5 米范围内所有流动人员中体温高的个体，可以满足办公楼宇、居民区出入口、交通枢纽出入闸口等多位行人的大通量快速无感监测筛查需求。

2. 技术指标

（1）红外测温参数：分辨率 400×300，像元尺寸 25μm，焦距 15mm，视场角 35.5°×26°。

（2）可见光参数：分辨率 1 920×1 080，焦距 2.8~12mm，4 倍光学变焦。

（3）红外黑体：温度稳定精度 ≤±0.3℃，靶面均匀性 ≤0.1℃。

（4）测温情况：测温范围 20~50℃，测温精度 ≤±0.3℃（目标温度：32~42℃），温度校正内置和外置黑体，自动校正。

（5）环境适应性：工作温度 −10~50℃（环境温度 16~32℃精准测温），存储温度 −20~60℃，工作湿度 <90%（非冷凝），冲击 30g 11ms，IEC60068-2-27，振动 10~150Hz 0.15mm，IEC60068-2-6。

3. 软件功能

（1）AI 无感人体测温：通过医疗级红外温度传感器采集体温信息，人脸、人形判别以避免其他高温物体误报，快速准确判断体温异常人员并报警。

（2）人脸识别及布控追踪：通过 AI 技术实时抓取人脸信息，将信息与布控库人员信息或员工信息进行对比，准确识别、定位特定人员。

（3）专业疫情管理：专业疫情管理平台可对排查出的异常人群进行布控管理、医学初审排查以及送医流行病学调查处理。

（4）应急监控指挥：对于各卡口数据进行"人脸信息 + 热成像体温信息"的绑定，可通过指挥中心大屏进行监控指挥。

（5）数据分析与追溯：多路数据汇总联合分析，对人流通过总量、异常人员数量、人员基本信息、人员流向等信息作出分析便于决策制定以及人员追溯。

（6）集成其他设备：证件识别设备、面像采集设备、健康申明卡识别设备、核生化监测设备等。

（7）其他系统对接：本平台留有与第三方信息化系统对接接口。

（二）技术路线

系统可实现多种设备的集成与联动。除核心设备红外热成像测温仪外，系统还可根据需要集成其他硬件设备，如：证件识别设备、健康申明卡识别设备、核生化检测设备、面像采集设备、闸机等。系统技术路线图如图 1-4-2 所示。

一方面，系统通过 AI 数据处理技术，对各设备的检测数据进行自动采集和处理、规范化和数据关联、建立异常辨识模型等，从而实现基于即时检测数据的疫情防控管理，以完成 AI 无感人体测温及报警、人脸识别及布控追踪、专业的疫情管理、设备的智能联动、应急监控指挥管理等功能。

另一方面，在多路汇总的大量检测数据和疫情管理过程数据的基础上，系统通过 AI 数据分析技术，采用循环神经网络、格兰杰因果关系检验等方法进行风险分析及发展趋势预测，从而实现基于大数据分析的智能疫情防控支持，完成对数据的汇总分析、趋势预测及信息追溯，为防控决策提供支持。

（三）应用场景

AI 热成像测温疫情防控系统能够满足各大机场口岸、火车站、地铁等交通枢纽出入闸口以及医院、学校、办公楼宇、居民区出入口等多位行人的大通量快速无感监测筛查场景。

系统集红外测温、放射性物质定位检测、人脸识别、人员信息采集等多项功能，最大的特点是旅客可"无感通关"。设备通道总长度是 3.5 米，旅客走过这个通道只需 3~4 秒。在这 3~4 秒内，系统可一次完成对旅客体表体温、放射性物质携带、健康申明卡信息、人员数据等多项信息检测。如果旅客没有任何一项指标报警，可直接走过这个 3.5 米通道，不用任何停留，也感觉不到查验台的存在；如果出现报警，通过专业疫情管理平台可对排查出的异常人群进行布控管理、医学初审排查记录以及送医流行病学调查处理。相关部门人员可在指挥中心通过应急监控指挥和数据分析功能实时掌握各出入口人员体温监测预警信息和人员流向信息，及时应对各类突发公共卫生安全事件风险。

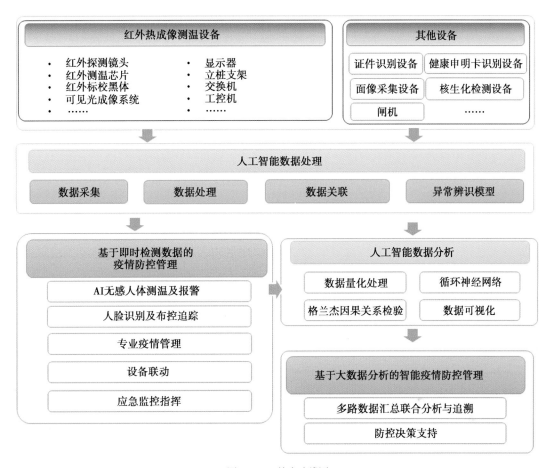

图 1-4-2　技术路线图

四、创新点与实施效果

（一）项目先进性及创新点

AI 热成像测温疫情防控系统经过三代版本升级,积累了大量实践经验和数据,经受了各种复杂环境的考验,沉淀了一系列技术创新和模式创新成果。本项目的先进性及创新点主要体现在以下三方面。

1. 专业疫情管理模式创新　系统完全贴合海关检验检疫相关部门的疫情管理需求,建设了专业疫情管理模块。

通过 AI 热成像无感测温非接触式初步测量人员体温,发现体温异常人员后系统自动预警并记录人员信息到布控筛查库,工作人员引导其到相关的医学排查区进行排查。系统自动记录体温异常人员的体温、身份信息、航班信息、医学排查结果等信息。如果确认旅客高度染疫嫌疑需要转到相关医院就诊,系统自动建立并发起送医流调流程,通知定点接收医院,保证旅客得到最快的隔离和治疗。另外,如果有医学隔离或居家隔离需求,工作人员可通过系统快速追溯相关人员信息并与其取得联系。

2. 多设备集成模式创新　本系统将 AI 热成像测温设备与闸机、证件识别设备、面像采集设备、单兵系统、核生化监测设备、健康申明卡识别设备等集成整合,实现整体的信息关联和设备联动,形成对入境人员健康信息采集的软硬一体化解决方案。

这是一套高效的人员信息识别及数据管理系统,能够快速、准确识别出入境人员体温信息、携带物温度信息及申报的健康状况,高效、批量处理信息数据,迅速、清晰掌握目标人员情况,并可对出入境人员信息进行多维度统计、多角度分析,有效辅助疫情防控工作的部署和实施。

3. 数据资源管理与数据分析模型　系统建设了基于数据标准化的统一的数据资源管理中心,统一数据管理和处理,汇总多路数据进行综合分析。

系统可根据监控数据计算各监测站点的人员流动数量和体温异常人员数量,根据大量的监测数据计算体温异常率,计算相关公共卫生事件风险概率并提供相关防控建议。在疫情防控时期,系统可根据设备上发送的数据统计每日发热人数,使用算法对发热人数的增长趋势进行预测,预测增长趋势的拐点,为相关部门应急监控指挥提供数据决策支持。

（二）实施落地情况

AI 热成像测温疫情防控系统已在包括北京首都国际机场、北京大兴国际机场在内的国内多个机场及火车站大量安装部署。

使用该系统后,海关查验 1 架航班所需的工作人员比之前减少了近 40%,整架航班查验时间减少了21%,每名旅客查验的时间比之前减少了 22%,大大减少了航班和旅客查验时间,提升了人员工作效率,降低了成本。

在本次新冠肺炎疫情防控阻击战中,本系统也在疫情防控工作中发挥了应有的作用。仅 2020 年1 月 21 日至 3 月 31 日期间,北京海关在北京首都国际机场、北京大兴国际机场两口岸累计登临检疫出入境航班 1 000 余架次,对所有旅客实施 100% 测温查验及健康申报。第三代 AI 热成像测温疫情防控系统如图 1-4-3 所示。

（三）推广应用前景

本产品应用于机场、火车站、地铁、医院、学校等人群密集场所的广域范围的人群体温及人员身份（人脸识别）快速监控锁定,可实现对人员体温异常情况的早期快速发现及上报或特定人员身份识别相关数据的采集,并基于大数据平台对所采集数据进行数据分析并衍生出相关服务,符合人员身份识别及跟踪锁定的实际应用需求,具备良好的市场发展潜力。

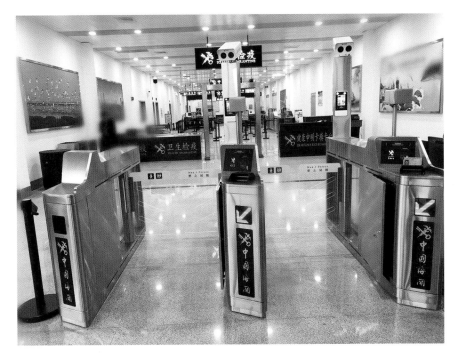

图 1-4-3　第三代 AI 热成像测温疫情防控系统

专家点评

　　该案例是北京中科院软件中心有限公司在 2015 年应对埃博拉疫情时设计研发的疫情防控产品,后续融入 AI 和大数据等技术,目前完成三代版本升级。系统可在人流密集场所进行大面积人群体温监测,快速排查、预警体温异常人员,可通过人脸识别、人员信息采集、航班信息采集等功能匹配追踪相关人员和密切接触者,并可对筛查出的异常人群进行医学初审排查和送医流行病学调查处理。产品已在北京首都国际机场、北京西客站、广东省湛江机场等地大量部署,防控期间也在北京大学人民医院等地试点运行。系统累计检验人数 100 万余人次。该案例与疫情防控应用结合紧密,但系统平台缺少多样化数据预测场景能力。建议能考虑群体体温与个体通用健康码的分析能力,使得产品具有更广泛的应用价值。

案例五 WAYZ 维智"疾控 AI 分析平台"

星　　级：★★★★

单　　位：上海图趣信息科技有限公司

推荐单位：上海图趣信息科技有限公司

上海图趣信息科技有限公司（简称 WAYZ 维智）作为位置智能 AI 服务商，充分发挥在时空动态大数据方面的优势，联合中国科学院、国家卫生健康委、中华预防医学会等部门和机构，推出 WAYZ 维智"疾控 AI 分析平台"。WAYZ 维智"疾控 AI 分析平台"弥补了疾控、公共安全、卫生服务领域中大数据平台应用方面的不足，打通政府公共安全业务部门与企业部门的信息交互壁垒，跨平台、跨部门与市级政府、疾控中心、公安、交通等部门合作；利用位置知识图谱，为政府及商家提供人口流动、区域聚集热力、突发性的其他疾病的管控和预警，实现基于网格的人流聚集、动线、往返峰值预警等功能，助力复工复产、风险分析、人流管控，协助政府实现创新社会治理形式、降低管理成本、提高管理效率的目标。

在新冠肺炎疫情防控过程中，如何有效地分析确诊人员轨迹，通过疫情传播模型、人群活动规律分析疑似接触人群、风险人群、风险场所，是各级防控部门的核心需求。在疫情后期的复工复产工作中，了解商业客流恢复情况、写字楼复工率、工厂工人返厂情况，并且同时分析复工复产中各场所的疫情复发风险，也是有关部门的主要需求。这些需求需要建立强大的数据和分析系统来满足。

WAYZ 维智是一家基于 LBS 位置智能领域的 AI 科技企业。疫情发生后，WAYZ 维智快速集结公司资源，基于 WAYZ 维智时空大脑智能平台的整体构建框架，建设为疾控中心、公共安全、卫生服务行业提供位置智能服务的融合信息化平台。

一、背景简介

突发性的公共卫生事件，会对社会秩序的稳定、人民正常的生产生活造成巨大的冲击。如果有智能的信息化平台作为支撑，有关部门将能够快速高效实现疫情数据的搜集、处理、传递、披露，将对疫情处理、控制与后期社会生产恢复起到积极的促进作用。

以此次新冠肺炎疫情为例，疫情暴发后如何快速反馈疫情的实际情况成为一个亟需解决的问题。科学和系统地甄别和汇总海量数据，实现确诊病例、疑似病例、风险人群、风险区域的识别，必须依靠高效的智能化信息平台。及时准确性的信息披露和深度数据分析有助于政府进行决策和制订防控方案。因此，基于线下位置大数据 +AI 的"疾控 AI 分析平台"不可或缺。

新冠病毒传染力强，潜在风险高，尚无有效应对手段和方法。疫情防控中，疫情数据搜集、处理、传递、披露的整个链条运行体系受到巨大的挑战。

1. 准确性挑战　在对确诊病例、疑似病例、风险人群、风险区域进行识别的工作中，准确的基础数据是根本。而来自社区、医院、交通、工商业各种口径的数据五花八门，缺乏有效的办法对其进行科学和系统地甄别和汇总，难以快速地如实反馈疫情的实际情况。

2. 时效性挑战　传统的信息披露，需要进行复杂的数据采集，其中涉及大量的人工操作；另外，多渠道信息汇总、数据清洗，共同导致了疫情报告披露滞后，影响防控决策。

3. 可用性挑战　当前的疫情披露体系数据和呈现还仅仅体现在市、县级别，没有更进一步深入到社区，深入到网格，难以对当地生产生活起到帮助和指导作用。

二、实施目标

基于当时的信息现状，需要一套完善的疫情数据分析系统，能够在原有的应急、医疗系统基础上，抽取所需数据内容，同时还能从互联网上或其他数据源获取人员聚集数据、社区排查数据、防疫车辆等数据。在获取以上数据之后，对数据进行整合，分析并进行展示，满足以下几点需求：

1. 平台需要满足多渠道数据统一汇总，统一进行数据清洗，利用大数据技术和算法梳理出风险人群、风险区域、风险社区、风险网格，获得多维度的准确疫情信息。

2. 平台需要具备高效的数据处理和输出能力，能够及时地对海量多维度数据进行处理，满足实时和非实时的数据汇总，提供实时的数据输出支持，方便多维度数据筛选输出。

3. 平台需要满足多种业务应用场景，支持动态数据挖掘算法扩展能力和输出，根据不同业务数据需求，从海量、异构、多维度的数据中挖掘出业务需要的结果数据并整合成为可用报告，应用于疫情展现、防控、预测、调度和发布各环节。

4. 平台架构需要对外提供数据服务支持，能够对接第三方系统，将大数据价值通过第三方业务平台对外输出，同时也可以支持快速的业务呈现闭环，直接对外提供疫情防控报告应用。即同时支持 SAAS、PAAS、DAAS 服务模式，和私有云、公有云、混合云的部署模式。

平台总体目标为：支持实时和非实时海量异构数据接入；支持灵活数据路由和权限控制，方便完成挖掘算法扩展；具备 E2E 的业务发布能力和第三方服务接口适配能力。

三、项目实施情况

（一）项目总体架构和主要内容

1. 总体架构

基于以上业务需求和防疫需求,平台建设业务目标架构如图 1-5-1 所示。

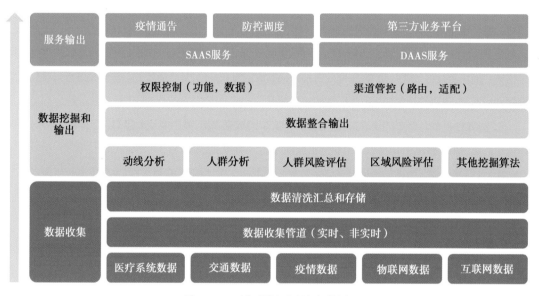

图 1-5-1　平台建设业务目标架构图

该系统分为数据收集,数据挖掘和输出、服务输出三大子系统。分别具备以下服务能力:

（1）数据收集　数据收集系统用于原始数据的收集和整理,采用统一格式将数据清洗后存入平台核心数据仓库中。系统根据不同数据渠道提供不同的数据注入接口,有来自医疗系统的汇总病例统计数据,有来自交通方面的车辆数据,有定期从互联网获得的公开疫情和相关数据,物联网的设备定位数据,以及其他来自终端 APP 的访问行为数据等等,能够支持离线或在线的注入方式。

数据管道根据数据来源渠道、时间、类型的不同,实时对接入数据进行初步标记,方便后续进行统一化处理接入。

数据清洗汇总算法,根据特定计算方法进行进入数据的比对合并,比如通过终端 ID 对数据进行归纳处理以后,根据时间采样策略,对冗余数据进行去重,对缺少的数据通过采样算法进行补足,形成标准的统一格式存储进入统一的数据仓库。

（2）数据挖掘和输出　数据挖掘和输出系统是针对注入的海量数据进行维度分析、关联计算和统计计算,从而得出业务系统所需要数据的功能模块。在此模块中,系统会根据预先设置的统计算法,从清洗完成的数据仓库中找到对应的数据组合进行结论报告的输出,或者根据存储的海量数据,利用机器学习算法找到相同的特征算法,并利用算法对数据进行打分或者预判,从而形成业务系统所需要的结论数据集,并进行缓存,对外提供业务所需的支撑数据。

在该系统中,平台实时进行基础的数据计算和处理,从而形成实时的基础信息结果,如人群动线数据、职住标签数据、人群风险分类数据、区域风险分类,以及日常疫情情况统计结果。

所有业务数据会通过数据整合模块被放到不同的业务数据库中,对外提供整合数据的输出,过程中会按照严格的授权范围,从服务功能和数据范围两个维度对外提供,保证数据的安全和隔离。

(3)服务输出　服务输出系统是面向最终用户(2C、2B)的服务输出对接界面系统,最终完成结论数据报告的输出,用户可以通过各种终端(PC、PAD、移动电话)查看和进行交互查询。系统之外的第三方业务平台(治安、民政、交通),可以通过平台提供的接口服务从统一的服务节点获得多维度的疫情数据,方便进一步查看报告和处理分析数据,平台对外进行赋能,从而应用到其自有的业务应用当中。

服务输出分为两种提供模式,SAAS(直接作为最终的服务交付界面)直接应用于疫情防治场景中(如疫情实时通告、高风险人群排名、高风险地区排名、高风险小区排名、高风险网格排名、周边生活等),DAAS(作为统一的第三方业务平台的数据服务 API 交付界面),按需定制生成支持特定应用场景的业务数据包,通过第三方系统或渠道应用于防疫场景中。

2. 平台系统功能

平台系统提供 SAAS、PAAS、DAAS 三种类型的功能。SAAS:提供平台和数据一体化的整体解决方案,完整的业务闭环,直接按照已有产品实施和运营即可。PAAS:提供平台技术方案,功能闭环完成,但平台开展业务,需要进行数据的注入和终端服务功能的开发。DAAS:根据实际业务需求,进行数据服务对接,应用单位能够按需进行定制和应用。这三种类型的服务可以根据实际需求灵活搭配和应用,以满足以下实际业务需求。

(1)风险区域预警:通过分析目标区域的风险人群,来进行位置风险打分,以直观的图形热力显示出高风险区域,并以图形化方式呈现,其业务流程如图 1-5-2 所示。

使用以上计算方法,系统可以应用于城市、区县、街道和网格级别的风险区域识别,同时利用平台日更新数据,进行疫情日更新跟踪。

应用场景如下:

1)省、市疾控中心识别当地高风险地区,进行城市、区县级别的防疫部署(布防、封锁、管制等);

2)社区组织识别高风险小区,进行社区级别的防疫部署(布防、封锁、管制等);

3)通过互联网海量终端,个人提供所处位置经纬度,发现周边高风险区域,给予防疫期间生活和出行指导。

行业应用场景案例:以图形化方式呈现高危人群分布热力,并将高风险区域以图形化或列表的形式呈现出来,大大减轻了相关防疫工作的负担。

个人、社区应用案例:随时随地,按自己所在地,查看周边疫情最新情况,指导人民群众自我防护。

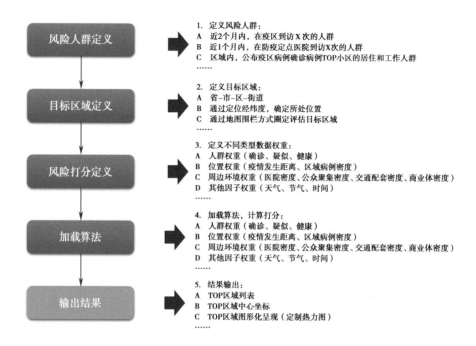

图 1-5-2　风险区域预警业务流程图

（2）潜在风险人群预测：通过已知并明确的风险区域、已知风险人群和动线，找到对应的风险人群，针对潜在风险人群实施严密的监控，必要时采取管制措施，将疫情风险降至最低。如图 1-5-3 所示。

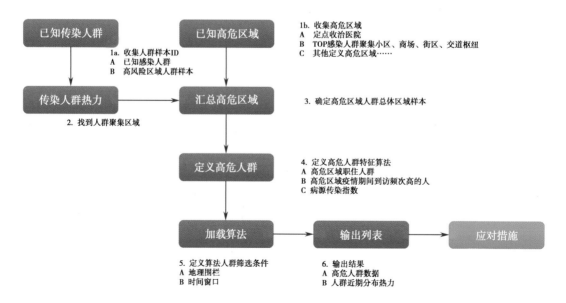

图 1-5-3　潜在风险人群预测业务流程图

应用场景如下:

1) 省、市疾控中心识别当地高风险人群,进行热力分布和动线跟踪分析;

2) 社区工作人员或负责人,查看本管辖区域内高危人群的动线热力,了解辖区内风险,并对重点对象采取管制措施;

3) 城市交通管理部门,观测高危人群的动态轨迹,针对交通枢纽进行热力监控,当达到预定密度时,启动交通管制等手段,加强高危人群的隔离措施。

(3) 病源扩散追踪:病源扩散追踪,调用现有确认疫区的位置信息,根据不同的位置属性,定义出不同的权重(病毒传播强度),将疫区人群进行采样,并获得人群动线,同时找到人群动线实时的热力分布,进行疫情扩散风险预警,同时,利用传播指数评估人群的传播速度,估计出影响的人群范围,帮助作出预警判断。业务流程如图1-5-4所示。

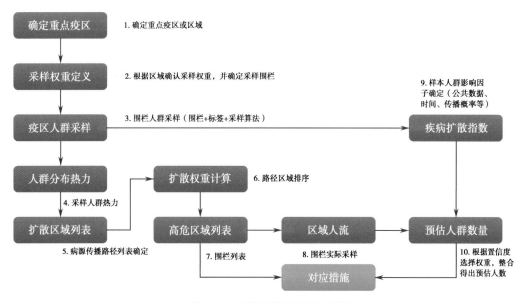

图1-5-4 病源扩散追踪业务流程图

应用场景如下:

1) 非疫区疾控中心,用于分析本区内的疫区人群分布,从而了解病源的来源组成,以及用于快速识别出扩散风险区域,提早进行介入;

2) 市、区工商或政府部门管理机构,通过疫区人群在城市的动态分布热力,准确了解下辖区街道或网格的疫情的扩散态势,为恢复生产提供第一手的数据,据此进行规划和决策;

3) 城市交通管理部门,通过全盘分析城市的疫情扩散态势并解读来源报告数据,可以在城市级别制订相应的市一级别的输入交管管制措施计划,同时区县级别也可以用区级别的疫情扩散数据和报告进行城市内部的应急响应。比如设置一定的风险分值,达到风险分值后即针对来源区域的人员或区域进行管制,并连续跟踪风险分值,来考察和准确评估措施执行的效果。

行业应用场景案例:城市级别的疫情来源和风险分析面板。

城市管理部门,通过抓取城市级别的返程人口,梳理返程人口来源组成,以及返程人口的市区聚集热力,对比本市或本区域的疫情数据,进行综合风险判定,识别出高危区域,针对区域进行管制部署。城市级别的外来人口变化动态,用于掌握返程人口城区分布和增减情况。城市级别的疫区输入人口热力和本地已知高风险区域,处置点综合分布,根据区域密度对比进行区域风险打分,快速找出薄弱环节和区域,及时进行干预。重点病源人群的线下轨迹,发现高风险人群,不同风险人群采取不同的管制措施,实现疫情的精细化洞察和管理。

(4)功能清单:如表1-5-1所示。

表1-5-1 功能清单

功能类型	功能	说明
数据注入	离线文件存储	实时定位队列,完成实时数据接入,适用于实时定位数据接入(如APP广告,IOT等设备动态数据注入)
	实时数据注入	离线数据文件传输,支持txt、excel等主流数据库文件
	ETL清洗标记	界面标记,批量上传,适用于运营人员通过系统界面注入小批量数据
数据存储	分布式文件系统	HDFS、DB等数据库文件存储
	动态数据库	Cassandra、KFK队列等高并发数据查询输出服务
数据挖掘	职住人群	提供基于地理围栏的职住人群筛选服务
	网格地图	基于城市、区、县和150×150的地图网格
	人群标签	海量人群属性标签分类
	打分算法	根据多维度信息定制打分算法,如定义高风险人群,定义高风险地区,通过人群、网格数据进行打分算法定义,并加载到平台中进行人群打分分类
	轨迹抽取	抽取特定人群的线下轨迹热力,判断到访轨迹(省、市、区)
	人群热力	提供城市级别,对应人群的热力图形化分布数据,提供按标签、区域的热烈查询服务
已有数据服务	动态看板	地图看板,列表看板,方便进行数据输出
	数据输出	直接图形化H5呈现页面输出和接口数据输出,支持筛选条件
		地区(省、市、区,AOI)
		标签(通用标签,详见标签列表)
		定制算法(特殊人群、特殊区域、特殊行为轨迹)
通用服务	多账号服务	多渠道,多账号
		数据,功能权限相互隔离,可配置
	渠道配置	多渠道,多类型数据接入统一配置和对接适配
		输出渠道配置,隔离,支持共有,私有云环节部署

(二)技术路线

整个系统架构分为5个层次,其中WAYZ LBI(地理信息商业智能服务集群)作为基础服务能力贯穿整个系统架构所有层次中,对外提供标准的基础功能支持服务。技术路线图如图1-5-5所示。

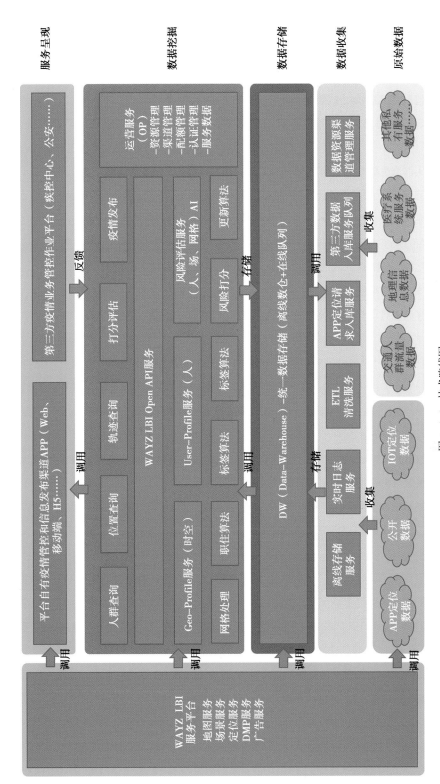

图 1-5-5 技术路线图

1. 原始数据（大数据服务的数据源头）

（1）APP 定位数据：使用定位或者 WAYZ LBI 服务所产生的离散定位请求数据，该数据属于各服务平台服务在提供服务过程中合法取得的脱敏数据。

（2）公开数据：在互联网上能够公开或者获得的官方或商业数据。

（3）IOT 定位数据：硬件设备在使用 WAYZ 定位服务，或 LBI 服务过程中所产生的合法脱敏数据。

（4）交通人群流量数据：由政府公开或由数据使用方提供的合法交通人群流量统计数据。

（5）地理信息数据：由数据使用方提供的专用地理信息数据，与实际业务息息相关。

（6）医疗系统数据：由医疗系统合法对外披露的疫情数据，数据包括医疗处置点公开的设立信息，以及该医疗处置点的确诊、疑似等数据。

（7）其他私有服务数据。

2. 数据收集（所有渠道汇总集中的管道）

（1）离线存储服务：提供数据收集子系统中所有的公共存储服务，同时支持 HTTP、FTP 或其他定制存取服务。

（2）实时日志服务：平台公用的实时日志收集服务，从不同的服务系统定时同步和收集客户端的请求日志，如调用 WAYZ LBI 体系中新零售服务的请求，近场感知服务的请求，LBA 广告服务请求日志。

（3）ETL 清洗服务：根据平台的统一标准，对原始数据进行清理或者格式化修正，形成平台的统一标准后进行数据入库的服务。

（4）APP 定位请求入库服务：使用 WAYZ 特有的定位服务时的客户端定位请求，通过 WAYZ 定位服务平台对接进入统一数据仓库，对外提供数据挖掘价值。

（5）第三方数据入库服务队列：对于非 WAYZ 渠道的数据，按照数据源的结构和接口协议，定制数据收集适配接口，该接口可以进行灵活的部署，可以部署于云上，也能够在客户机房进行部署，满足数据源头对数据的管控。

（6）数据资源渠道管理服务：平台在对接众多数据源时，海量的数据需要根据不同的数据源、不同的环境和不同的优先级进行资源合理调度和使用标注，平台在数据收集入口即将来自不同业务线、不同渠道、不同类型的数据分门别类隔离开，一是保证了数据的安全性，二也是便于平台后期的存储和计算处理。

3. 数据存储　数据存储是平台的资产核心部件，该模块主要用于海量的标准元数据的临时存储和归档，以及提供众多的数据队列，对外以离线和在线的方式提供数据资产。

4. 数据挖掘　数据挖掘子系统是整个平台业务核心系统，是所有数据资产得以产生价值的核心，平台结合 WAYZ 的定位服务和地图服务两大核心优势资源，以大数据、AI 技术为基础，将海量的线下和线上数据进行结合，从而实现数据价值的发现，为业务系统提供源源不断的价值成果，落地应用到具体的场景中,变成生产力。

（1）网格处理:为统一和方便处理,用于 WAYZ 对地理信息数据的拆解,细节能够做到 150×150 或者更细的网格。

（2）职住算法:根据原始数据的线下时空到访轨迹和频次,定义人群(设备)与地理位置的职住关系,真实反映线下人群样貌。

（3）标签算法:根据业务特性,用于给不同的用户(设备)进行计算和标注,方便人群的筛选,该算法可以根据特定时间、特定的用户群进行定制。如在疫情时期定义"疫区人员"标签。

（4）风险打分:风险打分算法是通过网格、地理信息、职住、标签,以及其他参考数据的多维度,对人或区域(网格)进行评分的算法,平台使用者或业务运营者会根据历史经验定义出不同的打分模型,或者提供足够的准确样本,然后通过风险打分模型,通过 AI 学习对目标客体(人、区域)进行打分,快速地识别并标记出目标人群或区域。

（5）更新算法:该模块属于 AI 算法更新管理模块,为了提高对原始数据的挖掘质量和挖掘维度,满足日益增长的精度和业务场景需求,平台计算模块需要定期进行算法更新,通过更新算法模块对算法进行更新或新增,以保证数据价值的最大化。

（6）Geo-Profile 服务:该模块主要负责地理信息数据的结果数据输出,提供完成地理信息数据输出过程中的服务逻辑如条件筛选、搜索、排序等。

（7）User-Profile 服务:该模块主要负责设备或人群的标签数据结果输出服务,根据不同的业务需求,提供不同的人群查询条件排列组合,对外执行搜索和输出逻辑。

（8）风险评估服务(人、场、网格)AI:根据不同的打分模型,执行接收外部的搜索或筛选输入,并返回符合条件的人群,或地理信息数据的输出逻辑。在疫情期间,能够特别定义出疫情相关的风险评分算法,快速获得结果。

（9）WAYZ LBI Open API 服务:算法子系统对外的统一数据调用封装模块,该模块用于隐藏内部算法细节,降低外部的对接复杂度,并隔离核心数据和外部业务调用系统,模块负责将正确的请求发往并反馈给对应的上下游模块,是业务调用的中枢总线。

（10）人群查询:对外提供对接适配的能力接口模块,有关人的数据服务,统一从该接口提供。

（11）位置查询:对外提供对接适配的能力接口模块,有关位置的数据服务,统一从该接口提供。

（12）轨迹查询:对外提供特定用户或设备的历史轨迹查询服务接口,对于重点关注的用户或人群,可以通过轨迹查询接口获得用户的行动轨迹数据或者热力数据。

（13）打分评估:将分数标准和查询数据类型、时间条件、地区条件、属性等作为输入参数,返回符合人群或位置数据集,适用于批量筛选和标记出特定目标对象,在疫情治理场景中,方便识别出高危人群、高危地点。

（14）疫情发布:专门为防疫信息发布所定制的结果数据发布模块,提供平台数据交互调用的同时,支持对外提供公用的数据接口,将数据价值通过不同的服务平台渠道发布到第三方平台中。

5. 服务呈现

（1）平台自有疫情管控和信息发布渠道 APP：由 WAYZ 维智针对疫情过程中的公众数据的公开服务客户端,提供基于 PC、APP、H5 的页面,直观地将与终端位置相关的疫情数据传达到最终用户和公众,有利于公众了解身边的疫情,稳定大众的情绪。此子系统属于 SAAS 类型服务。

（2）第三方疫情业务管控平台：在政府和社会职能部门层面,为保障抗疫过程中人民的生产生活稳定和有序组织,使用其特有的业务平台——风控平台通过数据接口的方式提供价值服务。此子系统属于 DAAS 类型服务。

（三）应用场景

1. 疫情期间

（1）高危区域预警：针对疑似病例、确诊病例,以及疫情收治集中的区域能够进行预警和图形化呈现,从省、市、区、街道、小区、网格的维度逐级实现定位,进行统计和汇总,并实时进行通告,帮助政府和社区民生相关部门准确和详细了解城市疫情发展情况和区域安全情况。

（2）高危人员预测：针对高发区域、收治医院,确认患者采样数据,对人群集中区域进行排查,对相似人群进行标记、筛选,并使用 AI 方式进行人群的风险值打分,识别风险人群,密切进行监控,并根据疫情发展阶段进行进一步的管制和排查。

（3）疫区人口流动情况分析：针对城镇、街道、社区级别的疫情管控单位,能够使用高危区域、高危人群等多个维度进行细分,通过时空轨迹提取疫区人口的动线,并统计出疫区人口流向结论。

（4）康复患者轨迹追踪：针对收治部门康复人员的信息,在海量数据中筛选出该康复人员的线下轨迹,进行康复人群的轨迹追踪,提供异常情况告警,确保监控到位。

（5）确诊病例轨迹溯源：针对确诊病例,在海量数据中提取病例的历史行为轨迹（特定窗口时间的线下轨迹数据）,综合地图信息进行判断,结合高危区域进行疫情区域归因,快速找到源头采取行动。

（6）疫情处置点位分布：疫情期间,确诊、疑似患者数量急剧增加,在管控期间,为了保持社会秩序的良好运转,需要准确、清晰地将疫情处置分布情况明确无误地传达给大众,通过实时更新地图数据和疫情处置点的信息,以图形化呈现给大众,同时比对风险疫区的城市分布,给相关部门提供准确的决策依据。

（7）重点人群流向追踪：疫情期间,通过分析和计算重度疫区的人群与风险疫区的相对位置关系识别出重点人群,并提取其分布热力情况,方便在不同的区域之间进行联动,多区域协同。

（8）返岗人群动态追踪：疫情期间,叠加节后返工潮,对于较轻疫情地区的生产生活影响尤为重要,为了防范规模性的疫情输入,非疫区的省、市辖区或街道需要密切监控掌握疫区接触人群在新区域的返岗人群分布和动态轨迹。

（9）风险地区预警排查：随着感染人数的增加，定点医疗机构的增添，风险区域的增加，人群的流动，疫情风险随之扩大，针对重点区域的到访人群密度，可以针对性地对区域进行 AI 动态打分，并适时做出预案，方便前期介入。

（10）去返程人员情况追踪：人员流动的体量是社会发展的重要经济指标，同时地区性的人员流动带来疫情传播的风险，通过筛选去返程人员的线下轨迹，发现去返程人员的区域流动关系，找到当前城市区域和疫区的相关性，有助于及时反映和识别出本区域的风险。

（11）风险人员情况跟踪：针对特殊的人群，平台通过海量的数据，捕捉其线下的到访和停留轨迹，并进行跟踪，用于定点的实时跟进处理。

2. 疫情结束后　人口流动、区域聚集热力（政府应用）；针对突发性的其他疾病的管控和预警（疾控中心）；基于网格的人流聚集、动线、往返峰值预警等，进行合理交通疏导和规划（交通部门）；重点监控人员的轨迹跟踪和历史轨迹回溯（公安部门）。

四、创新点与实施效果

（一）项目先进性及创新点

1. 高精定位技术（空间杂波，场景感知）　高精定位技术是指支持高精度泛在定位感知网络实现对目标的室内外高精度主动定位和被动感知，从而实现定位感知网络所实现的各个目标的技术体系，其整个技术体系所包含的内容有：

（1）SOI 到场感知技术：SOI（spectrum of interest）是指定位感知网络能够自动地将兴趣目标传感器所收集到的来自各个信号源的信号特征进行智能分析和提取集成，从而得到兴趣 AOI 区域的信号特征，并能够根据特征信息，对兴趣目标到场情况和位置进行精确判断，其主要的子技术方案有：

1）信息聚类（information clustering）：将在 AOI 区域内的各个兴趣目标所收集到的区域内的各个信号源的信号特征进行整个的收集与聚类，从而得到兴趣 AOI 区域的信号特征，形成一个 COI（cluster of interest）单元；

2）有了 COI 单元，并使用机器学习等方法实现频谱特征分析，从而形成了 SOI 单元；

3）根据兴趣目标的信号特征与 SOI 单元特征的关系，可以将兴趣目标在场景的位置情况（比如：在场景的内外关系、远近关系等）精确地分析出来。

（2）LOT 定位自主网技术：LOT（location of things）是能够利用 AOI 区域中的各类节点，比如：信号源节点、兴趣目标终端节点等各类节点进行融合，从而能够形成自适应的定位网络，并能够根据不断进入的节点调节各个节点的计算位置等信息，从而对目标终端实行精确定位。LOT 定位所能够应用到的子技术方案有：

1）WISE 定位技术：定位自主网络能够根据收集到的兴趣目标终端节点的信息，自动分析并生成各个信号源节点的位置，并利用兴趣目标终端收集到的各个信号源信息对目标在 AOI 中的位置进行精确定位，从而实现跟踪感知等功能。

2）节点感知技术：当某一个新的信号源节点或者目标节点进入自主网络当中时，自主网络能够根据信号源节点的自身特征（有无精确位置、是否自动扫描）和其他节点对信号源的信号感知的情况自动生成新节点的位置和信号特征信息，而这些信息反过来可以帮助自主网络调节自身参数，从而更精准地实现定位或到场感知功能。

3）IOT（internet of things）节点定位技术：在定位感知网络中，存在着大量的 IOT 设备节点，利用 IOT 设备节点的新特性，可以对感知到设备节点的兴趣目标节点进行精准定位。

在高精度泛在定位感知网络中，SOI 到场感知技术、LOT 定位自主网技术以及 IOT 节点定位技术互相融合，能够全方位地提取目标 AOI 的信号特征，对 AOI 内的各个节点实现精确感知，从而实现对目标节点在网络中的精确定位。

2. User-Profile、Geo-Profile 高速存取技术（大数据）　通过对每日数十亿左右的设备上报信息进行大数据分析，生产上亿的用户画像，包括兴趣偏好、常驻小区、工作单位等；实现定时更新到高速存储，做到即时读取；并支持多维度查询，包括偏好标签、职住地、到访地、用户 ID 等。

把全国的人群活跃地区划分为上千万固定的网格区域，并针对每个网格，分析其中的人群到访、职住人群、信息点（point of interest, POI）数量类型对网格进行画像，并定期更新到高速存储。实时返回网格画像，生成职住或到访热力。

3. AI 机器学习技术（算法技术）　在高精度泛在定位感知网络当中，在 SOI 到场感知与频谱特征分析中，以及 LOT 定位自主网络感知当中要大量运用到 AI 算法。所应用到的 AI 机器学习技术有：

（1）无监督 K-means 聚类算法：在拿到各个目标终端节点的信号特征数据后，可以使用此算法自动提取信号特征，并将特征比较相近的数据进行聚类，从而为特征提取、场景判断提供依据。

（2）随机森林（random forest, RF）算法、Adaboost 算法：此为判别算法，应用此类算法可以自动提取信号特征，并实现场景内外的精确判断，根据数据的不同情况使用不同的算法。

（3）主成分分析（principal components analysis, PCA）：通过将数据的特征映射到另一个坐标系中的主成分分析方法，可以将 AOI 信号特征的各个维度的重要性情况进行分析，并且可以将数据特征更加充分挖掘出来，可以更好实现降维运算和聚类工作。

（4）神经网络：通过对场景构建神经网络的方法，可将信号中的各个节点的特征精确地融入网络中，从而对节点与感知网络进行深度融合，从而使得目标节点的输入经过神经网络能够精确的变成节点与场景关系的输出。

4. 冗余、高性能、通用性技术（IT 方案技术）　通过对基础设施设备主备冗余达到设备不间断运行，对外部流量进行负载均衡的架构设计达到各个节点访问流量均衡，采用高性能物理机集群 Kubernetes

容器云方式使得服务能够不间断运行,使用高性能存储集群保障整个系统的数据安全可靠。通过云原生监控系统 Prometheus 监控所有全部服务的性能指标参数以及可用性,故障后能够及时响应。

（二）实施落地情况

"WAYZ 维智疾控 AI 分析平台"在疫情期间直接应用于公共安全领域,提供精细到省、市、区及街道、小区的疫情监测能力,并根据合作需求定制风险区域预警、潜在风险人群预测、病源扩散追踪等功能模块,针对疾病防控提供精准科学可量化的决策建议与支持。

案例应用于与中国疾病预防控制中心、上海疾病预防控制中心、南昌市疾病预防控制中心、四川省卫生健康委以及珠海、青岛等地方政府 / 公共安全系统开展的合作中,协助实现了精准干预布防、高风险人员提前识别及定向观察、针对性交通管制等应用效果,快速有效遏制了疫情的扩散,同时可跟进支持复工进度观测,支持防控常态化趋势下的经济产业有序恢复。如图 1-5-6 所示。

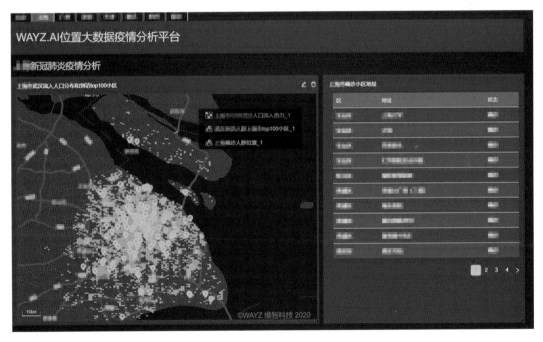

图 1-5-6　WAYZ 维智"疾控 AI 分析平台"

（1）风险区域预警:分析辖区内确诊病例传播轨迹,圈定高危风险区域,实现提前干预布防。如图 1-5-7 所示。

（2）潜在风险人群预测:预测辖区内人员风险指数,提前识别高风险人员,配合定向外呼观察实现持续跟踪。

（3）病源扩散追踪:分析辖区内疫区人群流入扩散轨迹,实现针对性管制,如图 1-5-8 所示。

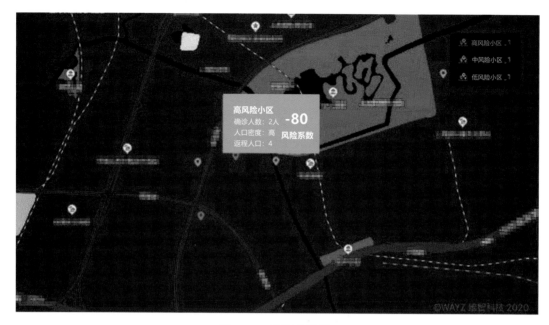

图 1-5-7　风险区域预警

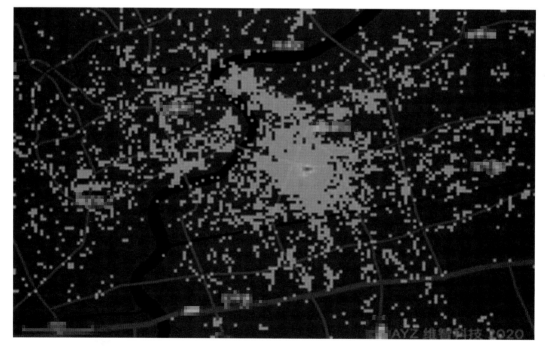

图 1-5-8　病源扩散追踪

（三）推广应用前景

WAYZ 维智"疾控 AI 分析平台"可成为当地主管单位实现人、地实时管控目标的大数据决策核心平台；在疫情期间，发挥了及时准确的疫情信息发布、动态疫情管控参谋的作用。平台结合人、车、物位置轨迹数据获取实现疫区人员位置分析；利用人群密度信息，结合动力模型评估风险系数；分析密集情况，对比历史数据，分析目标区域人口流动情况、人民生产和生活情况；利用平台实现社区和楼宇级别的人群流动分析和风险预警；为疫情管控提供精准、多维度的数据依据和决策辅助。

在疫情结束后，平台还可以通过算法调整和更多维度的数据注入，用于其他的应用场景和业务中。基础平台可以快速地进行算法和呈现端的扩展，从而提升效率，降低成本。有关政府部门可以利用人口流动、区域聚集热力数据；疾控中心可以利用平台进行其他突发疾病的管控和预警；交通部门可以基于网格的人流聚集、动线、往返峰值预警等，进行合理交通疏导和规划；公安部门可以实现重点监控人员的轨迹跟踪和历史轨迹回溯。平台延展性强，具备长久生命力，可以持续地服务和创造价值，结合位置的线下商业数据，平台将成为极具商业价值的决策工具，获得更大的经济利益。

专家点评

WAYZ 维智围绕卫生健康部门、疾控系统以及媒体的公开信息，基于 LBS 时空数据，结合 AI 智能分析平台，开发 WAYZ 维智"疾控 AI 分析平台"，展示全国范围内各区域多维度的人口流动时空动态图谱，可以精细到小区、楼宇、交通枢纽等场景，实现已知确诊病例精准场景定位，回溯 15 天内感染地人群流动特征，分析交叉感染风险以及覆盖人群特征。该案例与预防医学专业应用结合得比较紧密，通过区域描述清晰展现了案例报告，并对流动人群进行动态描述。该案例需要与疫情数据接口相结合，与确诊人群的动态流动位点相结合，与密切接触人群的密切接触位置、接触时长相结合，探讨风险大小，可以使产品有更明确的应用价值。

案例六　疫情监测 AI 助防系统

星　　级：★★★☆

单　　位：联通大数据有限公司

推荐单位：联通大数据有限公司

联通大数据有限公司（简称联通大数据）AI 创新应用中心通过自主创新研发基于深度学习的戴口罩人脸识别算法、口罩佩戴检测算法、温度数据时空域滤波智能增强算法、防疫智能问答技术等，构建了疫情助防 AI 技术中台，并同步推出智能合规监测产品。

该产品包含疫情合规布控、疫情合规人脸门禁、疫情巡检机器人、联通防疫天使 4 个产品，满足疫情期间机场 / 铁路 / 车站 / 海关、政府和企事业单位、学校 / 酒店 / 景点 / 园区 / 社区 / 厂区等各类公共 / 半公共场合的疫情防控和防疫知识宣传的需求，助力复工复产阶段的人员合规检测和防疫知识宣传。

随着新冠病毒肆虐，新冠肺炎疫情防控工作进入关键时期，防扩散、输出任务严峻。工信部召开疫情防控大数据支撑服务工作调度会，提出加强联防联控，运用大数据分析、AI 技术服务疫情态势研判。

一、背景简介

联通大数据 AI 创新应用中心经过深度研发及长期行业服务，在 AI 基础原子能力、AI 智能应用产品、行业解决方案、智能治理、数智服务等领域积累沉淀了丰富经验及核心能力。疫情面前，联通大数据充分发挥国企担当，快速构建了疫情监测 AI 助防系统，首创了戴口罩人脸识别等先进算法、便捷高效软硬件集成、迅速专业产品化包装，第一时间为各行各业提供防疫智能保障。

二、实施目标

作为疫情防控的有效辅助手段,疫情监测 AI 助防系统具有创新性及技术壁垒,各项核心功能贴合当前疫情防控需求且完全自主可控,预期可在全国复工复产疫情防控相关项目中得到广泛应用,预计可在 15 省份落地,交付 300 余套合规产品。

三、项目实施情况

（一）项目总体架构和主要内容

疫情监测 AI 助防系统重点针对复工复产阶段面临的疫情防控现状,旨在解决口罩合规佩戴、体温异常预警、人群聚集监测、免戴口罩人脸识别等突出问题,通过自主创新相关 AI 算法构建了疫情助防 AI 技术中台,并推出 4 款端到端智能产品,总体设计思路如图 1-6-1 所示。

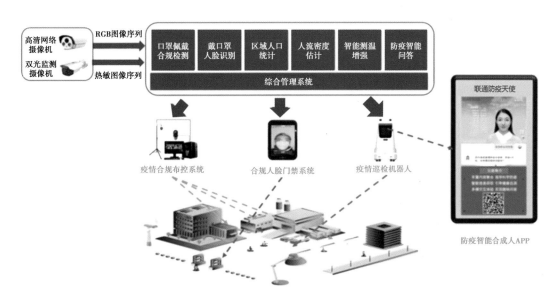

图 1-6-1　疫情助防 AI 技术中台架构

（二）技术方案

1. 核心算法模块

（1）口罩佩戴合规监测:业界首创口罩佩戴合规性检测算法,将口罩佩戴规范的检测转换为鼻子和嘴的遮挡检测来解决,实时完成是否佩戴口罩（正确率 99%）和佩戴是否合规（正确率 95%）的检测告警,如图 1-6-2 所示。

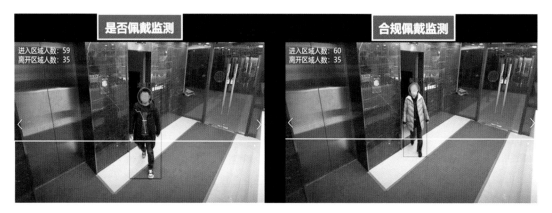

图 1-6-2　口罩佩戴合规监测应用

（2）戴口罩人脸识别算法：自主研发戴口罩人脸识别算法，充分挖掘了人脸上半部局部区域的特征表达，尤其两个眼睛 patch 区域进行特征融合提取，用于免摘口罩的人脸门禁（通过率 86%，融合正常人脸通过率 99.9% ），如图 1-6-3 所示。

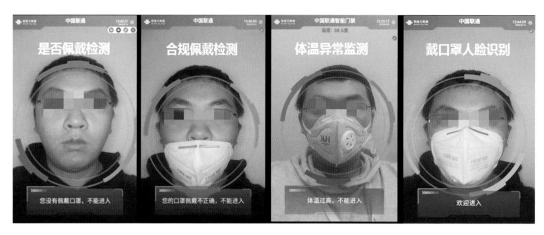

图 1-6-3　戴口罩人脸识别门禁应用

（3）区域人数统计及人流密度估算算法：自主研发人流监测合规判别算法，融合密度估计（误差 <10% ）和进出统计（误差 <2% ），实时监测告警人员聚集和人数超限情况，如图 1-6-4 所示。

（4）智能测温增强算法：自主研发温度数据滤波增强算法，使测温更精准更稳定（误差 <0.3℃），实现批量化人体测温和异常体温实时告警，如图 1-6-5 所示。

（5）防疫智能问答技术：提供意图定义 / 识别技术、"20+"场景 / 技能用于多轮对话的快速、高效定制能力，提供知识管理功能、支持多种接入方式，方便快速构建行业场景问答模块，如图 1-6-6 所示。

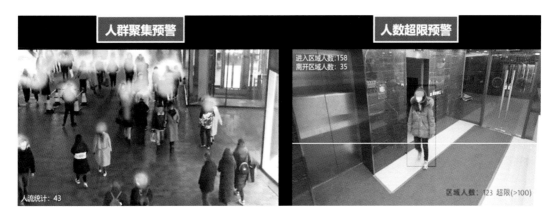

图 1-6-4 区域人数统计 / 人流密度估算算法应用

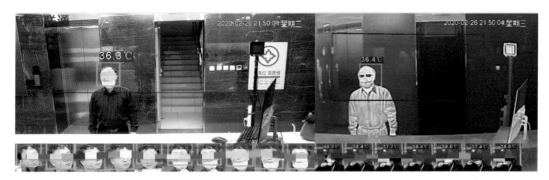

图 1-6-5 智能测温增强应用

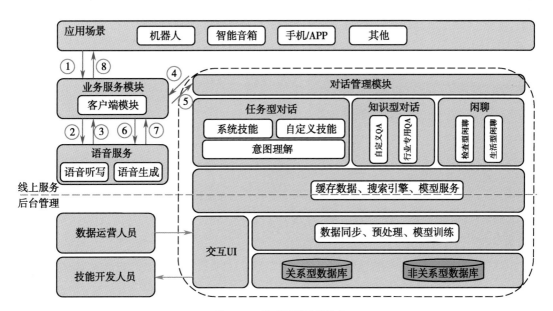

图 1-6-6 防疫智能问答技术

2. 综合管理系统　综合管理系统已经实现了账号管理、员工管理、设备管理、权限管理、事件收集、数据统计、报表生成、系统设置等基本功能。

3. 四款"端到端"产品

（1）疫情合规布控系统：疫情合规布控系统可对来自高清彩色摄像机和热成像测温摄像机的视频流进行实时处理，对未佩戴口罩、口罩佩戴不合规、体温异常、人员之间距离过近以及区域内人数过多等不合规情况进行实时检测并报警。疫情合规布控产品应用如图1-6-7所示。

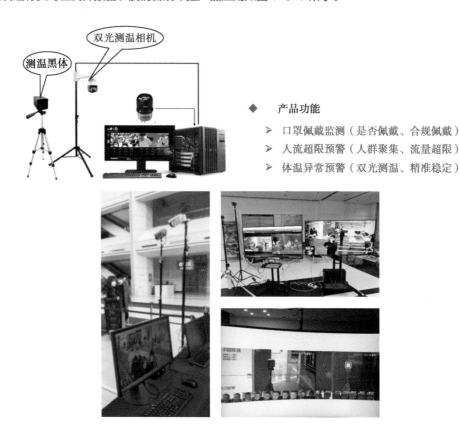

图1-6-7　疫情合规布控系统

（2）疫情合规人脸门禁：为了满足客户在疫情时期的需求，在人脸门禁系统中增加了疫情模式。在疫情模式下，用户只有在正确佩戴口罩和体温正常的前提下，才能获得进一步认证的权限。同时为了避免摘下口罩进行识别可能会造成的病毒传染风险，设计了支持戴口罩识别人脸的功能。疫情合规人脸门禁产品应用如图1-6-8所示。

（3）疫情巡检机器人：针对疫情期间的特殊需求，疫情巡检机器人除了智能自主巡逻、远程视讯交互和智能语音问答以外，还增加了口罩佩戴合规检测、人员聚集超限预警、人体测温异常报警等功能。另外，在智能语音问答中，还增加了疫情相关的知识。疫情巡检机器人产品应用如图1-6-9所示。

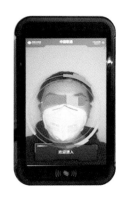

戴口罩也能人脸识别通过

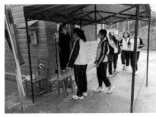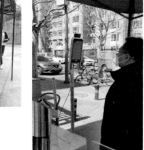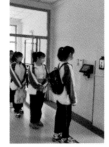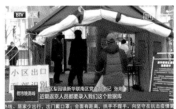

◆　　产品功能

➢　免戴口罩人脸识别

➢　口罩佩戴合规检测

➢　体温异常监测预警

图 1-6-8　疫情合规人脸门禁

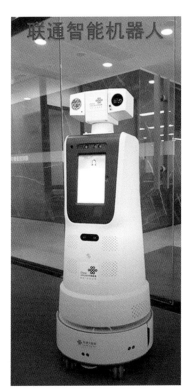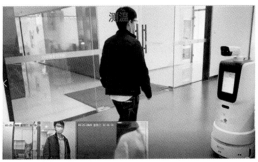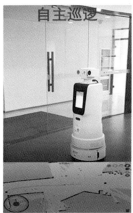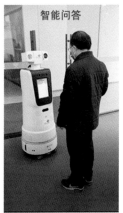

图 1-6-9　疫情巡检机器人

（4）"联通防疫天使"产品："联通防疫天使"产品面向所有手机用户（一期面向安卓用户），提供疫情相关的信息聚合交互服务。该产品包括疫情相关知识（疾病防治等）问答、疫情实时进展（统计信息、辟谣公布、进展报告等）报告、疫情相关实用工具信息（病例行程、敏感车次/架次、定点医院、义诊平台）查询、健康自测和智能交互式闲聊陪伴等功能。"联通防疫天使"产品应用如图1-6-10所示。

➢ **丰富的内容聚合**
搜集整合了疫情相关的实时动态、防疫知识和相关实用工具信息
➢ **智能的信息获取**
通过智能问答（语音/文字）方式获取日常信息，及闲聊陪伴体验
➢ **多模的交互体验**
可通过触屏、语音、文字、视觉表情等多种方式与合成人进行互动
➢ **熟悉的呈现方式**
类似微信的内容呈现方式，支持超链接等富媒体内容

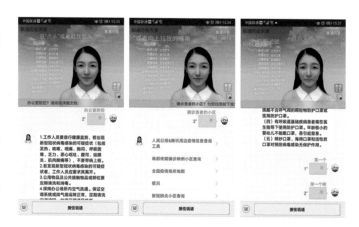

图1-6-10 "联通防疫天使"产品

4. 关键指标参数 疫情监测AI助防系统核心算法性能如表1-6-1所示。

表1-6-1 疫情监测AI助防系统算法性能

算法	当前实现的性能指标
是否佩戴口罩检测	正确率99%
口罩合规检测	正确率95%（首创）
戴口罩人脸识别	通过率86%（融合正常人脸通过率99.9%）
进出人数统计	误差2%
人员密度估计	误差10%
温度检测	误差0.3℃（含黑体）/0.5℃（不含黑体）

（三）应用场景

疫情监测AI助防系统系列产品重点应用于政府、社区、学校、机场、火车站、公共营业场所等，在入口、门房、前厅以及人流比较密集的公共/半公共区域提供人脸识别、口罩佩戴、人群聚集、体温异常检测等智能防控服务。

四、创新点与实施效果

（一）项目先进性及创新点

该项目所涉算法极具创新性和技术壁垒。

1. 戴口罩人脸识别　业界首创基于深度学习的口罩佩戴合规性检测算法，性能优异，可实时快速完成是否佩戴口罩检测（正确率99%）和口罩佩戴是否合规检测（正确率95%），并对不合规情况实时告警。

2. 口罩佩戴监测　自主创新基于深度学习的戴口罩人脸识别算法，用于疫情期间佩戴口罩时人脸门禁通行（通过率86%，融合正常人脸通过率99.9%），有效降低进出口通道人员取下口罩做人脸比对时的病毒感染风险。

3. 人流监测预警　自主创新基于深度学习的人员合规判别算法，其创新性在于融合实现人流密度估计和进出数量统计的功能。该算法性能优异，人员密度估计（误差<10%）和进出人数统计（误差<2%）满足实时应用需求，可完成区域内人员聚集和人数超限的实时监测和告警。

4. 体温监测预警　自主研发基于人脸跟踪的温度数据时空域滤波增强，使红外测温更精准且更稳定（误差<0.3℃），实现批量化人体测温和异常体温实时告警。

5. 防疫智能机器人　针对疫情防控专门研发实现执行防疫任务的智能机器人。可根据区域实时监测情况智能设定巡逻路径，并自主实时执行以上口罩佩戴监测、人流监测预警和体温监测预警等任务；同时实现了防疫知识宣传、疫情信息动态播报和新冠肺炎相关知识智能问答等功能。

（二）实施落地情况

目前疫情监测AI助防系统系列产品已在全国广泛落地应用，其中疫情合规布控产品已在4个省份落地，共交付11套产品；疫情合规人脸门禁产品已在全国16个省份、33个地市、区、县落地，涉及社区、学校、政府、企事业单位等60余家，特别是在社区、学校疫情管理和复工复学领域打造了标杆案例。

1. 北京市通州区梨园镇新华联家园小区疫情合规人脸门禁落地案例　该产品通过技术手段实现了免摘口罩的人脸识别比对，小区居民"刷脸"出门，对未满14天观察期的返京人员进行告警，并对未正确佩戴口罩的居民进行提醒。该案例是北京市首个AI疫情防控人脸识别门禁系统落地试点，利用AI技术帮助拥有8 000余人的新华联家园小区在人手短缺的情况下，守好社区大门、保护好居民安全，如图1-6-11。

2. 内蒙古赤峰市教育局为6所中小学校集中订购21套疫情合规人脸门禁产品　赤峰市3家区县的教育局，为了保证当地中小学2020年3月30日复学要求，并做好防疫工作，对体温异常学生能尽早发现，为本地6所学校采购智能门禁21台，有效地保证了学生返校期间的无接触体温检测，人脸签到，大大提升了学校复学防疫工作效率，如图1-6-12所示。

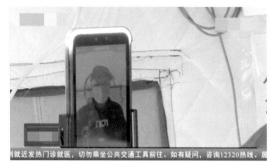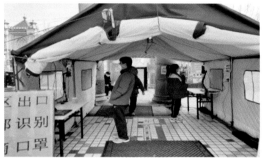

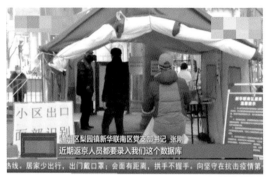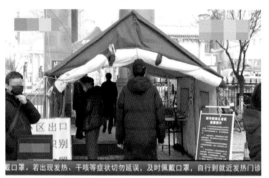

图 1-6-11 小区疫情合规人脸门禁应用现场

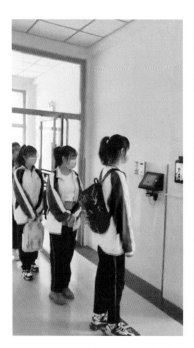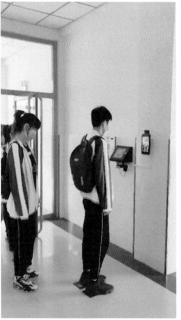

图 1-6-12 中学疫情合规人脸门禁产品应用现场

（三）推广应用前景

疫情监测 AI 助防系统系列产品自推广以来，通过"短平快"产品宣传、7×24 小时咨询答疑、闪速发货、快速安装部署等服务，集中推广半月，涵盖 16 个省份、35 个地市、区、县，涉及社区防控、开学管控、政府复工、企业复工等多防疫领域。该系列产品能完全覆盖复工复产复学背景下的核心防疫需求，在常态化防疫情势下，将得到持续推广和应用。

疫情监测 AI 助防系统产品在技术基础、产品形态以及相关软件积累层面，完全匹配其他类似需求场景，诸如人脸识别门禁、人流监测、巡检机器人等研发内容，均可满足非疫情期间的城市精细化治理、平安城市、智慧交通、智慧园区、智慧工业等应用领域，其复用性和延续性将使得该系列产品在疫情过去之后依旧可以得到广泛应用和推广，将持续发挥生产及商业价值。

（四）已经或预期产生的经济和社会效益

疫情监测 AI 助防系统系列产品已积累商机 350 余个，已交付订单 282 个，涵盖北京、天津、河北、内蒙古、陕西、黑龙江、四川、重庆等省、自治区、直辖市，涉及社区防控、开学管控、政府复工、企业复工等多个防疫领域，充分发挥了 AI 技术优势，极大提升了防疫效能。

疫情监测 AI 助防系统，一方面弥补了人工防疫监管易疲劳、欠客观、无法自动记录历史等天生缺陷，另一方面可大幅提升人员通行的检测效率、有效节约人力成本。同时，该产品推出多种优惠定价策略和服务模式，通过及时响应、快速部署、7×24 小时技术对接，为复工复产阶段的疫情防控提供了质优价廉的智能科技服务，充分发挥了联通大数据在疫情防控中的国企担当和社会责任。

专家点评

该案例利用 AI 技术，自动识别各类机构出入检查点的人员体温、口罩佩戴情况，并结合面部特征识别和测温结果自动登记，运用口罩检测算法、人脸识别算法、人流量统计算法、智能测温算法等智能算法发现高危人群，及时预警，能有效辅助防控工作，是机器人技术和 AI 影像识别技术的典型应用。系统中的口罩检测和佩戴合规提示功能具有一定的创新性和实用价值，有良好的市场前景。

建议进一步收集现有用户反馈意见，优化疫情监测 AI 助防系统智能检测算法，提高影像识别精度和效率，提高体温测量设备的空间适应性，改进防疫智能机器人的交互效果和人性化设置，提升设备的集成度、降低产品成本，并与机场、车站、医院等重点管控单位广泛合作，深入推广应用，在疫情防控工作中发挥更大的作用。

案例七 中国电信"翼知疫行"疫情防控大数据系统

星　　级: ★★★★☆
单　　位: 中国电信股份有限公司
推荐单位: 中国电信股份有限公司

新冠肺炎疫情发生以来,中国电信股份有限公司(简称中国电信)启动"翼知疫行"疫情防控大数据系统上线工作,结合电信已有数据及外部数据,开展疫情态势研判、疫情防控部署有效性以及流动人员疫情监测等服务。

中国电信"翼知疫行"疫情防控大数据系统依托集团集约 PB 级别的数据资产,基于海量数据计算能力,实现亿级用户行为模式与行为特征的批量处理与实时关联,并针对疫情的发展提供数据处理、分析与能力输出。中国电信"翼知疫行"疫情防控大数据系统全面汇聚疫情人员和区域信息、运营商客户数据和网络数据、地理空间数据,结合疫情数据的特点,提供数据处理、分析与能力输出;基于企业级大数据平台整合用户 2/3/4/5G 全域位置数据,构建及时粗定位能力、精定位能力,组织开展用户位置数据实效性、完整性和准确性提升;引入 AI 预测模型,分析疫情后续可能的发展趋势,实现动态因子调整,实现自我预测疫情的能力;基于 AI 时空定位技术构建伴随模型,通过患者轨迹相似度匹配,锁定潜在病例伴随关系;基于中国电信大数据平台的基础,运用超文本 5.0 技术(hyper text markup language, HTML5)开发程序,面向公众开放疫情查询能力;面向国家卫生健康委、工信部、公安部、交通部、教育部等多部门,提供了包括疫情态势研判、疫情防控部署及流动人员的疫情态势感知、疫情溯源等服务。

疫情发生以来,中国电信坚决贯彻落实习近平总书记关于疫情防控工作的重要指示精神,贯彻落实党中央、国务院决策部署,积极履行央企责任,在工信部的统一指挥下,充分发挥云网融合和大数据能力,为打赢疫情防控阻击战提供有效的支撑服务。

一、背景简介

新冠肺炎疫情暴发后,中国电信坚决贯彻习近平总书记关于"运用大数据等手段,加强疫情溯源和监测"的指示精神,2020 年 1 月 24 日,中国电信启动"翼知疫行"疫情防控大数据系统上线工作,并成立大数据支撑疫情防控专项团队,严格 7×24 小时应急值守,结合电信已有数据及外部数据,开展疫情态势研判、疫情防控部署有效性以及流动人员的疫情监测攻关服务。

二、实施目标

中国电信"翼知疫行"疫情防控大数据系统依托集团集约 PB 级别的数据资产,基于海量数据计算能力,实现亿级用户行为模式与行为特征的批量处理与实时关联,并针对疫情的发展提供数据处理、分析与能力输出。

1. 基于该系统构建面向公众客户的应用　应用包含区域风险查询、疫情预测查询、返程报告查询、行程查询、接触查询等功能,实现风险人员洞察、疫情防控便民服务、人员流动情况统计等能力。

2. 基于该系统构建数字化能力　相关疫情大数据以应用程序接口的形式提供给工信部出行码、电信短信营业厅、电信网上营业厅等。

3. 基于该系统构建面向各级政府和部委的数据服务　向国家卫生健康委、工信部、公安部、交通部、教育部等多部门,提供了包括疫情态势研判、疫情防控部署及流动人员的疫情态势感知、疫情溯源等服务,助力政府精准施策。

4. 基于该系统构建面向省级公司的数据服务　专项团队向 31 个省级公司提供密切接触模型能力、漫入漫出数、区域风险评估等数据服务,为打赢全国的疫情防控阻击战提供有效的支撑。

三、项目实施情况

（一）项目总体架构和主要内容

中国电信"翼知疫行"疫情防控大数据系统为公众客户,国家卫生健康委、工信部、公安部、交通部、教育部等政府部委,省级公司分别提供多元化的解决方案与场景化的能力服务。

1. 疫情信息全面感知　全面汇聚疫情人员和区域信息、运营商客户数据和网络数据、地理空间数据。中国电信"翼知疫行"疫情防控大数据系统依托于国内领先的超大规模大数据平台,采用全网集中化运营方案,实现对全网信令数据的统一采集、分析处理,确保大数据分析安全、及时、准确、可靠;如图 1-7-1 所示,针对疫情的发展提供数据处理、分析与能力输出。

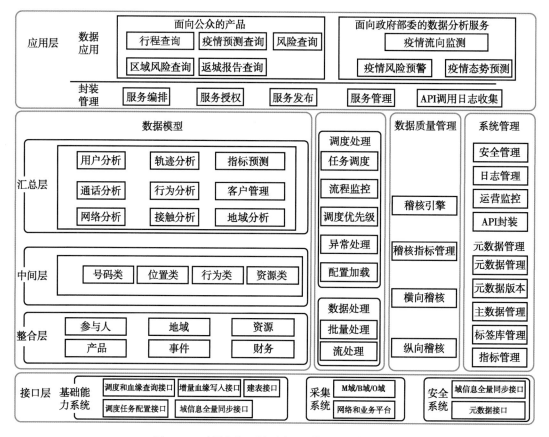

图 1-7-1　中国电信"翼知疫行"疫情防控大数据系统

2. 位置能力全方位打造　整合全域位置数据,汇聚 2/3G 信令、4G/5G 信令、网际互联协议(internet protocol, IP)多媒体子系统技术(IP multimedia subsystem, IMS)信令、移动深度包检测技术(deep packet inspection, DPI)话单,基于企业级大数据平台整合 2/3/4/5G 用户位置,构建即时粗定位能力、精定位能力,组织开展用户位置数据实效性、完整性和准确性提升。

每日处理近 200 亿条信令数据及计费数据,实现 2/3/4G 用户全覆盖,生成用户个人城市轨迹,3 小时内可完成各层加载和处理。

3. 疫情趋势 AI 精准预测　引入 AI 能力开发预测模型,分析疫情后续可能的发展趋势,实现动态因子调整,实现自我预测疫情的能力;通过利用电信已有的数据结合互联网公开采集的数据进行建模分析,最终形成疫情预测。

本模型第一阶段利用历史全国新增确诊人数数据,构建形如 $y=a+b \times \log(x)$ 的函数,通过对数回归模型完成了对疫情增量的预测。第二阶段利用传染病 SIR 模型预测传染病实际确诊人数。现存确诊人数预测精准度为 99.89%。

4. 病例伴随关系 AI 精准识别　基于 AI 时空定位技术构建伴随模型,将患者的所有位置信息进行编码,支持全面确定患者轨迹数据的信息,通过轨迹相似度匹配,锁定潜在病例伴随关系。

5. 向公众开放疫情查询能力全民抗"疫"　基于中国电信大数据平台的基础,开发 HTML5 程序,为此次新冠肺炎疫情的防控构建一个旨在服务于公众的应用产品,如图 1-7-2 所示。

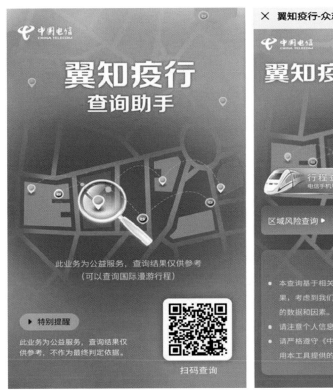

图 1-7-2　"翼知疫行"公众产品

"翼知疫行"公众产品是基于移动用户与基站的交互所产生的脱敏后数据,在保证用户隐私安全的基础上,对重点疫情地区人员流动情况进行清单级监测。开发的"翼知疫行"公众产品,主要包括 5 大功能:行程查询、区域风险查询、疫情预测查询、返程报告查询和接触风险查询等功能。该产品经历十几次版本升级和迭代,40 天内更新了 4 个大版本。

(1)行程查询:通过历史数据能够查询出用户 14 天内途经 / 停留的城市和海外国家等信息,为人员复工提供参考依据。

(2)区域风险查询:本应用主要是基于用户位置、语音详单等数据及国家卫生健康委公布的疫情小区等信息,并根据人员位置信息与详单匹配统一时间点前后 10 分钟时间区间内出现在同一位置的电信用户,进行用户疫情风险打标,并通过地理信息系统(geographic information system,GIS)地图进行提醒，结合 GIS 数据，能够分析出用户当前位置是否存在密切接触的风险。

（3）疫情预测查询：可以将模型预测的结果，向公众进行显示，用户也可以自己实现动态因子调整，实现自我预测疫情的能力。

（4）返程报告查询：主要针对年前离开城市人员的分析，通过 2019 年中国电信用户通话行为作为常驻地，将用户当前位置归属的省份和地市作为用户当前驻留位置；判断用户当前驻留但仍未返回常驻地用户，作为潜在返城用户；跟踪潜在迁移的目标用户，按省和地市分析返程率。

（5）接触风险查询：结合个人用户的历史位置及行程等数据信息等，为个人用户分析其是否存在密切接触的风险，便于用户实时了解个人风险情况。

6. 助力国家联防联控　面向国家卫生健康委、工信部、公安部、交通部、教育部等多部门，提供了包括疫情态势研判、疫情防控部署及流动人员的疫情态势感知、疫情溯源等服务。向全部 31 个省（自治区、直辖市）公司提供数据服务与能力支持。

（1）疫情流向监测：利用手机信令大数据分析各省、市间的漫入、漫出与迁徙统计，助力政府等相关部门及时掌握疫情潜在扩散情况，做好重点区域的防控。

（2）疫情风险预警：结合政府公开的确诊、疑似病例数据以及平台计算出的密切接触者群体轨迹数据，分析风险值较高区域，实现对城市、县域、街道、社区的风险预警。

（3）疫情态势预测：本项目先后采用了对数、SIR、经典传染病动力学模型 (SEIR) 等模型进行机器学习，并验证预测准确性。最终选定对数模型做疫情发展预测，即对全国累积确诊人数进行预测；选择 SEIR 模型做全国疫情拐点的预测。经对外部舆情检测，验证了本次模型预测的准确性。

7. 平台自主可控

（1）对项目进行统筹管控：为了加强统筹协调，成立大数据支撑疫情防控专项团队，同步建疫情防控大数据预测模型组、分析支撑组、平台运营组、数据质量组，建设的"翼知疫行"疫情防控大数据系统拥有自主知识产权。

（2）多方保障两级联动体系：为发挥集团和省公司的连接优势，成立了集团 / 省公司联合保障团队，通过中国电信"翼知疫行"疫情防控大数据系统高效连接起集团与省级公司的疫情防控的核心工作人员——集团与省级公司联合疫情防控识别模型，共同稽核数据质量与反馈体系，显著提升了大数据疫情防控工作效率。

（二）技术路线

1. 系统技术架构　中国电信基于"集中、开放、云化"原则，建成了自主可控的互联网化架构的企业级大数据平台，开展基础能力、采集汇聚能力、挖掘建模能力、关联处理能力、安全防护能力、能力开放等六大能力建设。

中国电信"翼知疫行"疫情防控大数据系统，在技术上采用自主掌控的开源分布式架构，如图 1-7-3

所示,通过 Zookeeper、Yarn、Kafka、Spark 等组件,完成存储、计算、管理三大类 20 余个开源组件部署,具备网络数据、位置数据、横向平台跨域数据关联处理能力,可以支持 13 种主流算法的可视化挖掘工具,初步建立数据安全管理能力,保障数据安全可控。

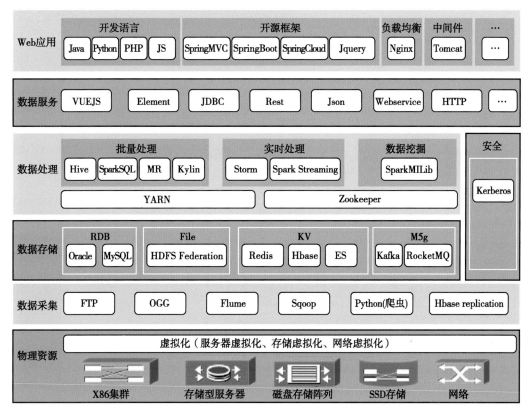

图 1-7-3 技术框架现状

2. 位置服务能力提升及算法优化 基于企业级大数据平台整合 2/3/4/5G 用户位置,构建即时粗定位能力、精定位能力,组织开展用户位置数据实效性、完整性和准确性提升。用户位置相关基础配置信息,保证基站基础信息、网络配置信息的准确性,并开展地域编码、基站编码等主数据管理,位置算法进行了 11 次优化。分省制订漫游城市算法优化方案,采用基站 sid 和 nid 号、city_code、bsid 三种不同的区分地市的方案优化数据处理逻辑,如图 1-7-4、图 1-7-5。

(1)基站归属边界优化:利用 GIS 空间包含算法,根据基站位置计算基站区县归属,结合工参数据梳理边界基站资源,提升行程轨迹判断准确率。

(2)人群定位算法优化:根据活跃人群定位、重点人群定位结果,采用空间聚类分析 DBSCAN 算法,利用该算法聚类简单、支持任意形状聚集、降噪效果等优点,快速聚类发现重点区域,生成风险区域分布热力数据。

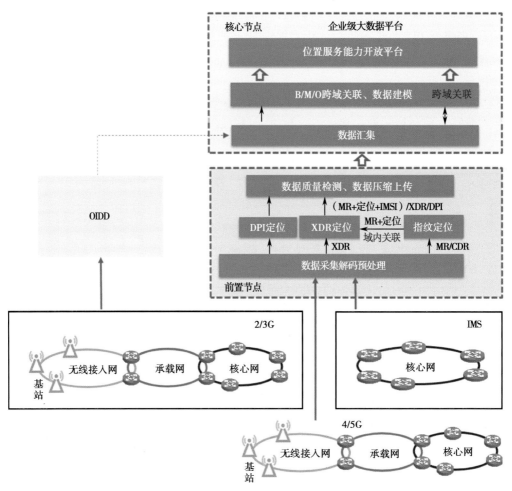

图 1-7-4　位置能力平台

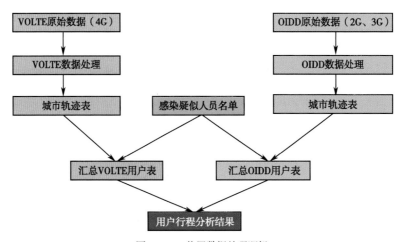

图 1-7-5　位置数据处理逻辑

（3）GIS 平台可视化 API：采集国家相关部门公布的确诊小区分布，依托 POI 查询定位、地理编码能力快速将确诊小区上图。在保证用户隐私安全的基础上，基于 GIS 平台可视化 API，建立城市客流迁徙、行程轨迹查询、重点人群分布、活跃人群分布等可视化能力，为疫情防控相关人口流动大数据分析提供支撑，助力疫情防控。

3. 利用 AI 模型实现疫情预测　引入 SIR 模型，分析疫情发展趋势，在 SIR 模型的研发建立中，主要使用平均恢复期、传播速率、治愈人数、死亡人数、平均潜伏期、人口流动、政务防控机制力度 7 个因子。其中平均恢复期、传播速率、治愈人数、死亡人数、平均潜伏期 5 个因子是模型支撑因子，数据基本来源互联网。人口流动、政务防控机制力度 2 个因子是辅助因子，2 个因子的数据将通过电信迁徙数据进行分析产出。两个辅助因子可以支持用户自我调整，增强用户的使用体验。根据模型的运行反馈，对模型参数进行尝试调整，可用参数因子：

A. 人员流动因子：0~1 连续，该地市的人员流动程度；

B. 政府管控政策因子：0~1 分档——无管控 / 区域隔离 / 全员隔离 / 关闭城市通道；

C. 新药物研发成效：0~1 分档——无新药成效 / 新药有一定成效 / 新药有明确成效；

D. 医疗物资供应因子：0~1 连续，该地市医疗物资供应的充足程度。

4. 利用 AI 时空定位技术进行用户识别　病例伴随关系 AI 精准识别，采用 AI 时空定位技术构建伴随模型，用该算法将患者的所有位置信息进行编码，并且可以较好地表达较长的患者轨迹数据信息；基于伴随模型，可以在一定时空分辨率下还原患者潜伏期的时空轨迹，锁定潜在的接触记录。

5. 开发设计面向公众的 HTML5 应用　“翼知疫行”基于 HTML5 程序开发的公众化服务应用产品，将全国数据汇聚到集团大数据平台，在核心系统中进行统一加工处理，通过整合层、中间层、汇总层最终形成用户标签及数据，将数据同步到 Hbase 数据库中，通过 API 接口提供给应用调用，应用程序服务器实现对外页面展现技术数据服务，实现行程查询、接触风险查询、AI 疫情预测查询、返程报告查询、区域风险查询等功能。图 1-7-6 所示为公众产品的技术架构现状。

（三）应用场景

1. 政府支撑　面向国家卫生健康委、工信部、公安部、交通部、教育部等多部门，提供了包括疫情态势研判、疫情防控部署、流动人员的疫情态势感知等服务。

2. 企业服务　面向政府部委提供不同省份、行业（出租、快递、学生等）的复工率分析；并支持工业园区、商超等做复工复产统计，指导各地区完善复工复产。

3. 公众服务　面向公众用户提供了包括疫情预测、区域风险、接触风险等功能的 HTML5 小程序，更新疫情信息动态，为用户提供重要的防护安全及风险提示。

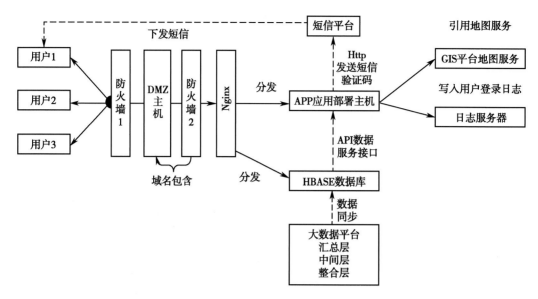

图1-7-6 "翼知疫行"公众产品应用架构现状

四、创新点与实施效果

（一）项目先进性及创新点

1. 基于AI算法构建伴随模型，相对准确地识别潜在接触者 疾控部门面对的一个现实问题是，患者无法完整地回忆其潜伏期间可能与别人接触的机会，导致在隔离接触者方面存在极大的困难；专项团队通过AI时空定位技术构建伴随模型，用该算法将患者的所有位置信息进行编码，并且可以较好地表达较长的患者轨迹数据的信息；基于伴随模型，可以在一定时空分辨率下还原患者潜伏期的时空轨迹，然后大致锁定潜在的接触者，提供信息服务。

2. 基于AI半监督学习技术，有效地对病情传播趋势做分析与挖掘 有关疾病的传播机制，特别是传播的时间和空间规律的研究对于指导疫情防控很重要。这方面，除了传统的流行病学调查方法之外，现有的信息技术手段，利用基于半监督深度学习技术挖掘位置数据、通过在高维特征空间中对位置POI进行聚类，专项团队可以挖掘出不同地区的潜在相关性，从而找出病情的扩散趋势。

3. 基于电信特色的位置数据统计数据对疫情作预测，显著提升模型效果 基于电信特色的位置数据作为核心特征建立确诊病例预测模型，对疫情发展趋势提前作出研判，将确诊误差率有效降低至0.23%，同时持续发布防疫防控指数及趋势。通过拟合未来发展趋势的曲线，预测未来什么时候会出现拐点或者未来哪些城市会因防控不到位变得更差，或因防控到位变得更好。

（二）实施落地情况

面对疫情，中国电信数据中心充分发挥中国电信"翼知疫行"疫情防控大数据系统及时、快速、安全等性能，面向国家卫生健康委、工信部、公安部、交通部、教育部等多部门提供漫游用户分析、重点人群流动、疫情流向监测、疫情风险预警等数据服务，服务质量、响应速度和安全策略获得有关部委认可。

疫情期间，中国电信"翼知疫行"疫情防控大数据系统同时面向全部 31 省（自治区、直辖市）公司提供数据服务与能力支持：基于伴随模型的不断迭代，已从近 2 万个电信患者中挖掘出潜在风险用户 50 万个，60 万条以上与患者的接触时间和接触位置的记录，在新冠肺炎疫情在全国范围内暴发期间将存在潜在感染风险的用户和接触记录同步给省级公司；基于中国电信"翼知疫行"疫情防控大数据系统的位置能力，疫情期间持续为省级公司提供专项分析 600 次，开发应用模型及标签 20 余个。

面向公众客户提供的应用产品，在上线后的 14 天内，网页查询总次数 840 万次，截至 2020 年 4 月 15 日，HTML5 页面查询总次数 3 464 万次，全渠道累计查询近亿次，日平均访问次数 60 万次，访问用户数 26 万；成为用工单位、社区管理进行流动人员的行程查验的重要依据；也为中国电信覆盖的全部用户提供重要的防护安全及风险提示；同时为优化客户的感知与体验，"翼知疫行"公众产品经历了十几个版本迭代与升级，40 天内总共更新了 4 个大版本，新增国际行程查询、海外 AI 疫情预测等功能模块，进一步提高公众服务水平。

运用大数据和 AI 技术，中国电信"翼知疫行"疫情防控大数据系统已成为抗疫的重要力量。一方面基于伴随模型的不断迭代，已从近电信患者中挖掘出与潜在风险用户 50 万个，60 万条以上与患者的接触时间和接触位置的记录；另一方面，伴随模型也已支持通过输入他网（移动、联通）患者的轨迹或其他形式的轨迹坐标，输出本网密切接触用户及用户风险评估的能力，不断沉淀 AI 能力，发挥数据价值。

（三）推广应用前景

1. 发挥连接优势，提升大数据 /AI 落地效率　中国电信"翼知疫行"疫情防控大数据系统已高效连接起集团与省级公司的疫情防控的核心工作人员——集团与省级公司共同建立疫情防控流程与反馈系统；通过发挥省公司的渠道优势和集团的连接能力，提升数据服务的响应速度和定制化能力，建立面向省市、面向行业的疫情大数据分析模型，聚焦重点区域、重点时间节点，进行监测统计，并不断根据最新情况完善，持续提升疫情防控支撑的科学性，为各地提供决策依据。

2. 强化支撑，持续响应政府部委数据需求　积极响应相关部门、地方政府的需求；在全国疫情防控关键时期，结合新冠肺炎疫情在全国范围内暴发期间政府提出的物资调度、复工复产等各方面的工作要求，持续加强平台能力，深入开展大数据的挖掘利用，加强综合分析和预测研判，提供更多全面系统、科学精准的数据支撑和分析服务，助力国家联防联控。

3. 应用升级，解决用户实际需求　随着全国各地全面复工在即，"翼知疫行"公众产品也将从为个人用户提供安全及风险提示升级为防疫复工证明依据，同时方便企业掌握员工疫情风险情况。

专家点评

该案例通过分析疫情人员和区域信息、运营商客户数据和网络数据、地理空间大数据，利用 AI 技术和空间定位技术开发预测模型，使用历史数据构建模型预测新冠肺炎疫情增量和实际确诊人数，并通过轨迹相似度匹配发现病例接触者，具备区域风险查询、疫情预测查询、返程报告查询、行程查询和接触查询等功能。向相关部门提供疫情态势研判、疫情防控部署及流动人员的疫情态势感知、疫情溯源等服务，应用于政府决策支撑、企业复工复产和公众服务。该案例在应用 AI 时空定位技术构建模型还原病例轨迹、挖掘潜在相关性、趋势预测等方面有一定创新，与疫情防控，特别是病例追踪、流行病学调查等结合较紧密，具有较好的推广应用前景，建议进一步细化完善病例时空轨迹判断、时空传播、密切接触者发现等功能，充分考虑流行病学调查的需求，获取更多数据源开展综合分析。

案例八 常熟市重点人员管理系统

星　　级：★★★☆
单　　位：常熟市卫生健康委员会
推荐单位：常熟市卫生健康委员会

　　为实现常熟市疫情重点人员与流动人员管理，常熟市卫生健康委员会运用现代信息技术手段，组织建设了常熟市重点人员管理系统。系统通过对疫情信息的传递、分析和利用，为有关部门及时决策提供数据支撑。系统建设了企业职工复工（特殊人员通行）申报等模块，实现与上级疫情防控系统对接；根据疫情管控的需要，实现对疫情重点人员的有效管控，为疫情企业"复工潮"提供复工员工上报的平台；建立了市级重点人员管控信息网络，为全市联防联控提供了数据服务平台，在保证管控范围和管控精度的基础上进一步提升管控效率和管控质量，进一步提高疾病预防控制水平。

　　"互联网＋"是科技发展的大趋势，目前信息化建设已经深入各行业领域，在疾控工作中积极采用信息化手段解决现实问题，能够极大地提升工作效率和水平，更好地服务群众。《国家卫生健康委办公厅关于加强信息化支撑新型冠状病毒感染的肺炎疫情防控工作的通知》（国卫办规划函〔2020〕100号）指出，各级职能部门运用现代信息技术手段科学防控。疾病预防控制信息的传递、分析和利用是作出科学决策的重要依据。近年来，常熟市疾病预防控制中心依托现代化的信息设备和网络，运用科学的管理手段，指导、组织、协调常熟市疾控工作，大大提高了信息化管理水平，大幅提升了疾控工作的整体成效。

一、背景简介

　　新冠肺炎疫情暴发以来，我国积极采取各类应对措施，国务院将新冠肺炎纳入《中华人民共和国传染病防治法》规定的乙类传染病，并采取甲类传染病的预防、控制措施。此外，将新冠肺炎纳入《中华人民共和国国境卫生检疫法》规定的检疫传染病管理。

为应对新冠肺炎疫情,2020年1月24日24时起,江苏省启动突发公共卫生事件一级响应,常熟市人民政府随即成立新冠肺炎疫情防控工作领导小组和防控指挥部,每日疫情通报和疫情相关重点人员的管控成为政府管理的重点工作。指挥部下设"一办九组",成立信息比对组。信息比对组由常熟市卫生健康委、常熟市大数据局、常熟市疾病预防控制中心、常熟市卫生信息中心组成。

信息比对组组织开发的常熟市重点人员管理系统,实现了对常熟市范围内重点人员的有效管控,特别是应对新冠肺炎疫情实现全方位监控和跟踪,提高常熟市疾控整体水平,打赢疫情防控的阻击战。

二、实施目标

（一）建设目标

根据常熟市疾控工作现状和要求,建设常熟市重点人员管理系统,旨在对全市范围内的重点人员实现有效管控,特别是应对新冠肺炎疫情实现全方位监控和跟踪。本系统有如下几点建设目标。

1. 重点人员的有效监控和管理　公安系统对上报的重点人员进行审核研判,确定后录入重点人员库,并采取相应的管控措施。基层人员每日采集重点人员的健康信息上报至本系统,实现对这类人员的日常管控。

2. 多平台的资源和基础数据共享　本系统与常熟市"12345"便民服务平台、各板块、发热门诊、公安、疾控中心、集中观察点、教育、卡口、托育机构、新市民平台实现联网和数据互通,提高各部门信息流通效率。

3. 关联业务管理系统的综合分析模型　在业务层面、管理层面建立关联,实现全局信息化共享和处理。

4. 建立单位、企业复工人员上报平台　应对新冠肺炎疫情所带来的企业"复工潮",建立企业复工人员上报平台,由各板块负责落实引导,通过该平台信息采集和录入复工人员信息,在疫情防控的同时为企业正常复工提供便利。

5. 提高常熟市疾控信息化水平　通过本系统的研发,为常熟市疾控信息化建设填补空白,有效提高常熟市疾控信息化质量。

（二）建设规模

常熟市重点人员管理系统覆盖常熟市所有村社区,全方位管控常熟市重点人员,多角度检测可能的重点人员的输入和输出。

（三）建设内容

常熟市重点人员管理系统为常熟市疾病预防控制中心对常熟市医疗卫生重点人员的管控工作提供信

息交流、数据对接、人员管控等功能,整合各板块、部门上报的重点人员信息,建立重点人员档案,并对重点人员设置管控等级。本系统功能主要包括重点人员上报审核、重点人员管控、重点人员统计等。此外,特别针对新冠肺炎疫情而设置企业复工申报、复工人员申报、特殊通行申报、疫情防控工作情况报表。主要建设内容如下。

1. 具体实现重点人员的上报、审核、流转、管控业务流程　建设便于基层工作人员上报信息的手机端管理系统,方便工作人员即时上报、实时查看上报信息、重点人员库。人员审核和流转功能帮助公安部门对采集的人员进行审核并流转至各板块,各板块再下发至村社区。对于需要日常管控的重点人员建立信息档案,存储日常管控记录。

2. 实现多平台联网、数据互通　本系统对接公安、"12345"便民服务平台、卡口等平台,实现数据互通。系统对上报的重点人员进行属地、轨迹研判,可以减少人工核实工作量,通过多平台的联网、每日数据对接最大程度上把控常熟市重点人员,减少人员漏报误报情况的发生。

3. 建立企业复工人员上报平台　各板块对其下辖的单位、企业统一分配账号,企业通过专门的复工人员上报平台上报需要复工的人员名单,系统根据最新业务审核口径进行审核,加强外来人员的输入防控力度。

三、项目实施情况

（一）项目总体架构和主要内容

1. 项目总体架构设计

（1）常熟市重点人员管理系统以面向服务的软件架构（service-oriented architecture,SOA）为核心架构,通过开放 SOA 服务接口,以 HTTP RESTful 形式对各个子系统和其他系统提供服务,保证系统的灵活性和开放性。系统分布在政务网中,通过防火墙隔离,保证服务和数据的安全性和独立性。

（2）常熟市重点人员管理系统采用 B/S 架构,用户通过浏览器,无需进行本地安装操作,利用账户名和密码进行登录,通过 HTTP 协议实时从应用服务器获取数据,通过 POST 请求提交数据,在保证数据实时统一更新的同时,无需进行版本更新。

（3）用户操作页面采用响应式设计框架,主要通过最新的 HTML5+CSS3+BootStrap 来实现,可以实现不同屏幕尺寸的自适应,具有良好的体验。

（4）常熟市重点人员管理系统服务程序部署于应用服务器,发布成 Web 服务,以 SOA 为架构,采用 Spring MVC+MyBatis 为核心框架进行 SOA 架构,同时使用 Spring security 控制整个平台的权限;对外发布 RESTful 数据接口实现不同系统间的数据交换,如图 1-8-1 所示。

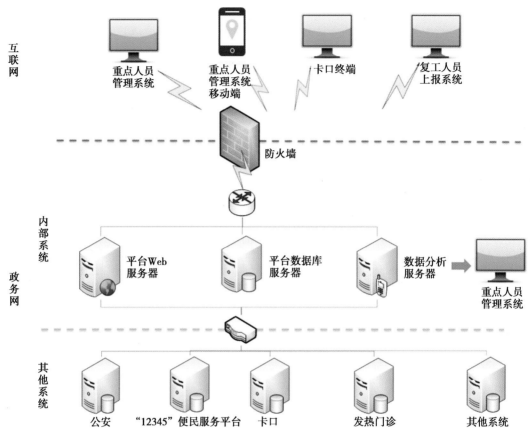

图 1-8-1　项目总体架构图

2. 项目主要内容与功能　常熟市重点人员管理系统的建设内容主要包括重点人员管理平台 PC 端、重点人员管理平台移动端、企业复工审核管理系统 PC 端、企业外来人员返回常熟市的申报平台 PC 端、卡口系统、对接疾控预警系统，实现了重点人员信息采集、核实、管控及跟踪的全流程管理，如图 1-8-2 所示。

（1）重点人员管理平台 PC 端

1）首页

快捷访问：用户可快捷访问上报重点人员、我上报的人员、待核实人员、已核实人员模块。

数据统计：展示的统计字段包括待签收工作要求、应管控重点一级人员总数、待签收一级人员人数、已签收一级人员人数、全市一级人员首核完成率、已完成首次核实一级人员数、一级人员居家观察数、一级人员解除观察数、一级人员发热门诊数、一级人员首核完成率、一级人员集中观察数、一级人员离开本地数、一级人员无法核实数、企业上报复工人员总数、企业上报复工人员通过数、企业上报复工人员不通过数、二级重点人员总数、二级重点人员首核数。

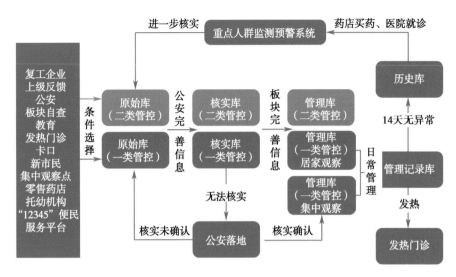

图 1-8-2　项目技术路线图

2）待签收重点人员

待签收重点人员列表：用户可对待签收重点人员列表中的人员信息、签收状态、流转时间进行条件查询。

待签收重点人员库。

待签收重点人员档案：用户可查看待签收重点人员档案，查看包括姓名、电话、身份证等基本信息，可编辑人员信息。

人员签收功能：①对重点人员进行签收操作，将该重点人员划入己方管控权限之内；②对重点人员进行退回操作，将该重点人员退回给公安局，需要填写退回原因；③对于下级账号申请退回的重点人员，可进行同意退回和不同意退回操作，不同意退回需要填写原因。

数据导出功能：导出所有待签收重点人员库中的重点人员，可以筛选后再导出。

3）待处理重点人员

待处理重点人员列表：用户可对待处理重点人员列表中的人员信息进行条件查询。

待处理重点人员库。

待处理重点人员档案：用户可查看待处理重点人员档案，查看包括姓名、电话、身份证等基本信息，可编辑人员信息。

人员智能流转：重点人员在公安局账号、板块账号、村级账号间的智能流转，具体规则是：①街道乡镇板块账号可将重点人员流转下发至村社区，进入村级账户管控，也可以申请退回重点人员，退回至公安局，申请退回需要填写退回原因；②村级账号仅能申请将重点人员退回板块账号，申请退回需要填写退回原因。

数据导出功能：导出所有待处理重点人员库中的重点人员，可以筛选后再导出。

4）待核实人员

待核实人员列表：用户可对待核实人员列表中的人员信息、现居地、采集时间、采集类型、是否到过疫区、是否发热、是否咳嗽、是否气促、是否腹泻、是否结膜出血、核查结果、街道乡镇、人员等级进行条件查询。

待核实人员库。

待核实人员档案：用户可查看待核实人员档案，查看包括姓名、电话、身份证等基本信息，可编辑人员信息。

一键流转功能：用户对上报的重点人员进行核实，可以批量流转。用户可选中多个需要流转至板块的重点人员后，利用意见流转功能直接将这些重点人员流转至板块。

人员核实功能：用户进入待核实人员详情，选择是否已核实、属地派出所、管控街道乡镇、管控村社区进行人员核实，核实通过的人员会流转至板块。

数据导出功能：导出所有待核实人员库中的重点人员，可以筛选后再导出。

5）已核实人员

已核实人员列表：用户可对已核实人员列表中的人员信息、现居地、采集时间、采集类型、是否到过疫区、是否发热、是否咳嗽、是否气促、是否腹泻、是否结膜出血、是否为历史库、核查结果、街道乡镇、人员等级进行条件查询。

已核实人员库。

已核实人员档案：用户可查看已核实人员档案，查看包括姓名、电话、身份证等基本信息，可编辑人员信息。

数据导出功能：导出所有已核实人员库中的重点人员，可以筛选后再导出。

6）上报重点人员

人员信息字段包含：姓名（必填）、身份证号（必填）、性别、年龄、电话（必填）、户籍地、现居地（必填）、工作单位信息、所属街道、所属村社区、采集类型（自动识别）、人员情况、是否发热、发热情况说明、是否咳嗽、咳嗽情况说明、是否气促、是否腹泻、是否结膜充血、是否到过疫区（必填）、到达疫区时间、离开疫区时间、到达常熟时间、人员等级、返回常熟市的交通工具、是否到过疫区农贸市场（必填）、疫区农贸市场说明、来电类型、来电人姓名、来电人电话、来电时间、备注。

重点人员与"12345"便民服务平台、板块、发热门诊、公安、疾控中心、集中观察点、教育、卡口、托育机构、新市民平台实现联网，共享数据。

7）未落实板块人员

未落实板块人员列表：用户可对未落实板块人员列表中的人员信息、采集时间、采集类型、是否已核实、是否发热、是否咳嗽、是否气促、是否腹泻、是否结膜出血、核查结果、街道乡镇、人员等级进行条件查询。

未落实板块人员库。

未落实板块人员档案：用户可查看未落实板块人员档案，查看包括姓名、电话、身份证等基本信息，可编辑人员信息。

人员核实功能：用户进入未落实板块人员详情，选择是否已核实、属地派出所、管控街道乡镇、管控村社区进行人员核实，核实通过的人员会流转至板块。

数据导出功能：导出所有未落实板块人员库中的重点人员，可以筛选后再导出。

8）交通卡口人员信息补全

交通卡口人员列表：用户可对交通卡口人员列表中的人员信息、采集时间、人员等级进行条件查询。

交通卡口人员库。

人员信息补全：用户可进入需要补全信息的交通卡口人员档案，修改补全该人员信息。

数据导出功能：导出所有待补全信息的交通卡口人员数据，可以筛选后再导出。

9）公安无法核实人员

公安无法核实人员列表：用户可对公安无法核实人员列表中的人员信息、现居地、采集时间、采集类型、是否到过疫区、是否发热、是否咳嗽、是否气促、是否腹泻、是否结膜出血、是否为历史库、核查结果、街道乡镇、人员等级进行条件查询。

公安无法核实人员库。

公安无法核实人员档案：用户可查看公安无法核实人员档案，查看包括姓名、电话、身份证等基本信息，可编辑人员信息。

人员核实功能：用户进入公安无法核实人员详情，选择是否已核实、属地派出所、管控街道乡镇、管控村社区进行人员核实，核实通过的人员会流转至板块。

数据导出功能：导出所有公安无法核实人员库中的重点人员，可以筛选后再导出。

10）应管控人员

应管控人员列表：用户可对应管控人员列表中的人员信息、采集类型、是否发热、是否咳嗽、是否气促、是否腹泻、是否结膜出血、首核状态、村社区进行条件查询。

应管控人员库。

应管控人员档案：用户可查看应管控人员档案，查看包括姓名、电话、身份证等基本信息，可编辑人员信息。

数据导出功能：导出所有应管控人员库中的重点人员，可以筛选后再导出。

11）重点人员库

重点人员列表：用户可对重点人员列表中的人员信息、现居地、采集时间、采集类型、是否到过疫区、是否发热、是否咳嗽、是否气促、是否腹泻、是否结膜出血、是否为历史库、核查结果、街道乡镇、人员等级进行条件查询。

重点人员库。

重点人员档案：用户可查看重点人员档案，查看包括姓名、电话、身份证等基本信息，可编辑人员信息。

重点人员信息维护：用户进入重点人员详情后点可重新编辑重点人员信息。

数据导出功能：导出所有重点人员库中的重点人员，可以筛选后再导出。

12）"我上报的重点人员"

"我上报的重点人员"列表：用户可对"我上报的重点人员"列表中的人员信息、现居地、采集时间、采集类型、是否到过疫区、是否发热、是否咳嗽、是否气促、是否腹泻、是否结膜出血、核查结果、街道乡镇、人员等级进行条件查询。

"我上报的重点人员"库。

"我上报的重点人员"档案：用户可查看"我上报的重点人员"档案，查看包括姓名、电话、身份证等基本信息，可编辑人员信息。

数据导出功能：导出所有"我上报的重点人员"，可以筛选后再导出。

13）日常管控人员

日常管控人员列表：用户可对日常管控人员列表中的人员信息、人员等级、村社区、今日完成进行条件查询。

日常管控人员库：用户可查看日常管控人员档案，查看包括姓名、电话、身份证等基本信息，可编辑人员信息。

14）日常管控列表

日常管控列表：用户可对日常管控列表中的人员信息、见面时间、是否发热、是否咳嗽、是否气促、是否腹泻、是否结膜充血、核查结果、人员等级进行条件查询。

日常管控人员档案：用户可查看日常管控人员档案，查看包括姓名、电话、身份证等基本信息，可编辑人员信息。

添加管控记录：①点击选择人员按钮从日常管控人员库中选择人员，填写身份证号（必填）、见面时间（必填）、是否发热（必填）、体温、是否咳嗽（必填）、是否气促（必填）、是否腹泻（必填）、是否结膜充血（必填）、核查结果（必填）、备注，上传图片告知书；②日常管控规则：必须连续观察超过14天后才能选择解除申报；③添加管控记录后，用户每天可在日常管控列表中查看管控记录。

数据导出功能：导出日常管控列表，可以筛选后再导出。

15）每日管控开展状况

柱状图分析：展示各板块、部门应管控人数和实际管控人数。

数据表分析：统计字包括应管控人数、实际管控人数、完成率。

数据导出功能：导出管控情况表。

16）发热人员查询

发热人员列表：用户可对发热人员列表中的人员信息、采集时间、采集类型、所属街道乡镇、人员等级进行条件查询。

发热人员库。

发热人员档案：用户可查看发热人员档案，查看包括姓名、电话、身份证等基本信息，可编辑人员信息。

数据导出功能：导出发热人员列表，可以筛选后再导出。

17）可解除观察人员查询

可解除观察人员列表：用户可对可解除观察人员列表中的人员信息、采集时间、采集类型进行条件查询。

解除观察人员档案：用户可查看可解除观察人员档案，查看包括姓名、电话、身份证等基本信息，可编辑人员信息。

数据导出功能：导出可解除观察人员列表，可以筛选后再导出。

18）工作要求

工作列表：用户可对工作列表中的人员信息、工作要求、签收状态、反馈状态、人员等级进行条件查询。

重点人员档案：用户可查看工作要求中涉及的重点人员档案，查看包括姓名、电话、身份证等基本信息，可编辑人员信息。

工作签收功能：用户可以查看工作的签收状态和反馈状态，点击"签收"按钮进行签收，签收后工作签收状态调整为已签收。

19）调入本单位：输入重点人员身份证号，查询并确认该人员信息，将此重点人员调入本单位进行管控。

20）调入集中观察点：输入重点人员身份证号，查询并确认该人员信息，将此重点人员调入集中观察点进行管控。

21）系统管理：修改密码，输入原密码、新密码、确认新密码进行修改。

（2）重点人员管理平台移动端

1）重点人员上报：用户填写姓名（必填）、身份证号（必填）、性别、年龄、电话（必填）、户籍地、现居地（必填）等基本信息完成上报。

2）重点人员管控

日常管控人员库：用户可查看重点人员档案，查看包括姓名、电话、身份证等基本信息，可编辑人员信息。

日常管控上报：用户可在移动端添加管控记录，具体规则为：①点击选择人员按钮从日常管控人员库中选择人员，填写身份证号（必填）、见面时间（必填）等信息，上传图片告知书；②日常管控规则，必须连续观察超过14天后才能选择解除申报。

3）重点人员查询

重点人员列表：用户可对重点人员列表中的人员信息进行条件查询。

重点人员库：查看所有管辖的重点人员列表。

4）系统管理：修改密码，输入原密码、新密码、确认新密码进行修改。

（3）企业复工审核管理系统PC端

1）申请复工企业列表

企业列表：用户可对企业列表中的企业名称、行业类别进行条件查询。

申请复工企业列表

企业信息维护：用户点击企业名称查看企业详情信息，修改数据后保存。

数据导出功能：导出申请复工企业列表，可以筛选后再导出。

企业账号库。

企业账号维护：①点击新增账号或查看账号按钮，查看已设置的企业账号；②点击删除按钮，删除账户；③点击重置密码按钮，重置该账户密码，默认密码为123456。

数据导出功能：导出申请复工企业账号列表。

2）企业人员列表

企业人员列表：用户可对企业人员列表中的人员信息、预计到达常熟时间、是否到过疫区、是否发热、是否咳嗽、是否气促、是否通过审核、所属板块进行条件查询。

企业人员库。

企业重点人员档案：用户可查看企业重点人员档案，查看包括姓名、电话、身份证等基本信息，可编辑人员信息。

数据导出功能：导出企业人员库，可以筛选后再导出。

3）企业复工统计

复工企业列表：用户可对复工企业列表中的选择天数、行业类别进行条件查询。

数据统计：申请复工企业外来人员统计汇总表。

4）特殊通行申报

特殊通行人员列表：用户可对特殊通行人员列表中的人员信息、员工身份、是否到过疫区、企业类别、初审状态、工信局审核状态进行条件查询。

特殊通行人员库。

特殊通行人员档案：用户可查看特殊通行人员档案，查看包括姓名、电话、身份证等基本信息，可编辑人员信息。

审核功能：用户点击操作栏中的审核按钮，选择审核结果并填写审核原因，完成该人员的审核，审核通过后该人员进入特殊通行人员库。

新增特殊申报：点击新增申报按钮，填写企业、姓名（必填）、企业员工身份类别（必填）、证件类型（必填）等信息。

excel 模板下载：点击下载批量导入的 excel 模板。

excel 导入功能：用户根据模板将人员信息填写在 excel 中，然后批量导入特殊通行申报人员名单。

自动初审功能：对于手动上报和批量导入的特殊通行申报人员，系统根据设定的业务审核规则进行自动初审，审核结果显示在特殊通行申报人员列表中。

5）系统管理：修改密码，输入原密码、新密码、确认新密码进行修改。

（4）企业外来员工返回常熟市的申报平台 PC 端

1）工作台

快捷访问：用户可以快捷访问复工人员上报模块。

批量导入模板下载：点击下载批量导入模板，用于复工人员的批量上报。

2）上报复工人员：用户填写姓名（必填）、身份证号（必填）、电话（必填）、性别（必填）等信息完成上报。

3）"我上报的复工人员"

"我上报的复工人员"列表：用户可对"我上报的复工人员"列表中的人员信息、预计到达常熟时间、是否到过疫区、审核状态、是否发热、是否咳嗽、是否气促进行条件查询。

企业复工人员库。

复工人员档案：用户可查看复工人员档案，查看其基本信息。

人员维护：用户在操作栏中点击删除按钮删除该人员。

数据导出功能：导出复工人员列表。

批量导入功能：用户根据模板将人员信息填写在 excel 中，然后批量导入复工人员名单，导入后系统自动初审。

自动初审功能：对于手动上报和批量导入的企业复工人员，系统根据设定的业务审核规则进行自动初审，审核结果显示在企业复工人员列表中。

4）特殊通行申报

特殊通行申报列表：用户可对特殊通行申报列表中的人员信息、员工身份、是否到过疫区、初审状态、工信局审核状态进行条件查询。

特殊通行人员档案：用户可查看已申请上报并审核通过的特殊通行人员档案（仅能查看属于己方公司的人员列表），查看其基本信息。

5）系统管理：修改密码，输入原密码、新密码、确认新密码进行修改。

（5）卡口系统

1）身份证刷卡识别功能：针对进入常熟市的人员进行身份证刷卡识别，自动提取身份证信息。

2）对接重点人员库：与重点人员管理系统重点人员库对接，实现重点人员身份预警提醒。

3）对接企业复工白名单：与企业复工人员上报系统对接，进入企业复工人员白名单。

4）对接疾控中心预警系统：与疾控预警系统，实现重点人员进入常熟市预警。

5）数据服务。

6）数据对接。

A. 与"12345"便民服务平台对接；

B. 与各街道乡镇板块自建系统对接；

C. 与发热门诊系统对接；

D. 与公安各系统对接；

E. 与疾控预警系统对接；

F. 与教育系统对接；

G. 与卡口系统对接；

H. 与各托育机构平台对接；

I. 与新市民平台对接。

7）数据统计：提供数据统计服务，根据用户需求制定专业的数据统计报表。

8）数据清洗：提供对基础数据的整理、分类、归纳、判断、抽取等功能，快速处理无效数据和缺失值，提高数据质量和信度。

（6）对接疾控预警系统

1）医院重点人员查询系统：与医院重点人员查询系统对接，医院自动接收重点人员预警提醒。

2）疾控自动预警系统：与疾控中心预警系统对接，疾控中心自动接收重点人员预警提醒。

（二）技术路线

1. Java 语言　具有跨平台功能，不容易出现内存泄露，安全性高，内置对多线程支持，具备面向对象和分布性等优势和特性。

2. SSM 框架　SSM 框架指的是"Spring+Spring MVC+MyBatis"。

3. 前端　系统采用 B/S 架构，用户通过浏览器，无需进行本地安装操作，利用账户名和密码进行登录，通过 HTTP 协议实时从应用服务器获取数据，通过 POST 请求提交数据，在保证数据实时统一更新的同时，无需进行版本更新。

用户操作页面采用响应式设计框架，主要通过最新的 HTML5+CSS3+BootStrap 来实现，可以实现不同屏幕尺寸的自适应，具有良好的体验。

（三）应用场景与效果

1. 应用场景

（1）每日疫情统计数据：通过系统内的数据清洗、处理，对每日疫情数据进行统计，统计指标包括重点人员人数、集中观察人数、居家观察人数、解除观察人数、一级重点人员人数、二级重点人员人数等，统计维度可以是全市总体数据，也可以精确到每个街道乡镇板块及其村社区。

（2）重点人员下发与流转：通过系统内重点人员的上报、签收、下发与流转，可以明确管控人员去向，对重点人员进行精确管控，实现对人员管理的闭环。

（3）居家、集中观察人员日常管理：对需要居家、集中观察的重点人员进行日常管理，由工作人员每天采集人员数据进行上报，可以通过手机移动端快速上报，提高工作效率，后台实时更新日常管控情况，保存相应的管控记录，对重点人员每日体温数值、是否发热、是否咳嗽、是否气促、是否腹泻和是否结膜充血等关键身体健康指标进行监测，一旦发现异常能够及时处理，如图 1-8-3 所示。

图 1-8-3　集中或居家观察人员日常管理

（4）居家观察人数趋势研判：系统可按照上级要求变更重点地区、关注地区范围，利于街道、板块统一落实居家观察人员范围和要求。决策者可根据系统研判居家观察人数趋势，调整前往各街道、板块志愿者人数。居家观察人数趋势图如图 1-8-4 所示。

（5）集中观察点人数趋势研判：按照集中观察人数趋势研判，决策者能够及时调整集中观察点床位开设数量和储备数量。集中观察点人数趋势图如图 1-8-5 所示。

（6）提高交通卡口通行效率：自本系统投入使用以来，常熟市交通卡口共计刷卡 19 万余次，有序通过 15 万人次，符合居住条件 6.9 万余人次，企业申报 7.7 万余人次，特殊通行 0.6 万余人次，查获居家观察人员违规外出 23 次。交通卡口实现快速人员识别和信息采集，有效降低疫情输入风险，提高交通卡口工作效率。

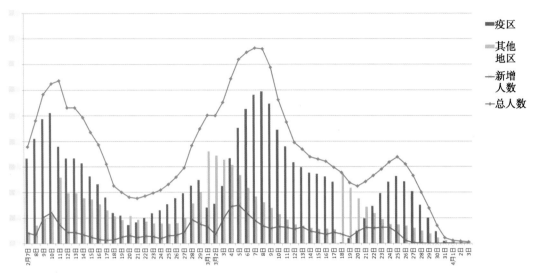

图 1-8-4　居家观察人数趋势图

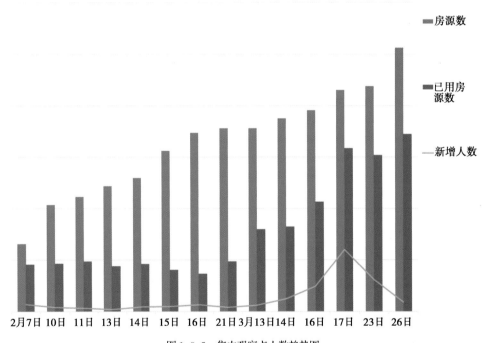

图 1-8-5　集中观察点人数趋势图

（7）重点人群预警：重点人员信息与"重点人群传染病监测预警系统"自动比对，累计预警170次，经核实未发现疑似患者，但提高了社区群防群控的安全意识。重点人群预警查询如图1-8-6所示。

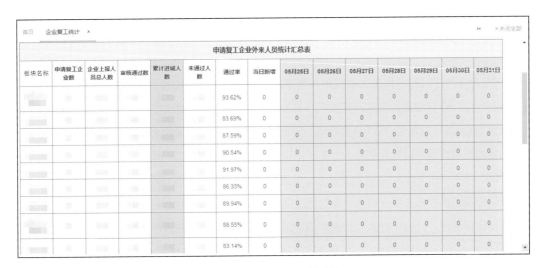

图 1-8-6　重点人群预警查询

（8）协助企业复工复产：累计申报企业 6 460 家，申报总人数 123 301 人，为复工复产提供重要保障；累计申领特殊通行证 53 776 张，保障全市生活物资供应。申请复工企业统计如图 1-8-7 所示。

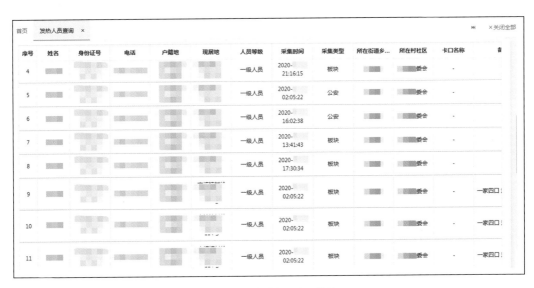

图 1-8-7　申请复工企业统计

（9）对接上级疫情管控系统：2020 年 3 月 28 日，苏州市启用新冠肺炎疫情管理系统，3 月 29 日常熟市完成与苏州系统对接，对接后实现数据互通，为苏州市的疫情防控工作提供保障。

2. 应用效果　系统从 2020 年 1 月 27 日进行设计开发直至 1 月 30 日正式上线，仅用短短 4 天时间便实现了全市重点人员管理网络的搭建,不仅为此次疫情阻击战争取了宝贵时间,也节省了大量人力物力,为常熟市疫情防控工作提供了一个"拿来即用,用能成效"的出色管理平台,系统投入后总体效果显著,达到预期目标。

2020年1月27日,常熟市大数据局与常熟市卫生信息中心指导软件公司开发重点人员管控系统,最终于1月30日重点人员管控系统初步开发完成,常熟市卫生健康委召集10个条线管理及使用人员开展培训,并分发账号,系统全面启用。为加强交通卡口管控,保障人员有序流动,2月3日新开发卡口身份证刷交通卡口核查系统。为保证企业外来员工返回常熟市的需要,2月7日新开发企业外来员工返回常熟市的申报系统,结合交通卡口核查系统,保证外来人员合理返回常熟市。为日常生活必需品运输和疫情防控相关物资配送企业的员工提供特殊通行证,2月10日新开发特殊通行申报模块,保证物资合理进出。针对外防输入的要求,3月25日新开发境外人员返回常熟市模块,由外事部门申报,保证境外人员合理返回常熟市。3月29日,本系统实现与苏州市新冠肺炎疫情集中观察系统数据对接。

使用至今,本系统未出现任何重大技术问题,整体运行情况稳定,收效显著。本系统对接常熟市"12345"便民服务平台、各板块、发热门诊、公安、疾控中心、集中观察点、教育、卡口、托育机构、新市民平台等系统,未出现数据泄露、数据传输错误等问题,在保证数据安全性的基础上实现数据互通与共享,为常熟市各部门的疫情防控工作提供了极大便利。

常熟重点人员管控系统的部署,为城域管控和社区微防控两道防线提供信息化支撑,从市域防线到社区网格化管理,实现了流动人员快速分类,达到了重点管控人员闭环管理,确保了重点人员"情况见底、一个不漏",极大地提高了工作效率,使防控措施得到落实,提供大数据分析,为决策者提供正确依据。

四、应用创新点

（一）项目先进性及创新点

1. **市级统筹规划**　系统由常熟市卫生健康委与大数据局共同规划设计,市级各部门明确需求与管控目标,街道乡镇实现全程日常管理,真正实现了群防群控。

2. **系统开发高效**　重点人群管控系统抓住重点,3天完成系统设计和主要程序开发,第4天实现系统上线,为疫情的实时管控赢得了宝贵的时间。

3. **数据全面共享**　由于疫区人员进出常熟时管控的需要,本系统对接常熟市"12345"便民服务平台、各板块、发热门诊、公安、疾控中心、集中观察点、教育、卡口、托育机构、新市民平台等系统,实现数据互通,极大程度上提高各部门在重点人员管控上的工作效率,提升疫情防控质量。

4. **全流程管控**　确定条线、部门、街道、乡镇管控人员的边界,实现管控人群的去向的追踪管理,明确所有纳入管理人员的管理状态与定位管理。

5. 大数据应用　本系统依靠大数据应用的优势,收集常熟市重点人员信息,对其日常管控进行记录和分析,可以有效地推测出当前的发展趋势,进而加强对疾病的发展监测,通过对既往时间段内的数据对比分析,对未来疾控趋势进行预测,向决策层提供预测数据,协助决策层进行疫情分析和下达指令。这种利用大数据应用平台进行监测与预测分析的方法,通过既往数据的对比和偏差计算可以避免传统人工录入和比对的误差,更能极大提高数据利用率。

（二）实施落地情况

本系统是根据疫情防控需要,基于常熟市疾控疫情管控而设计开发的,实现重点人员的有效管控,为疫情带来的企业"复工潮"提供复工员工上报的平台,为社会稳定、经济发展作出积极贡献。

1. 注重发挥好中国疾病预防控制信息系统作用,积极采用网络直报方式,支撑新冠肺炎疫情数据填报和逐级统计,重点涵盖疑似、确诊病例等内容,不断提高数据报送质量效率,减轻基层统计填报负担。

2. 强化与工信、公安、交通运输等部门的信息联动,形成公路、铁路、民航、通讯、医疗等疫情相关方多源数据监测、交换、汇聚、反馈机制,利用大数据技术对疫情发展进行实时跟踪、重点筛查、有效预测,为科学防治、精准施策提供数据支撑。

3. 注重依托省统筹区域全民健康信息平台,做好新冠肺炎确诊和疑似病历汇聚、分析、应用工作,服务于疫情防控、临床救治和科研攻关。

（三）推广应用前景

常熟重点人员管控系统对常熟市重点人员进行信息建档,形成重点人员数据库,以重点人员信息上报、日常管控、分配流转为核心,串联各部门各板块,实现数据互通。常熟重点人员管控系统从狭义上讲是应对此次新冠疫情、打赢防疫阻击战的有效武器,从广义上看实际建立了常熟市重点人员管控信息网络,为全市联防联控提供了数据服务平台。本系统为常熟市疾控工作提供了数据支撑,进一步提高疾病预防控制水平,而信息化系统也会由此为契机在常熟市疾控领域全面铺开。

从长远角度来看,该系统能够为政府职能部门了解常熟市疾控工作、把握重点人员动态提供数据支持,为常熟市疾控工作有效开展提供便利的同时为常熟市经济建设、社会发展保驾护航。本系统在正常运营一定时间、有了相当的数据基础之后,能够为应对突发卫生事件提供有效的管理平台,为决策者制定对策和措施提供数据依据。

此外,在合法合规的前提下,由于本系统提供了庞大的数据基础,所以可以将该系统的设计理念、运作模式及其技术手段推广到常熟市其他政务民生领域之中,例如公安系统的重点人员管理、政府职能部门的数据互通等领域。

专家点评

　　该案例建立重点人员上报登记和每日健康信息录入体系；重点人员信息在公安、"12345"便民服务平台、各卡口等多个环节共享，对上报的人员进行属地、轨迹研判；建立企业复工人员上报平台；在全市范围推广应用。特点与创新性：实现了重点人员数据在多个环节的采集与共享，对全面掌握重点人员活动和管控创立了新的应用模式。

案例九　飞图影像新冠肺炎人工智能识别与远程诊断平台

星　　级：★★★☆

单　　位：浙江飞图影像科技有限公司

推荐单位：浙江飞图影像科技有限公司

飞图影像新冠肺炎人工智能识别与远程诊断平台旨在搭建一个基于云计算和大数据的原始影像精准诊断 +AI 智能诊断系统，将 AI 技术和专家资源相结合，通过人工智能初筛、专家确认双重手段，助力各地医院进行新冠肺炎诊断。本系统具有诊断速度快、准确率高、清晰度高、系统安全稳定等特点，充分发挥了云影像平台便捷、高效和精准的优势，消除了地域的距离，不仅有利于提高新冠肺炎诊断精准度，而且避免了医患的交叉感染风险和缓解了阅片专家紧缺的状况，助力各地疫情防控。

影像学检查是医疗诊断的重要依据，对新冠肺炎的诊断具有重要价值。在国家卫生健康委发布的《新型冠状病毒感染的肺炎的诊疗方案（试行第五版）》中，CT 影像诊断结果被纳入临床诊断标准中，"疑似病例具有肺炎影像学特征者"，即为临床诊断病例。如何又快、又准地实现快速筛查和诊断，成为各地各级医院的普遍需求。

一、背景简介

多例不明原因的肺炎病例陆续出现，经深度基因测序表明为新冠病毒感染所致。疫情就是命令，防控就是责任，面对突如其来的疫情，浙江飞图影像科技有限公司（简称飞图影像）积极响应，发挥自身技术与中国医学影像联盟专家优势，紧急部署上线"飞图影像新冠肺炎人工智能识别与远程诊断平台"，导入 AI 技术和专家资源，助力各地疫情防控。

二、实施目标

本平台旨在搭建一个基于云计算和大数据的原始影像精准诊断 +AI 智能诊断系统，将 AI 技术和

新冠肺炎防控大数据与人工智能应用优秀案例集

专家资源相结合,所有需要的医院只需上传患者原始 DICOM 影像,系统就能够识别病变部位和进行三维显示,快速定位病灶位置及相对组织间的关系,快速计算病灶体积、肺内占比,量化关键参数,给临床医生提供诊断参考;同时,平台入驻中国医学影像联盟 300 余名高级职称影像专家,为有需求的医院和地区提供 24 小时免费远程诊断和会诊服务,支持手机、平板和电脑多终端操作,支持音视频实时交流。

平台已覆盖超过 500 余家医院,具有诊断速度快、准确率高、清晰度高、系统安全稳定等特点,不仅利用 AI 技术实现了自动识别、定位病灶和三维显示功能,还充分发挥了云影像平台便捷、高效和精准的优势,让专家随时随地可调阅患者检查的原始医学影像等资料,消除了地域的距离,有利于提高诊断精准度,避免了医患的交叉感染风险和缓解了阅片专家紧缺的状况,助力各地疫情防控。

三、项目实施情况

（一）项目总体架构和主要内容

飞图影像新冠肺炎人工智能识别与远程诊断平台是在"飞图影像云平台"的基础上推出的针对新冠肺炎疫情防控的精准诊断 +AI 智能诊断系统,对已安装飞图影像云平台的医院,通过后台模块升级的方式可实现相关功能,对于未安装飞图影像云平台的医院,通过远程系统安装、提供手动上传端口等方式实现快速接入。系统架构如图 1-9-1 所示,主要流程如图 1-9-2、图 1-9-3 所示。

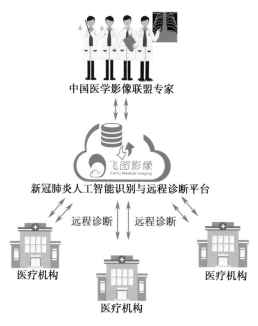

图 1-9-1　平台系统架构图

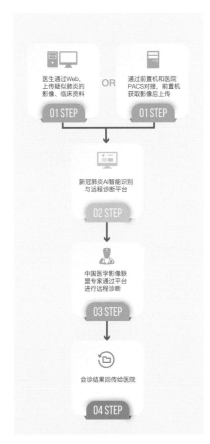

图 1-9-2　业务流程图

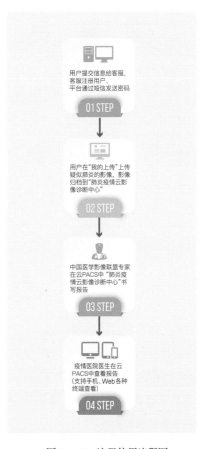

图 1-9-3　注册使用流程图

（二）技术路线

1. 医院侧部署架构　医院侧支持 PACS 对接和 Web 上传 2 种方式，Web 上传方式不需要在院内进行部署，只需打开 Web 页面进行上传影像操作；下面介绍 PACS 对接方案：在院内部署前置服务器，前置服务器是连接医院系统和云影像中心的桥梁，完成数据获取、数据处理、数据上云、云平台数据回传院内中转等功能，如图 1-9-4 所示。

支持多种方式从医院获取数据：

方案一：DICOM 标准方案

PACS 服务器通过 DICOM 通信将 PACS 服务上实时接收到的影像传到内网前置机的 DICOM Server 服务（PACS 服务器和前置机需要添加双方的 IP、AE、端口）。

方案二：PACS 提供中间库方案

PACS/RIS 将报告、申请单、影像路径相关表插入中间库，并开放影像存储访问路径；影像云系统从中间库和影像存储库中获取相关影像和报告。

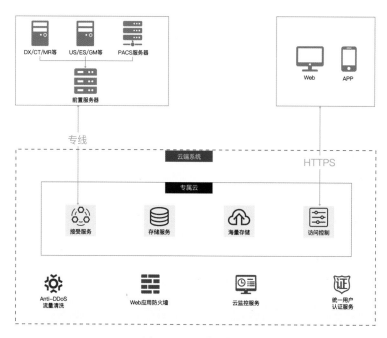

图 1-9-4　网络拓扑图

方案三：PACS 提供视图

该方案类似方案二，同时避免了建立中间库的烦琐程序。

前置机主要实现功能如下：

（1）根据数据获取方案实现从医院 PACS 系统或放射设备上获取影像信息；

（2）数据回传，根据 DICOM 标准协议从云端将归档影像信息传送到医院 PACS 系统或设备；

（3）影像数据处理，包括入库、归档、加密、压缩等；

（4）根据自定义协议发送影像信息到云影像中心；与云影像中心应用的协同业务处理；

（5）路由网关安全控制，隔离医院内外部系统；

（6）统一标准 PACS 系统，支持 C-MOVE、C-GET、C-FIND 等指令。

2. 云影像平台部署　飞图影像新冠肺炎人工智能识别与远程诊断平台，包括 AI 智能识别、三维显示、影像云存储、云 PACS、云影像分享、远程会诊、患者影像调阅等业务模块。系统设计充分考虑到数据库数据、报告文本数据、在线影像数据、影像数据仅限长期归档以及根据需要配置离线存储等内容，在云影像平台架构设计中，通过容灾架构不存在单点系统故障、任何应用节点配置系统冗余。

平台应用服务集群及计算模块化节点云端部署（采用虚拟化、负载均衡、多点冗余的服务器集群容灾机制）：

DICOM 应用服务集群：主要用于影像的接入、压缩、传输、管理，其设计关系到整个系统的性能表现及架构的稳定性。

Web 发布服务集群：主要用于影像的发布、共享以及影像处理的云计算。

云 PACS 应用服务集群：主要用于影像文本报告流的管理，包括报告/会诊的预约登记、影像拍片工作列表管理、影像匹配、报告书写、审核发布以及远程会诊等。

（三）应用场景

本平台将"人工智能诊断技术＋专家诊断"相结合，利用图像识别、深度学习和神经网络算法等关键技术，对医学影像进行分类、分割、配准、融合和检索等工作，从数量庞大的检查图像中，快速筛选出包含病灶的影像图像，自动检测并勾勒出可疑目标，为医生提供准确率高的预先筛查结果，并提供关于病灶的度量数据和临床诊断特征协助基层医生进行临床诊断和治疗方案的制订。

1. 服务对象

（1）疫情严重地区，诊断医生严重紧缺的医院；

（2）疫情初发地区，筛选确诊工作压力较大的医院；

（3）疫情防控压力加大，缺少高水平医生的地区；

（4）全国对影像诊断和会诊有需求的医院，尤其是基层医院。

2. 功能模块

（1）原始数据上传：各医院将患者检查的影像数据上传至飞图影像新冠肺炎人工智能识别与远程诊断平台，支持原始 DICOM 格式上传，提供 Web 端手动上传和与 PACS 系统对接自动上传两种方式。

（2）远程精准诊断：平台上的医生调阅患者数据，基于高精度的原始图像书写诊断报告。支持多人审核、复验，确保诊断准确性。

（3）远程精准会诊：对于疑难病例，可通过平台发起多方远程会诊，支持多方原始影像同时调阅和音频、视频交流，最终形成诊断结论。

（4）患者报告与影像资料共享：形成最终诊断结论后，可将患者报告和影像资料通过二维码、链接等方式发送给患者或在授权医生之间共享，患者不需要在医院等待，手机接收结果。多种安全验证方式保证数据安全和患者隐私。

（5）AI 智能诊断：软件系统能够识别病变部位和进行三维显示，快速定位病灶位置及相对组织间的关系，快速计算病灶体积、肺内占比，获取传统二维 AI 智能技术所无法计算的关键参数数据，大大提高临床医生识别和诊断，跟踪病情变化的效率和精度，为疫情防控病例筛查提供有效的工具。

四、创新点与实施效果

（一）项目先进性及创新点

飞图影像新冠肺炎人工智能识别与远程诊断平台秉持"专业、精准、高效"的原则,助力疫情防控,具有以下创新性:

一是为疫情防控病例筛查提供有效工具。AI辅助筛查软件系统能够识别病变部位和进行三维显示,快速定位病灶位置及相对组织间的关系,大大提高临床医生识别和诊断,跟踪病情变化的效率和精度,为疫情防控病例筛查提供有效的工具。

二是更加安全,防止交叉感染。影像的诊断基于标准化原始数据,专家远程诊断可发挥互联网优势,让数据跑路,减轻专家防护压力。

三是基于高精度原始数据,诊断更精准。相比传统的文字性病情描述或拍照方式诊断,本平台调用患者的原始检查数据,可实现医生精准诊断,结果更准确。

四是支持多种终端,手段灵活更高效。本平台不仅支持专家通过电脑诊断,还可通过移动端专业工作站,使用平板电脑、手机诊断与内部分享,方便高级别专家快速调用,效率更高。

五是全国专家远程诊断,解决本地燃眉之急。本平台首批注入中国医学影像联盟300余名高职称专家,根据各地需求还将不断增加全国的高水平专家,为本地的诊断提供支持。

六是扩展性强,可持续发挥作用。本平台通过系统升级,增加更多传染病种及突发疾病的大数据预警与监测,实现区域传染病联防联控;平台也可升级为区域云影像平台,实现区域影像数据互联互通、共享共认以及上下级医疗协同、患者数字影像服务。

（二）实施落地情况

飞图影像新冠肺炎人工智能识别与远程诊断平台已覆盖超过500余家医院,全国各地有需求的医院均可将患者检查数据上传,由影像专家远程提供免费诊断和会诊服务,并且支持手机、平板和电脑多终端操作,支持音视频实时交流。

平台推出后,受到众多一线专家的好评,比较有代表性的应用案例如下:

1. 上海长海医院（海军军医大学第一附属医院）案例 上海长海医院是军队医院,对信息安全的要求非常高。飞图影像系统上线前,经过了医院安全部门的评估,是全国唯一一家被军队医院采用的云影像平台。

此次疫情发生后,长海医院组建医疗队,紧急驰援武汉,同时本院医护人员也24小时在线,春节期间每日接待急诊达1 000余人次。

长海医院的医生、专家借助飞图影像平台,实现了数据的实时诊断、实时会诊和实时共享,飞图影像的云PACS成为重要工具,每个专家都下载了APP,应用方便、精准。

2. 丽水市区域平台案例　丽水市区域影像协同平台是全国第一个真正意义上实现互通共享的区域云影像平台,于2018年3月上线,实现了全市影像大数据的统一管理与应用,全市医院数据互联互通,医疗业务上下协同。

疫情发生后,飞图影像对平台系统进行了后台升级,上线新冠肺炎远程诊断的相关模块,使本市专家、平台专家为众多基层医院提供实时的精准诊断,助力区域疫情防控。

丽水区域平台接入了各级医疗机构71家,其中县级以上医院22家,已上传影像检查数据超过100T。

3. 大庆市第二医院——传染病定点医院、肺炎定点医院案例　大庆市第二医院是市三级传染病定点医院,也是新冠肺炎定点医院。由于全市及各县区患者集中到大庆市第二医院,所以医生的工作量和诊断压力急剧上升。

借助飞图影像平台,大庆市第二医院的影像诊断医生实现了24小时在线,无论在医院还是在家,都可以通过电脑、手机、PAD等终端随时进行诊断与会诊,减少来回奔波浪费时间,大大提高了效率。据放射科负责人介绍,这套系统不仅方便了放射科,还实现了本院与外院、放射与临床科室的紧密协作,放射医生可以把诊断报告随时发给临床医生,共同阅片及时诊断,使得全院的工作效率都得到大幅度提高。

以上只是平台系统应用的部分案例,飞图影像发挥自身优势,通过"平台技术+专家资源"相结合的模式,加快平台新功能研发,不仅为医院提供工具,而且方便全国专家,助力各地疫情防控。

（三）推广应用前景

飞图影像新冠肺炎人工智能识别与远程诊断平台已经通过系统的扩展升级,实现对国家规定的传染病种类及其他突发性疾病的联防联控。目前,飞图影像研发的区域联防联控大数据分析平台已经上线,通过与区域内各级医疗机构的HIS、PACS、EMR等系统打通,基于大数据关键词分析,通过平台实时监控"发热""高热""咳嗽""流感""传染"等相关诊断词汇的出现频率、影像诊断结果、实验室检查结果等,如果在一段时期内,上述与疾病相关的因素出现频率快速增加,那么说明区域暴发大规模传染病疫情的风险也会增大,系统会进行自动预警,提醒有关部门进一步进行精准调查,提前做好防控准备。

未来,运用大数据、信息化手段进行疫情监控、诊断将会成为各级政府及疾控部门关注的重点,本平台的应用前景广阔,必将在传染病联防联控中发挥重要作用。

专家点评

该案例是在原有（2018年部署的）"飞图影像云平台"的基础上，针对新冠肺炎疾病影像诊断特点，增加了辅助诊断功能，以提高影像学医生诊断工作效率和工作质量。飞图影像云平台目前已覆盖超过400余家医院。该案例是利用传统的影像云平台实现，医院影像数据采集端将检查结果数据上传到云端。该案例的特点是，案例在原有医学影像数据交换共享的基础上，提供了针对新冠肺炎患者影像AI诊断功能，包括对病变部位的识别、三维显示，以及对病变部位体积和形态学指标计算功能，解决了过去由医生测算费时费工问题，同时可计算病灶体积和肺占比等参数，并将这些数据发送给临床医生或患者。该案例与临床专业应用结合的比较紧密，案例报告的遗憾之处是缺少医生临床应用的评价和评估数据。该案例是针对新冠肺炎影像开放的辅助智能应用，希望研究开发单位，能考虑对其他各种不同疾病患者的医学影像诊断提供智能化辅助诊断支持，使得产品有更广泛的应用价值。

案例十　新冠肺炎医学观察者智能管理平台

星　　级：★★★★☆

单　　位：医渡云（北京）技术有限公司

推荐单位：济南市疾病预防控制中心

　　新冠肺炎医学观察者智能管理平台采用大数据、互联网技术，实现了对密切接触者医学观察的手机端数据采集、远程患者管理、智能统计分析，提升了基层工作效率，降低了基层工作人员的感染风险，加强了基层与各级疾控中心、政府的智能联动，对疫情防控意义重大。

2020年伊始，突如其来的新冠肺炎疫情来势汹汹，防控形势严峻复杂。严格对密切接触者进行管理是防止传染病疫情扩散蔓延、降低感染率的重要措施。通过互联网技术可以有效地提升对密切接触者的管理效率及效果，降低社区工作人员的被感染风险，对疫情防控有重要的意义。

一、背景简介

对密切接触者进行管理，是防止传染病疫情扩散蔓延、降低感染率的重要措施，也是被实践证明有效的管理手段之一。

采用传统方式对密切接触者进行医学观察存在很大的挑战。社区医务人员、志愿者每日工作繁重。他们需要每日采集密切接触者健康信息，包括体温、症状、行为信息等，对有身体异常的人员（如发热、咳嗽、气促等）及时识别，进行医疗干预，将每日隔离人群情况进行统计上报，对隔离者、居家隔离者家庭成员或室友进行宣教等。这种方式主要存在的挑战包括信息采集及整理工作量很大，每日上门随访工作量大且有感染风险，不同社区采集上来的数据不一致、质量差，难以后续利用。

针对上述挑战及问题，医渡云（北京）技术有限公司（简称医渡云）迅速推出医学观察者智能管理平台，采用大数据、互联网技术，实现了由被观察患者通过手机端进行数据录入，社区管理人员通过平台对被观察者进行分类管控，提升了管理效率，系统可以进行统计分析，管理决策人员、疾控人员可以随时掌控管理情况，发现存在的问题，及时进行精准决策。

二、实施目标

本产品将利用互联网技术构建省、市级新冠肺炎医学管理者智能平台,实现全省/全市重点人群的统一管理,提升管理效率及管理效果,同时针对每一管理层级的工作者,提供数据的深度分析和挖掘,有效提升防控效率以及基层防控点与疾控管理机构的高效智能联动,平台沉淀的数据将来可以用于科研分析。

三、项目实施情况

(一)项目总体架构和主要内容

新冠肺炎医学观察者智能管理平台充分利用了目前主流的大数据、AI 及互联网 + 等技术,通过智能化建立医学观察者表单、扫码入组、PC 和手机端采集数据的方式,迅速地实现对疫情期间密切接触者的智能化管理。

平台采用了业务应用与分布式计算能力相结合的架构设计,采用四层架构模式,分别为数据层、配置层、功能层和应用层。数据层负责数据存储与管理,控制着整个平台的数据使用,提供统一的数据读写接口,为上层应用服务提供准确的基础数据支撑;配置层负责疫情模型数据配置和业务功能配置,为系统提供统一的配置服务;功能层是系统的核心,这里封装了通用的业务模块,为应用层提供通用的功能接口,以方便快速构建应用;应用层直接面向用户,为用户提供友好的交互服务,通过功能配置组合,满足新冠肺炎医学观察、科研等多场景应用。另外,系统整体会有一整套严格的权限控制、数据规范和安全机制,可以全方位保障用户的数据安全。图 1-10-1 为该产品技术架构图。

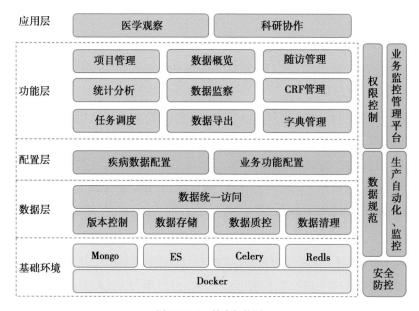

图 1-10-1 技术架构图

平台主要提供以下五大功能模块:

1. 智能化医学观察者表单　智能化表单,依托医渡云科研领域多年积累的经验及对本次疫情的理解,将医学观察者所有可能需要采集的数据模型预置在系统中,用户只需要通过简单的点选或者拖拉的形式,即可快速地按照各地疾控部门的要求,生成流行病调查表单或者是日常观察表单,并支持手机端和移动端填写。

2. 医学观察者人员管理　为了方便基层人员对需要医学观察人员进行管理,平台支持单个录入、批量导入以及用户扫码自助录入等功能,可以快速实现对医学观察人员的分级分组管理。

3. 医学观察者任务管理　为实现各级疾控部门及集中隔离观察点的联动,平台支持多级管理的方式,以市一级为主要管理者,实现区县及社区隔离点的管理。同时平台兼顾流行病学调查、医学观察、医护人员等不同角色的不同的数据录入需要,实现数据分散录入、集中展示及利用。

4. 医学观察者随访管理　根据本次疫情的需要,平台支持以天为单位 14 天为一个周期的随访管理,平台支持 PC 端、微信、短信等各种形式的数据上报。随访管理支持不良事件提醒及接触隔离等复杂的智能逻辑判断,大大减轻了一线工作人员的工作量,同时避免了手工报表错误的发生。

5. 统计与分析　统计分析功能,方便管理者快速了解辖区内医学观察者的情况,主要包括接受医学观察者数量、当天应解隔离者数量、医学观察者每天数据填报情况、医学观察者不良事件提醒情况等,方便管理者制定出快速的疫情防控措施。

（二）技术路线

本产品采用 Docker 容器,数据库持久化采用 MongoDB,缓存采用 Redis,搜索引擎使用 ES,任务调度使用 Celery,后端开发采用 Python,前端开发使用 Vue,技术路线图如图 1-10-2 所示。

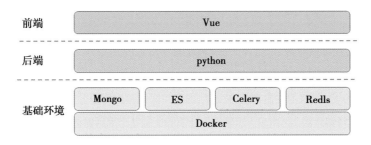

图 1-10-2　技术路线图

1. Docker　Docker 是一个开源的应用容器引擎,可以让开发者打包他们的应用以及依赖包到一个轻量级、可移植的容器中,然后发布到任何流行的 Linux 机器上,也可以实现虚拟化。容器是完全使用沙箱机制,相互之间不会有任何接口,容器性能开销极低。

2. MongoDB　MongoDB 是一个介于关系数据库和非关系数据库之间的产品,是非关系数据库当中功能最丰富,最像关系数据库的。它支持的数据结构非常松散,是类似 json 的 bjson 格式,因此可以存储比较复杂的数据类型。Mongo 最大的特点是它支持的查询语言非常强大,其语法有点类似于面向对象的查询语言,几乎可以实现类似关系数据库单表查询的绝大部分功能,而且还支持对数据建立索引。

3. Redis　Redis 是一个开源的、使用 C 语言编写的、支持网络交互的、可基于内存也可持久化的 Key-Value 数据库。

4. ES　ES 是一个基于 RESTful Web 接口并且构建在 Apache Lucene 之上的开源分布式搜索引擎。同时 ES 还是一个分布式文档数据库,其中每个字段均可被索引,而且每个字段的数据均可被搜索,能够横向扩展至数以百计的服务器存储以及处理 PB 级的数据。可以在极短的时间内存储、搜索和分析大量的数据。通常作为具有复杂搜索场景情况下的核心发动机。

5. Celery　Celery 是一个由 Python 编写的简单、灵活、可靠的用来处理大量信息的分布式系统,它同时提供操作和维护分布式系统所需的工具。Celery 专注于实时任务处理,支持任务调度,是一个分布式队列的管理工具,可以用 Celery 提供的接口快速实现并管理一个分布式的任务队列。

6. Python　Python 是一种跨平台的计算机程序设计语言。是一个高层次的结合了解释性、编译性、互动性和面向对象的脚本语言。最初被设计用于编写自动化脚本(shell),随着版本的不断更新和语言新功能的添加,越多被用于独立的、大型项目的开发。

7. Vue　Vue 是一套用于构建用户界面的渐进式框架。与其他大型框架不同的是,Vue 被设计为可以自底向上逐层应用。Vue 的核心库只关注视图层,不仅易于上手,还便于与第三方库或既有项目整合。另一方面,当与现代化的工具链以及各种支持类库结合使用时,Vue 也完全能够为复杂的单页应用提供驱动。

（三）应用场景

该平台主要的应用场景有两个方面,一是疫情期间,对密切接触者人员进行医学观察,第二个场景是针对科研工作者,作为科研协作平台使用。

2020 年 2 月 19 日,国家卫生健康委办公厅、国家中医药管理局办公室发布《关于印发新型冠状病毒肺炎诊疗方案(试行第六版)的通知 》,明确提出新冠肺炎患者出院后要进行 2~4 周的随访。

1. 新冠肺炎医学观察者智能管理平台　新冠肺炎医学观察者智能管理平台,可以迅速提升疾控部门对密切接触者的管理效率,降低面对面采集信息交叉感染的风险,同时可以协助决策者实时把握疫情动态,进行疫情研判、疫情预测,为精准防控政策制定提供依据,对协助控制疫情的蔓延,具有较大的社会效益。

2. 科研协作平台　科研协作平台是面向医学研究人士提供专业、高效、便捷、安全的在线医学研究全流程智能服务。

医渡云科研协作平台以"人人轻松开展多中心研究"为目标,依托医渡云医学数据智能平台支撑的丰富医院合作网络，面向医学研究人士提供专业、高效、便捷、安全的在线医学研究全流程智能服务。

协作平台支持多中心医学科研全业务，完整在线流程，高效进度管理；协作平台聚集超过百家知名医疗机构参与，每位用户将与中国各疾病领域专家共同搭建医学研究网络，快速创建或参与到彼此的研究项目，广泛汇聚科研智慧，共享人群队列，可分享疾病研究模型和人群队列，提升彼此研究的患者入组效率，加速研究进度，共同协作超大型真实世界研究。

本平台支持科研全流程管理。研究人员可以在平台上创建项目，设计纳排入组规则，设计、制作 CRF 表单，制作随访计划和表单，填写入组数据和随访数据，并可导入既往合规收集的研究病例和数据。可以邀请其他分中心的研究人员共同进行多中心项目的研究，并可利用线上的统计系统进行科研分析。

四、创新点与实施效果

（一）项目先进性及创新点

项目主要在医学观察者病历报告表单的设计、随访设计上做了创新。

依托医渡云科研领域沉淀多年的医学知识图谱，形成了支持医学科研的知识库，本次针对密切接触者的医学观察数据，均为医疗健康相关的数据，医渡云已有的医学知识图谱，可以迅速地适应需要。

随访设计上，本项目首先根据此次疫情的特点，设置了智能动态的随访规则，从入组开始，自动开始 14 天为周期的随访，并和用户一起，制定了异常事件、接触隔离等各种医学规则，并内置到随访平台中。

目前，医渡云已经针对相应的产品，申请了如下知识产权，其中专利包括：

（1）病历报告表设计方法及装置、专利号：ZL2016 1 0862860.5;

（2）一种医疗科研随访任务的管理方法、设备和介质，公开阶段。

软件著作权包括：医渡云医疗科研 – 疾病数据中心平台，软件著作权登记号：2017SR602362。

（二）实施落地情况

经过短暂的研发，医学观察者管理平台已经上线并对外提供使用。

以济南市疾病预防控制中心为例，2020 年 2 月 11 日，平台试运行阶段，即得到了济南市疾病预防控制中心客户的认可，双方通过视频会议的方式先后通过了技术论证、业务论证和应用场景的讨论。同时，根据客户的需求进行了部分功能的调整，平台已经于 2 月 15 日正式上线投入使用。

以济南为例，从 2020 年 2 月 15 日上线至 24 日，已经累计管理了 1 452 例密切接触者、累计接触隔离 1 417 例，每例患者 14 天每天两次累计 28 次随访、累计发送随访信息 6 000 余条，有效采集信息 3 000 余条。

对现有的密切人群进行分析，发现济南市新冠肺炎的密切接触者主要是以青壮年（21~50 岁）为主，占 70% 以上，其中女性多于男性，这与社会劳动力主要年龄相符，如图 1-10-3、图 1-10-4。

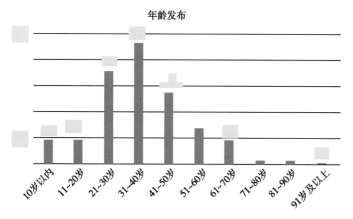

图 1-10-3　密切接触者年龄分布

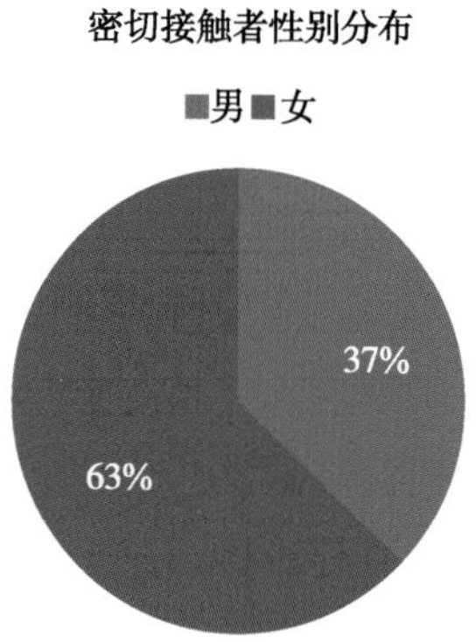

密切接触者性别分布

图 1-10-4　密切接触者性别分布

同时,对密切接触者接触途径进行了分析,发现密切接触者与病例的关系中同事关系占了一半左右,这也为政府复工政策提供了决策支持,如图 1-10-5 所示。

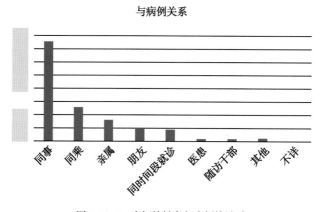

图 1-10-5　密切接触者与病例的关系

同时,也发现同时段就诊、医患关系、随访也是传染的主要来源,这说明仍要重点防止交叉传染,并要重点提醒医护人员和随访人做好防护措施,使用现代化的医学观察管理工具显得更为重要。

平台已经在济南市所有的集中隔离点投入使用,同时根据客户的需求,持续做迭代升级。

平台运行正常,主要存在的问题是平台的使用流程和实际业务流程有偏差,比如针对接触隔离者的智能判断策略调整、接触隔离功能调整优化等,医渡云第一时间进行了积极的响应,客户提出的需求,均已经按照要求完成了开发并投入使用。

（三）推广应用前景

新冠肺炎医学观察者智能管理平台基于疫情期间疫情防控数据具备较高的可推广性，主要从针对密切接触者的新冠肺炎医学观察者智能管理平台、针对复工人群的健康管理平台及面向医生的科研协作平台3个方面进行推广。

1. 新冠肺炎医学观察者智能管理平台在济南市的应用，大大提升了疫情防控人员的工作效率，并极大减少了人工错误的产生，具有较高的示范意义，鉴于全国各大省市均存在需要医学观察隔离的人群，此平台在推广上具备较高的可行性，推广范围可以覆盖到全国各大主要城市和地区。

2. 2020年2月17日，国务院联防联控机制印发意见指出，各地要制定差异化的县域防控和恢复经济社会秩序的措施。其中，低风险地区要实施"外防输入"策略，全面恢复正常生产生活秩序。从各地官方报道的数据来看，已有24个城市的复工率达到了80％，基于此，针对各地复工人群，可以提供复工人员健康管理的平台。基于疫情的不确定性，对复工人员的管理，需要持续较长的时间，复工人员健康管理平台具备较高的推广价值，可以在全国各大城市和区域进行推广。

3. 疫情得到有效的控制后，各大医院、高校及科研院所的工作即将回到正轨，针对本次新冠肺炎，会产生一个课题研究的高峰。优化升级后的科研协作平台，可以支持专家在线发起研究，也支持专家针对疫情做回顾性研究，并且在被授权的情况下可以利用疫情期间积累的智能化表单和数据组织及发起多中心研究。由此可见，科研协作平台具备较强的通用型，可推广性和可复制性都比较高，可以面向全国的临床和科研工作者推广。

专家点评

该项目针对疫情中的医学观察者建立管理平台，为市/区疾控中心、街道、社区、医护人员和居家隔离人员提供在线数据采集、健康咨询、疾病预警、分类管理、数据分析的疫情采集分析工具。该平台已在山东省济南市、福建省泉州市等地开始应用。该项目已开展一定的应用，在减轻基层人员负担、避免接触方面具有一定的作用。项目创新性有待加强，缺乏与AI技术的结合，建议在此方面进行加强。

案例十一 基于电子化患者报告结局的新冠病毒无症状感染者管理及预警体系的建立

星 级：★★★★☆
单 位：重庆医科大学公共卫生与管理学院
推荐单位：重庆市预防医学会

　　本项目依托"互联网＋"电子化患者报告结局（electronic patient-reported outcome, ePRO）症状健康管理专家平台，利用"ePRO 微察 C19"微信小程序，通过微信作为云数据采集及监测手段，对与确诊病例有密切接触的新冠病毒无症状感染人群，进行为期 6 个月的线上症状管理监测及预警。"ePRO 微察 C19"微信小程序线上平台以患者为中心建立纵向多时间点数据采集为基础的前瞻性描述性队列研究。通过量化无症状感染者传染性，对无症状感染者感染率、自愈率、延迟发病时间，以及持续携带病毒的发生率及发生时间进行预测。实现有针对性地制定无症状感染者防控策略和措施的目的，有助于对无症状感染者早发现，减少该类人员社区暴露，降低社区感染风险，并对新冠病毒的无症状感染者的管理监测提供理论依据。此线上智能平台不仅保证了调查监测工作的零接触，保证调查过程中零传染，更实现院外数据在院内管理应用端到端的一体化、精细化管理。

　　新冠病毒无症状感染者是指无临床症状（如发热、咳嗽、咽痛等），呼吸道等标本新冠病毒病原学或血清 IgM 抗体检测阳性者。各地相继出现无症状感染者，据 2020 年 3 月 20 日 *Nature* 报道显示，轻症或者无症状感染者可能占所有新冠病毒感染者人数的 60%。《中华流行病学杂志》报道，确诊病例的密切接触者感染率为 6.3%，无症状感染者的密切接触者感染率为 4.11%。从 4 月 1 日起每日公布无症状感染者情况。因无症状感染者所占比例高，感染性强，防控难度大，因此，实现无症状感染者的早期识别，监控及干预，对控制疾病的二次流行与暴发极为关键。

一、背景简介

　　患者报告结局（patient-reported outcome, PRO）是指来源于患者本人对自身健康状况的主观评价。随着对"以患者为中心"医护模式的重视,基于 PRO 的症状管理模式在国外逐渐应用于临床实践,但在国内尚处于起步阶段。目前,随着中国信息通信技术的快速发展,基于网络技术的 ePRO 因其可大大提高患者的使用方便程度,减轻医护人员和患者的负担,同时又能为患者的治疗带来显而易见的好处,而引起广泛的关注。

团队致力于 ePRO 的研究和应用,目前已经通过合作搭建起新一代的基于"互联网 +"的 ePRO 症状健康管理专家平台,专门用于临床医生的临床研究及其实践,这个专家平台实现了院外数据在院内管理应用端到端的一体化,既弥补了医院现有的信息系统的数据缺失,又为推动临床研究实践搭建高效工具和手段。

二、实施目标

1. 主要目的　通过线上监测、零接触的方式,对患者进行症状监测管理,从而发现新冠病毒无症状感染者临床转归:通过前瞻性队列研究无症状感染者自愈、延迟发病及持续携带病毒的发生率及发生时间,以预警患者由无症状感染者发展为确诊病例的可行性,有针对性地制定无症状感染者防控策略和措施。

2. 次要目的

(1)监测新冠病毒无症状感染者传染性:与无症状感染者密切接触者中二代病例的比例及确诊时间。

(2)监测新冠病毒无症状感染者病原学免疫学检查结果随时间变化轨迹。

(3)监测新冠病毒感染者临床观察期症状变化轨迹。

(4)使用高频监测患者症状以预警由无症状感染者发展为确诊病例的可行性。

三、项目实施情况

(一)项目总体架构和主要内容

1. 项目总体架构　如图 1-11-1 所示。

(1)建立项目数据库:利用团队自行研制的真实数据管理平台,建立项目数据库。数据库的主要功能为:非症状 PRO 数据采集、数据管理、数据储存和项目管理,实现多中心数据管理。

(2)搭建 ePRO 症状健康管理专家系统:搭建一个链接医生、患者和真实数据管理平台的管理系统(ePROhub),如图 1-11-2 所示。该系统可实现的核心功能包括:症状监测、症状预警、症状反馈、填写提醒和数据自动录入数据库。其他功能还包括:入组病例状态管理、症状查看、项目统计、PRO 日历和多中心入组病例查看等。

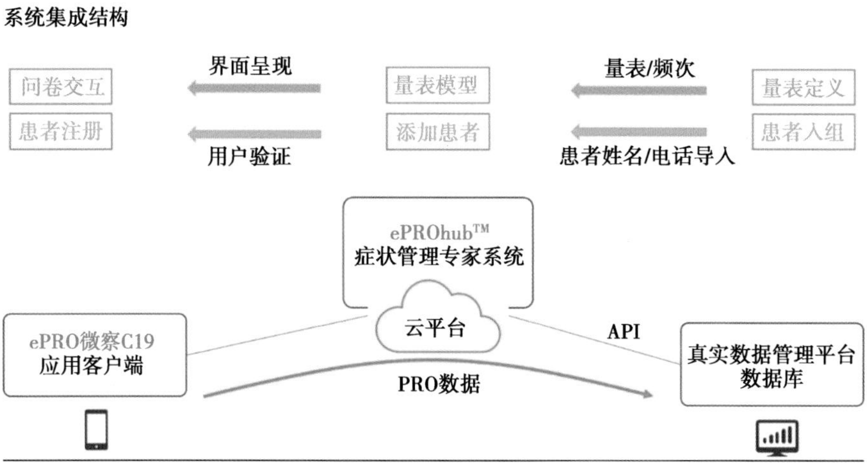

系统集成结构

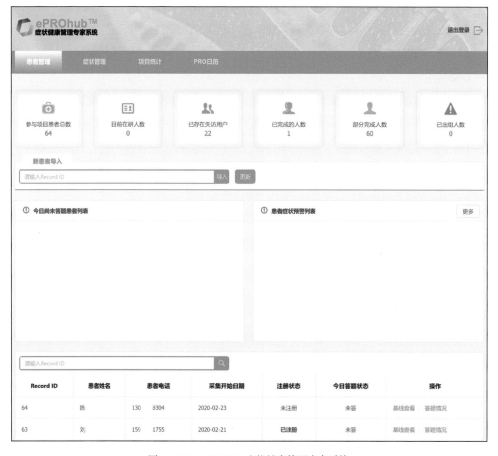

图 1-11-1　症状监测、预警和干预系统技术构架图

图 1-11-2　ePROhub 症状健康管理专家系统

（3）搭建 ePRO+ 微信平台（患者端）（："ePRO 微察 C19"患者端是部署患者填写 PRO 工具，如图 1-11-3 所示。部署一个患者使用的微信小程序路径，搭建"ePRO 微察 C19"患者端微信小程序，用于患者填写和查看 PRO 数据，通过微信小程序对患者进行统一的管理和监测。对纳入的无症状感染者进行每日症状线上管理，每日定时推送症状监测表（监测），并根据症状异常分值（大于 3 分）发出预警（预警），对于有症状异常值的及时通知疾控中心或医院进行现场调查（反馈）。

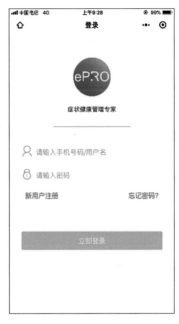

图 1-11-3 "ePRO 微察 C19"患者端

（4）搭建 ePRO+ 微信平台（医生端）："ePRO 微察 C19"医生端是部署医生随访 PRO 工具。部署一个医生使用的微信小程序路径（"ePRO 微察 C19"医生端），用于患者没有自主填写或患者微信不可用时，医生随访填写 PRO 数据。

2. 研究对象 ①实验组：新冠病毒感染者；②无症状感染者：无临床症状，呼吸道等标本新冠病毒病原学检测阳性者；③对照组：与无症状感染者密切接触者。

3. 研究内容

（1）对纳入研究者的基本情况及流行病学特征、生命特征及主述病症进行前期基线数据录入。

（2）潜伏期内：潜伏期指在与传染源接触后 1~14 天，每日通过"ePRO 微察 C19"进行新冠肺炎相关症状及生命体征的监测。监测 19 项症状指标分别为：咳嗽、咳痰、寒战、咽喉痛、乏力、肌肉或关节酸痛、呼吸困难或急促、鼻塞、流涕、头痛、胸闷、胸痛、结膜充血、腹泻、腹痛、纳差、睡眠不好、恶心、呕吐。根据患者对自我症状进行评分，评分范围 0~10 分，其中 0 分代表无此症状，10 分代表症状最严重。同时依托医院数据每 5 天搜集 1 次 CT、咽拭子样本录入 ePRO 症状检测管理平台；每 3 天将血常规、生化、血清样本检测结果录入 ePRO 平台，并直接导入真实数据管理平台。

（3）随访期内：随访期指在与传染源接触后 15 天至 6 个月，每天 1 次至 28 天仍进行症状检测，相关症状出现时，立刻进行 CT、血常规、生化、血清样本、咽拭子样本的实验室检查，如图 1-11-4。

4. 保障措施

（1）软件技术支持：ePRO 症状健康管理平台已经成功运用于"肺癌围手术期动态手术康复体系"，并已经初步实现症状管理预警系统，此次通过与微信平台联动开发小程序方式，形成线上监测、预警模式，拥有成熟的软件管理团队，和丰富的软件操作经验。

（2）理论思想支持：本项目提出以 ePRO 测量症状功能为核心的评价系统是在新冠病毒无症状感染者单纯"治病"的生物医学模式向"治人"的生物 - 心理 - 社会医学模式转变的关键时刻，基于现代心理测量学及医药管理权威机构对 PRO 测量患者自身症状功能可靠性和有效性的肯定，完全遵循国际标准,动态测量评价患者从感染到发病或感染到解除隔离全过程,使整个系统具备可靠有效地支持"以患者为中心"这一新兴康复理念的临床实践的能力。

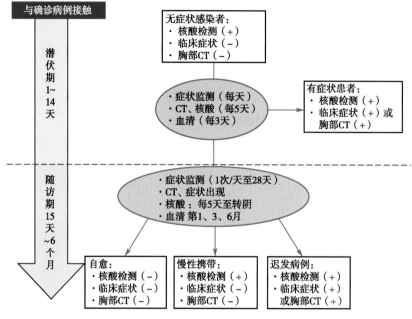

图 1-11-4　采集数据具体流程

（3）多级机构支持：本项目得到了重庆医科大学的大力支持,并以公共卫生与管理学院牵头,得到了重庆市疾病预防控制中心、万州区卫生健康委、万州区疾病预防控制中心,以及万州区人民医院、三峡中心医院等定点治疗单位的大力支持。

（二）技术路线

技术路线如图 1-11-5 所示。

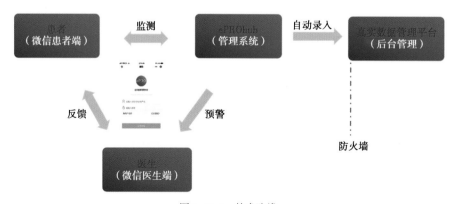

图 1-11-5　技术路线

（三）应用场景

应用场景如图 1-11-6 所示。

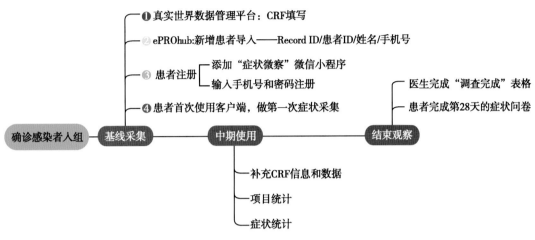

图 1-11-6 "互联网+""ePRO 微察 C19"具体应用场景流程

四、创新点与实施效果

（一）项目先进性及创新点

1. ePRO+ 微信联动平台的技术创新 专家平台借助微信带来的用户体验和人口覆盖,突破采集上地域的限制和手段的烦琐,在多中心范围里准确及时地收采集患者报告的症状信息,通过云平台和信息安全等技术手段把数据存储到数据中心,初步实现了对无症状人群的远程症状监测数据的收集,评估和管理的端到端一体化,不仅避免了传统纸质问卷的传染病现场流调的交叉传染性,也同时弥补了院内信息系统对患者院外症状信息的缺失,在这个症状健康管理专家平台上,其可用性和可靠性开始显示出新一代中国信息通信技术带来的优势,各种自动化手段的应用逐渐降低公共卫生人员工作量,提高了患者的依从性和对治疗的满意度,显现出为公共卫生流行病学研究保驾护航的价值。

2. 针对无症状感染人群 此类人群本身无明显症状表现,但据临床表明这类人群也可能成为传染源,因其隐匿性,不论是对感染者本身,还是对其密切接触者,对社区的防治都存在极大的危险性。但目前鉴于尚未了解无症状感染人群的感染性,临床观察期症状变化轨迹,为了解此类患者最终的临床转归过程,以预警患者由无症状感染者发展为确诊病例的可行性,有针对性地制定无症状感染者防控策略和措施。

（二）实施落地情况

自 2020 年 2 月 17 日至 3 月 15 日"ePRO 微察 C19"症状监测共计 28 天,监测无症状感染人员 64 人,每人每日监测指标 21 项,共计监测指标达 37 632 项,其中患者报告分数大于 0 分有 1 734 项,监测分数高于 3 分监测值达 287 项,患者报告分数高于 8 分 5 项。其中咳嗽和咳痰患者报告频率最高,大于等于 1 分的人数分别为 274 和 201 人。超过 3 分失眠与焦虑的人数最多,分别为 102 人和 52 人。对 7 人进行了进一步的检查治疗干预,有 4 人现已被确诊为新冠肺炎患者。

（三）推广应用前景

此次项目将调查现场设立在重庆市疫情最严重的万州区,有典型的人群代表性和疾病流行普遍性,得到了万州区疾病预防控制中心和各定点医院的大力支持。此项目对新冠病毒的无症状感染者的管理监测提供理论依据。有助于对无症状感染者早发现,减少了该类人员社区暴露,降低了社区感染风险,并对无症状感染者防控策略和措施有重要的意义。

与传统的现场纸质调查、电话调查、电子问卷调查有所区别,此 ePRO+ 微信症状管理系统免去了数据前期人工录入环节,用系统监测代替人工监测,用系统反馈替代人工反馈,确保数据管理过程中的真实性、及时性、精确性,实现了对数据收集、监测、预警一体化处理,最大程度减轻使用者、研究者的时间精力负担,真正实现以患者为中心。此页面简洁,操作简单,同时可向被调查者推送详细的视频介绍,适宜此病高发的中老年人操作。

此技术不仅在此次新冠病毒无症状感染者的症状管理中可以推行。同样的,根据临床的需求,只需根据不同病症改变相关的症状,就可以对不同的疾病,特别是不方便直接面对面管理的患者进行症状监测,例如出院后的患者、慢性病患者、严重传染性疾病患者,此软件项目均可适宜推广。问题难点,对于部分未使用微信或不识字的人群,无法进行症状跟踪监测和纳入研究。预计下一步系统将自动设定拨号形式,语音识别后录入系统。

同时,预计下一步将形成临床科研症状数据采集及管理体系:可基于本研究的 ePRO 症状健康管理专家平台,根据临床研究者的不同需求,建立专门用于临床医生的临床研究及其实践,此临床实践专家平台不仅可以实现院外数据在院内管理应用端到端的一体化,弥补了医院现有的信息系统的数据缺失,又为推动临床研究实践搭建高效工具和手段。同时推广至"互联网＋"ePRO 多模式联动,进一步实现 PC 端、手机端、平板端的 ePRO 模式全覆盖,可实现医护人员随时随地电子化办公,最大限度实现以患者为中心的思想。

专家点评

　　该案例通过微信小程序,提供患者填报症状监测数据及数据的统一管理功能,使用前瞻性研究方法观察分析新冠病毒无症状感染者自愈、延迟发病及持续性携带病毒情况,通过分析填报数据对无症状感染者转为确诊病例作出预警预测,初步实现对无症状感染者的远程症状监测数据收集、管理和评估,可避免传统流行病学调查的直接接触,同时提高监测对象的依从性和满意度,与新冠肺炎监测和调查工作结合紧密,能够在一定程度上作为症状监测和流行病学调查的补充手段,在监测信息采集上有一定应用创新,具有较好的推广应用价值。

案例十二　新冠肺炎流行病学调查处置智能通

星　　级：★★★☆

单　　位：苏州沈苏自动化技术开发有限公司

推荐单位：苏州沈苏自动化技术开发有限公司

　　新冠肺炎流行病学调查处置智能通，是利用现代化信息技术，研究开发的现场调查处置智能化工具。它可以分别调取数据库预先设置的规范性调查表单和现场定制表单，开展对确诊病例、疑似病例、无症状感染者、密切接触者、疫源地人员的现场流行病学调查，了解新冠肺炎患者的基本情况和疾病暴露史、密切接触史、外出旅行史，计算发病潜伏期，追溯传播源头，利用大数据分析实现驾驶舱的监测预警，为采取有效的防控管理措施提供依据，以达到早发现、早报告、早隔离、早治疗的目的。同时，新冠肺炎流行病学智能通可以自动生成现场调查数据、调查记录、防控建议书等调查文书，还可以将调查过程、调查报告及时上传新冠肺炎疫情防控指挥部与决策数据库，供相关领导专家调阅，以便其及时掌握疫情动态，作出快速科学的决策。

2020年初，为加强新冠肺炎的防控工作，国家启动了重大突发公共卫生事件一级响应，将新冠肺炎列入传染病防治法乙类传染病，并采取甲类传染病的预防、控制措施。疫情就是命令，防控就是责任。新冠肺炎疫情对广大从事公共卫生工作者提出了新的挑战，对防控的工作效率、反应能力提出了更高的要求。新冠肺炎流行病学调查处置智能通，旨在利用信息化手段，快速开展现场流行病学调查，及早发现和控制传染源，切断传播途径，最大限度地保护健康人群。

一、背景简介

　　新冠肺炎疫情来势凶猛，其传播速度快，流行面广，对人类的健康构成极大的威胁。利用现代信息技术，加快研究开发快速有效的现场流行病学调查工具，是摆在广大从事公共卫生工作者面前的迫切课题。为了加快这一课题的研究，苏州沈苏自动化技术开发有限公司（简称沈苏公司）与常熟市疾病预防控制中心专业技术人员组成专家团队，集中力量，在原有的"突发公共卫生事件现场调查处置系统"的基础上，边研究、边论证、边开发，在较短的时间里，完成了新冠肺炎流行病学调查处置智能通的研发任务，并在常熟市辖区内率先应用。

二、实施目标

新冠肺炎流行病学调查处置智能通，旨在查明新冠肺炎"确诊病例、疑似病例、无症状感染者、密切接触者、疫源地人员"的基本信息，依托大数据，全面、实时掌握疫情动态，自动生成现场调查数据、调查记录、防控建议书等，达到早发现、早报告、早隔离、早治疗的目的，实现快速反应、果断处置、精准防控、科学施治的目标。

三、项目实施情况

（一）项目总体架构和主要内容

1. 项目架构图　如图 1-12-1 所示。

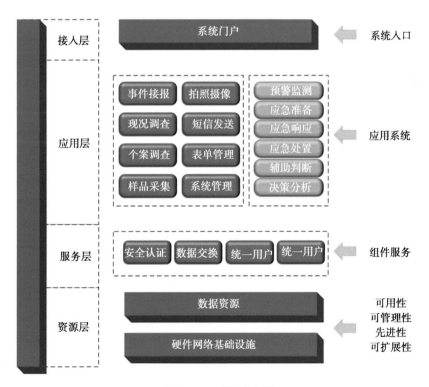

图 1-12-1　项目架构图

2. 主要内容

（1）系统设计模块：新冠肺炎流行病学调查处置智能通设计为两部分：

1）Web 平台：Web 端具备对整个辖区内新冠肺炎事件的管理功能；角色、数据分级分层管理，配置灵活方便；应用系统模块化设计，易于维护和扩充，便于软件维护更新，备份数据，确保数据安全。

功能包括：监测预警、管理驾驶舱、任务接报、任务批示、现况调查、个案调查、密切接触者调查、样品采集、照片采集、初步调查报告、实验室检测、远程指挥、事件管理、统计分析、疫情地图、防控资料查询等。

2）Android 系统 APP：利用 APP 功能现场采集新冠肺炎相关数据，微型打印机现场打印调查记录。

功能包括：任务接报、任务批示、现况调查、个案调查、密切接触者调查、样品采集、照片采集、防控资料查询等。

（2）主要功能

1）新冠肺炎智能管理驾驶舱：智能管理驾驶舱利用大数据分析，展现疫情的三间分布。利用矩阵图、曲线图、饼状图实时监测预警，让领导、专家实时查看疫情发展态势和走向。

2）事件接报：接报人员接到可疑新冠肺炎疫情报告后，按照不同调查表单记录接报信息，通过 Web 端和移动端把调查任务分配给调查人员进行现场调查核实。接报信息录入新冠肺炎流行病学调查处置智能通后，能够规范突发事件的接报记录，并及时触发短信给相关领导和调查人员。

3）现场调查：调查人员收到调查任务信息后，携带手持移动设备到达事发现场，根据事发现场初步情况，选择系统内置个案调查表、密切接触者调查表，开展事件核实调查，实时将调查数据通过 4G 网络上传系统管理平台。

A. 当前任务列表：可以查看当前任务，可通过接报时间、事件性质、事件类型对任务进行搜索。

B. 既往任务列表：可以查看我的既往任务，通过接报时间、事件性质、事件类型对任务进行搜索。

C. 事件调查：现场调查员到达现场后，根据现场情况填写事件基本信息，对事件进行初步的调查，了解事件整个概貌。

D. 确诊病例调查：对新冠肺炎患者和疑似患者开展调查，了解发病原因、详细询问有无人群聚集史 / 旅行史 / 疫源地接触史、追溯行动轨迹、寻找发病源头、记录临床表现、计算潜伏期以及辅助检查和用药情况。

E. 无症状感染者、密切接触者、疫源地人员调查：根据重点人员核酸检测，对无症状感染者、密切接触者以及来自疫源地的人员开展调查，包括家庭成员和途径公共场所、乘坐交通运输工具等相关的工作人员，了解掌握这些人员的行动轨迹，落实精准防控措施。

F. 调查结果查看：根据权限不同查看调查结果。

G. 调查处置：根据调查数据生成现场调查记录、防控建议、样品采集单、进程报告、初步调查报告等。

H. 统计分析：根据调查人员上传服务器的数据，自动生成曲线图、柱状图、饼图等。

4）样品采集：具有样品采集信息传输与实验室检测对接功能。

5）调查汇集：事件调查记录、结案等相关文件汇总，便于查看和下载。

6）事件统计

A. 时间分布：按周、月、年的形式对数据进行查看。

B. 地区分布：查看各个地区的事件数和发病数。

C. 事件类别分布：查看不同事件性质、不同事件类型的事件数和发病数。

D. 传染病事件汇总：查看事件数、发病数和涉案人数。

E. 疫情地图：查看各个事件在地图上的位置。

7）防控资料查询：现场查询相关的法律法规、应急预案、技术方案等。

8）系统管理模块：系统管理模块是新冠肺炎流行病学调查处置智能通的基础，某些功能需要设置超级管理员操作。

系统管理主要分为账户管理、密码管理、字典管理、用户登录日志、数据库安全等管理模块。

A. 账户管理：管理员可以修改其他用户的密码，添加新用户并为新用户选定角色。

B. 密码管理：用户可以通过此模块修改自己的密码。

C. 字典管理：字典管理模块是新冠肺炎流行病学调查处置智能通的核心，内置各种可以自定义的字典。

D. 用户登录日志：当用户登录时，系统记录下用户的登录时间、登录 IP、登录的用户名等信息，超级管理员可以查看到系统一段时间内的登陆状况，监控账号异常。

E. 数据库安全：用户可以定期备份数据库，一旦系统遭遇攻击或其他意外情况导致数据异常或丢失时，可随时还原到最近的备份。

9）地理位置定位：调查员在调查结束后上传调查情况的同时，也将地理位置信息上传到服务器，实现疫情的地理定位。

10）短信平台模块：工作人员在事件接报后，系统会自动发送短信给相关调查人员和领导。

11）移动终端系统：移动终端系统可实现现场调查数据采集、传输、定位和通讯联络等功能。

A. 系统登录：调查人员输入登录名或手机号码、密码进入主界面。

B. 事件接报：接报人员根据接报的事件信息填写，然后保存并发布任务，发布任务的时候需要选择现场调查员，发布成功后会通过短信通知现场调查员和相关领导。

C. 任务管理：分为当前任务和所有任务，当前任务能查看我的当前任务，所有任务查看我的所有任务，能根据接报时间、事件性质、事件类型进行详细搜索。

D. 现况调查：现场调查员到达现场后，根据现场情况填写事件基本信息，对事件进行初步的调查，然后保存并上传至服务器。

E. 个案调查：现场调查员对发生突发事件的个人进行基本信息、症状和体征、样品采集等详细的调查,然后保存并上传至服务器。

F. 确诊病例、疑似病例、无症状感染者、密切接触者、疫源地人员调查。

G. 初步报告:在现况调查、个案调查、生物采样、外环境采样完成后,系统会自动生成调查记录、初步调查报告等。

H. 打印报告:移动终端通过蓝牙连接微型无线打印机,然后在移动终端上选择打印,微型无线打印机将通过热敏打印的方式将报告打印在宽 80mm 的热敏纸上,快速、方便、效率高。

I. 分享报告:通过调查报告,可将调查报告快速分享给相关人员,使得事件得到及时处理与报告,提高工作效率。

（二）技术路线

1. 系统功能路线图　如图 1-12-2 所示。

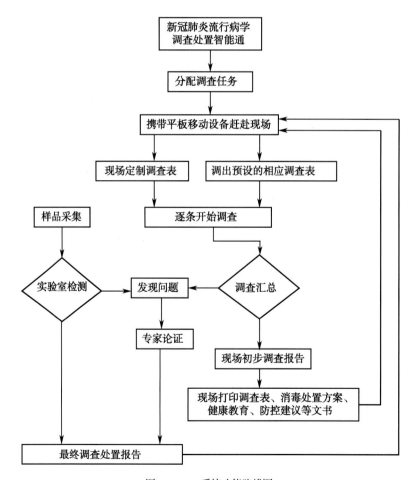

图 1-12-2　系统功能路线图

2. 技术特点

（1）大数据优势：改变传统技术架构模式，依托云计算的分布式处理、分布式数据库和云存储、虚拟化技术，建立专属的私有云或者公有云，各种智能终端设备与数据中心实时快速信息交互，利用大数据技术，让系统具有更强的决策力、洞察发现力和流程优化能力来适应海量、高增长率和多样化的信息资料，如图1-12-3所示。

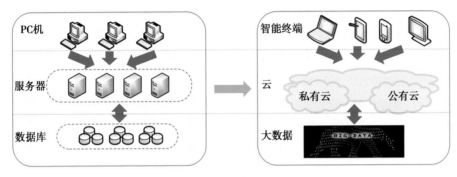

图1-12-3　大数据优势

（2）安全隐私和保障

1）统一部署、分级管理：应用范围"横向到边、纵向到底"，系统采用多层架构模式，支持卫生健康委和市、区（县）级卫生行政部门，以及各医疗机构、乡镇（街道）卫生院（社区卫生服务中心）使用。系统只需部署一套机房；分级管理，分顶级管理员和部门管理员，通过部门管理可以实现部门级的应用。

2）多样化的授权保障模式：顶级管理员可以授权给下级部门，实现授权多样化，可以授权到部门、角色、人员。部门管理员登录后可以实现部门内部授权。

3）创新的系统更新机制：采用平台和应用功能独立更新的应用机制，解决了由于系统频繁升级导致系统不稳定或系统崩溃的问题。

平台功能（如工作流、数据表单、消息管理、组织架构）通过框架来更新；而应用功能"事件管理"等通过应用模块来更新。保留更新时间、内容、脚本等日志，保证更新操作可追溯，一旦出现问题，就可以查出是哪次更新，保证系统稳定性。

4）流转过程的加密设置：数据流转过程都是加密的，突发公共卫生事件流转，数据云端传输都是加密的，确保数据传输中的安全性。

5）数据库配置自适应：可采用MySQL等数据库，通过系统配置自适应。

6）系统组织架构自适应：可以由数据库或目录服务支持，通过系统配置自适应。

7）支持数字证书登录：USB硬件认证锁，方便携带、使用；双因子认证，PIN码保护，重试加锁；不可抵赖性；SSL站点访问，网络加密传输。

8）Ajax无刷新技术：异步传输XMLHttp请求，实现无刷新的Web界面技术，用户在提交页面的时候,页面减少了刷新,使用户操作体验更友好。

9）多种 Office 集成：支持以在线文本编辑器作为前台文字编辑器符合用户的使用习惯,无需安装插件,避免了在浏览器中采用内嵌 Word 的速度慢和不稳定的弊端；公文传输过程中阅读、打印公文的工具选择"Word",可满足浏览、打印公文的要求。

10）开放接口和源代码：有开放的接口,可以与其他系统进行数据交换对接,系统源代码开放。

（三）应用场景

新冠肺炎流行病学调查处置智能通,应用灵活方便,不仅可以在本次新冠肺炎防控工作中应用,还可以应用到其他传染病的调查。利用信息化技术,建设强有力的现场调查工具,将为传染病的防控提供有力的帮助。标准化、规范化、信息化的现场调查系统建设,不仅适用于省、市、区（县）疾控中心相关职能部门,还适用于各社区门诊和其他各重点单位防控管理人员使用。

四、创新点与实施效果

（一）项目先进性及创新点

1. 全新的调查理念和模式　新冠肺炎流行病学调查处置智能通,属于全新的现场调查模式。本应用案例和经验可供各地疾病预防控制系统借鉴应用。新冠肺炎流行病学调查处置智能通的调查理念和模式,还可以在慢病防控、综合卫生管理和其他需要现场调查、处理的工作领域中应用,使之成为涵盖疾病预防控制机构的所有现场调查的工具,以适应目前日益繁杂的疾控工作,对全省乃至全国都有很好的应用前景。

2. 具有重要的经济和社会效益　新冠肺炎流行病学调查处置智能通,实现了现场调查处置信息的实时上传,使各级领导实时了解事件的进展情况,及时预防和控制新冠肺炎的传播和流行；同时,规范了卫生应急调查处置的工作模式,大大提高了卫生人员的工作效率,基本实现了疫情数据实时管理和实时分析,使得新冠肺炎流行病学调查处置工作更加科学、规范、快速、智能。通过系统的应用,降低材料、人员成本,提高工作效率和规范化水平,让疫情达到早发现、早报告、早隔离、早治疗的目的,降低疫情对社会经济的影响,保障人民的身体健康,推动社会事业高质量发展。

（二）实施落地情况

1. 取代原来纸质问卷调查,避免后期系统录入过程,节约纸张及人力资源。传统的方法存在着手写文书效率低、调查耗费时间长、调查质量参差不齐、缺乏有力的信息技术支持等弊端,给突发事件的分析判断带来困难。系统应用带来高效率和工作协同,实现了流行病学调查处置的规范化。

2. 通过信息化手段,规范调查过程,提高数据质量及工作效率。系统内置各种规范的调查表单,解决调查员到达现场后发现事件变化而携带表单无法适应事件的难题。对数据库中的数据进行动态监测，通过数据驾驶舱一张图抓取疫情数据，及时监测预警，使得领导和专家能够及时掌握信息，作出准确、科学的判断，及时有效落实防控措施。

实现与实验室的协同，使得实验室能有效配合调查事件，及时进行实验室检测，并导入检测结果。

调查结束后，根据调查数据智能化生成现场调查记录、防控建议、样品采集单、进程报告、调查报告等。实现对流行病学调查数据汇总和频率、三间分布、均数、RR 值、OR 值、显著性测验的统计分析，并以曲线图、直方图、饼图、地理分布图直观地展现出来。

通过移动执法仪系统，领导、专家直观地实时查看现场，进行沟通交流，解决卫生应急处置中的难题。

3. 系统简单易用，能够让更多的社区工作人员加入调查的队伍中，使更多的人员调查更全面、防控更彻底。良好的人机操作界面，使用方便、易学易用，大大降低员工使用和培训成本。

（三）推广应用前景

新冠肺炎流行病学调查处置智能通，利用物联网和大数据分析，使传统耗时的调查分析达到实时的效果，真正做到了早预警、早发现、早隔离、早治疗，降低了疫情大面积暴发的风险，把疫情对社会经济的影响降到最低。

不仅是新冠疫情，随着流动人员的日益增加，将带来各种突发的公共卫生事件。这些事件都需要疾控人员迅速查明原因，从而快速控制事件发展。但目前市场上这个领域的信息化系统建设还处于起步阶段，新冠肺炎流行病学调查处置智能通具有极大的应用价值。

未来，将进一步创新新冠肺炎流行病学调查处置智能通的工作模式，配合省、市、县（区）疾控中心的实际需求，使系统更加实用、智能、科学、完善，从而为健康中国奠定坚实基础。

专家点评

该案例利用传统信息化技术开发了新冠肺炎的流行病学调查 Web 端和 APP。特点与创新性：该案例利用传统的信息化技术实现了新冠肺炎的现场流行病学调查的电子化。该案例与流行病学调查工作结合的比较紧密，是针对新冠肺炎现场流行病学调查开发的电子化应用，希望研究开发单位，能多利用 AI 手段实现现场流行病学调查的语音转文字，非结构化数据转结构化数据等功能，使得产品有更广泛的应用价值。

案例十三　疫情溯源及大数据分析方案

星　　级：★★★★☆

单　　位：武汉科技大学、厦门市健康医疗大数据中心

推荐单位：武汉科技大学、厦门市健康医疗大数据中心

　　新冠肺炎是新中国成立以来防控难度最大的重大突发公共卫生事件。信息技术是有效控制疫情的重要技术支撑，本项目基于大数据和知识图谱，构建区域全民健康信息平台，通过与公安、人社、教育、民政、海关、交通、金融和电信等部门的数据共享，建立个人健康云，形成个人轨迹全景图，实现重点人群的快速精准定位，协助有效控制传染源，以及重大公共卫生事件的智能研判和早期预警。

　　新冠肺炎是新中国成立以来传播速度最快、感染范围最广、防控难度最大的重大突发公共卫生事件。疫情在考验国家公共卫生体系、应急管理体系的同时，也考验十多年来我国医疗信息化整体建设水平。疫情暴发后，各地充分利用信息化手段开展互联网线上咨询、远程会诊、健康码通行卡等工作，为有效控制疫情提供了重要技术支撑。但是从整体来看，信息化在本次疫情控制中本应体现出的快速反应、跨时间、跨空间的特性并未淋漓尽致地表现出来，其所表现的只是疫情发生后的碎片化业务应用方面，例如：在线咨询、远程会诊、区域影像会诊、疫情登记管理等；基于病毒变化特异性的疫情大数据分析、AI 智能研判、密切接触人员追踪、发热患者疑似性判断上并未起到核心性、关键性作用，整体预警能力、分析能力不足，甚至前期并未给各级决策者提供有效技术支撑。

一、背景简介

　　目前，公众健康实时监测、早期疫情公告和早期控制决策依然是现代社会治理环节面临的巨大挑战。而大数据技术已经成为监测和预警传染病的有效手段，知识图谱也常被用于人物关系的构建，为公共安全管理工作带来一定的便利。因此，本项目利用大数据和知识图谱等信息化技术，构建从社区网格员收集的个体数据，一直到卫生、交通、通信、公安、海关等部门的时空大数据库，形成一套自动化、智能化的疫情防

控溯源监测平台,实现精准闭环疫情防控,包括疫情预警、重点人群定位、患者闭环管控等。

二、实施目标

监测人的行为轨迹,跨行业系统识别、构建人的行为轨迹库海量异构数据;以人的行为活动为中心,构建时空关系知识图谱,形成时空动态轨迹模型,为疫情防控的动态监测创造基础;针对不同时间轴中的人群流向图谱,迅速确定重点人群在某一时间区间内的具体位置,确定危险点。

三、项目实施情况

（一）项目总体架构和主要内容

1. 项目总体架构　如图 1-13-1 所示。

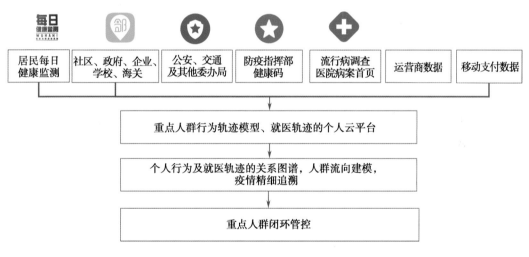

图 1-13-1　总体框架图

2. 主要内容

（1）构建"每日健康监测"微信公众号。

1）针对学校、工厂、社区、定点医院和方舱医院等应用场景开发"每日健康监测"微信公众号,使用者每日登记体温、医学检查、身体和心理状况等信息,提交相对完整的多维度健康信息(流行病史、临床症状、CT 和实验室检查、心理评估),系统自动分类统计,针对各层次使用对象提供日报表。

2）将"每日健康监测"平台与其他健康数据平台集成整合。主要集成现有 APP,如"微邻里""鄂汇办""武汉战'疫'""平安好医生"。

3）与公安、人社、教育、民政、海关、交通、金融和电信等跨部门的数据共享,建立个人健康云,形成个人轨迹全景图,包括交通轨迹、行为轨迹以及密切接触者图谱等。

（2）利用大数据技术,监测人的行为轨迹,跨行业系统识别,构建人的行为轨迹海量异构数据。

1）针对不同的人建立身份索引,确定人的属性模型。根据多维度属性规则,建立维度权重的分值去重机制,用于跨行业数据清洗。采用多线程整合 Elasticsearch 技术实现主索引的合并归一,快速去除同一用户的相似数据。

2）建立人的行为事件概念模型、静态结构模型和时态行为模型。针对空间数据、属性数据进行分类建模。对时空变化进行系统分类,研究各类时空变化的概念性描述方法,建立可以完备描述各类时空变化的时空语义描述框架。利用 StreamSets 技术进行多源异构数据的采集和迁移工作。

3）构建区域医疗机构、公共卫生机构、个人监测等多源异构、多模态的健康医疗大数据的时空数据存储架构,采用 TFIDF 算法的标签提取技术实现健康信息特征抽取。采用短文本相似度算法的自然语言处理技术实现健康信息的数据的归一处理。采用状态机技术实现人群健康状态管理。

4）构建人、时间、事件、地点的轨迹模型,利用 Sqoop、Logstash 等技术进行多源异构数据的数据采集和迁移工作。搭建基于 Elasticsearch 分布式的搜索引擎和数据分析引擎的数据存储架构,构建高性能的聚合统计能力。

5）"基于事件"的驱动机制,从时空应用入手,建立时间轴线的重点人群行为事件、就医事件的时空数据库。

（3）以人的行为活动为中心,构建时空关系知识图谱,形成知识驱动区域化管理模型。

1）通过建立卫生、疾控、交通、教育、通信、公安等多部门的大数据联动机制,建立基于大数据和知识图谱的以人的行为轨迹为中心的不同时间域、空间域的关系图谱。

2）针对人群流向建模。采用图计算技术和活动标签,建立人员活动轨迹图,对关系的不同情况进行建模,按照空间地点、交通工具、服务人群、人群关系等多个维度进行关系建模。通过 neo4J 建立图形关系数据库。分别查询不同场合中与被观察个体活动轨迹重叠的密切接触人群,并将查询结果进行拼接,实现通用的密切接触人群发现模式。采用 Echart 工具实现图形关系界面展现。疾控中心工作人员借助图谱,可迅捷追踪到密切接触人群的活动和健康轨迹信息,为疫情防控提供了精准的"靶向"。

（4）针对不同时间轴中的人群流向图谱,迅速确定重点人群在某一时间区间内的具体位置,确定危险点。

1）梳理复杂流程下的空间地点,对不同空间地点的流程顺序进行建模。

2）建立时间、地点以及状态转移矩阵。

3）根据人群流向走向,查询与起始观察地点相关的上下游流程地点的关系图谱,查询不同地点流程节点的"入和出"的总数,通过状态转移矩阵计算在不同地点节点中途状态的人员总数,并将查询结果在图上进行拼接。

4）组织相关专家论证符合健康指标数据模型的正向特征码和反向特征码，利用信息化手段植入各级、各类医疗信息化系统。在公共卫生事件中，在患者就医时，一旦发现正向特征码和反向特征码异常，各级医疗机构能做到统筹判断、智能分析、自动预警、自动实时上报。

（5）构建重大传染病事件下不同时间域和空间域的闭环管控机制和流程。

1）设置四级抗疫行政区划网格。将全国划分为东、南、西、北、中5个防疫区作为大网格。划防疫区是为了方便就近协调省际防疫交流和支援。中央防疫区除负责首都附近区域防疫管控外，还承担协调国家级支援力量的建设和运用。每个防疫区内按省、自治区、直辖市、特别行政区划分控制区，作为中网格。省、自治区、直辖市、特别行政区下辖的市、区（县）、乡为责任区，作为小网格。以街道、居委会、小区、酒店、大型企业、学校、医疗机构、社会福利机构等群体性组织为防疫节点，作为微网格。

不同区域或者网格按实体的分管行政管理部门承担主体责任。不同空间域的监管主体主要有三种分类：一类属卫生健康委管理，一类是社会基层部门，一类是行业行政管理部门。从人群行为轨迹上界定不同空间域的管控策略及相应的流程。

2）优化重大公共卫生事件下重点人群的闭环管控机制和流程。利用流程再造理论，对重大公共卫生事件下重点人群在不同空间域的闭环管控机制流程进行再思考和再设计。从社会防控角度涵盖重点人群的摸排、隔离监管、取消监管等流程，从医疗救治角度涵盖就医、确诊、治疗、康复、随访等诊治流程；从公共卫生防疫角度涵盖实验、确诊、流调、医学观察、随访跟踪等流程，运用图理论构建闭环管控平台。最后通过"大数据＋网格化"管理思维将政府防控工作通过信息形成指令下达基层，畅通跨行业信息共享，实现各部门间的高效、无缝联防联控。

3）建立多维度大数据分析预测模型进行预警，与国家传染病直报系统互补，提高传染病疫情的预测预警及防控能力。

（二）技术路线

1. 疫情大数据分析　根据每日健康监测数据、临床数据、随访数据和其他数据，预制统计模型的数据分析，如图1-13-2所示。

2. 知识图谱协助查询　针对数千、数万或者数十万人进行流行病学调查、溯源、密切接触者追踪将是非常耗时、耗力的工作。利用自然语言处理技术、基于流行病学知识图谱的分析推理技术为医护人员和疾病防控人员提供技术支撑，加速流行病学调查研究。

3. 人物关系图谱构建　利用事件抽取能有效获取关键的知识信息，根据不同监测事件分类制定事件抽取的规则流程，实现自动匹配。基于组合深度学习的半监督实体、关系及事件的建模，采用图计算发现密切接触人员，使用图结构对人员行为轨迹数据进行数学建模，建立人群关系图谱，如图1-13-3所示。

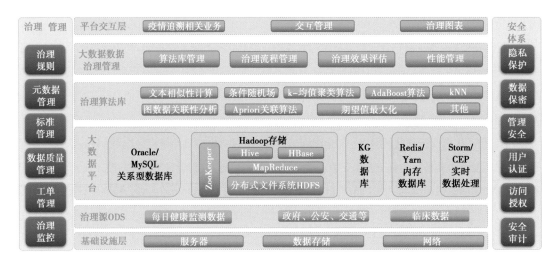

图 1-13-2　疫情大数据分析

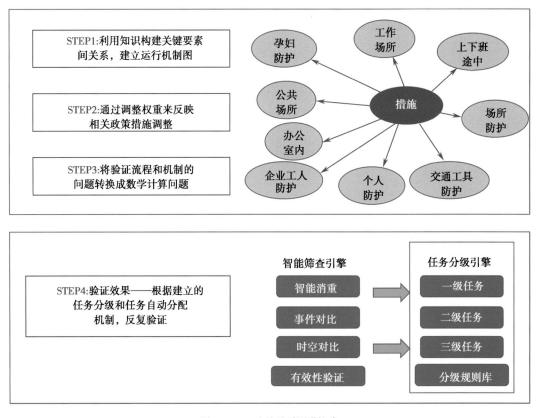

图 1-13-3　人物关系图谱构建

4. 疫情监测与政府决策　制定防控重点人群在不同空间域的轨迹流程和管控策略,明确不同空间域上的监管主体,构建基于图理论的社会防控监测溯源平台,实现闭环管理,如图 1-13-4 所示。

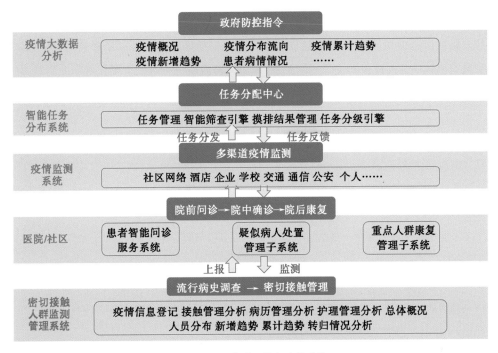

图 1-13-4　智能防控与决策系统

（三）应用场景

1. 疫情溯源和趋势分析　疫情来源分析,疫情传播手段分析,演化趋势分析,疫情发展（拐点、基本控制、彻底控制、消除疫区）阶段时间表预测。

2. 城市疫情预警　对城市社区、警力调配、物资储备与应急物流调度、宣传与引导等多方面提供专业建议。

3. 临床科研大数据分析　结合临床数据、疫情知识图谱、随访数据、流行病调查数据等进行多维度的临床科研大数据分析;易感人群特征分析;协助研发新冠肺炎相关药物和试剂、调整治疗方案等;辅助判断预后以及心、肺损伤情况。

四、创新点与实施效果

（一）项目先进性及创新点

本项目提供了一个系统的、标准化的、可复制的应对体系和实施方案。具体创新点有:

1. 用现代信息科学方法提升公共卫生突发事件应对的时效性。通过大数据和知识计算技术来提升调查效率,实现精准管控,通过数据链路的闭环来提高社会治理的智能化。有助于减少疫情结果危害程度,促进多学科融合发展的社会治理问题的研究。

2. 国际上和国内未见有通过知识图谱助力流调人群关系建模的相关研究报道。本项目突破传统表格的浏览模式,建立群体轨迹中各环节的完备描述时空语义以及形式化时空本体。利用时空数据模型快速描述各轨迹之间的关系,解决人群复杂关系难以可视化展示的问题,并可实现操作者从不同关系维度进行转换观察,助力流行病学调查和综合监管,提高分析的时效性与精准性。

（二）实施落地情况

1. 本项目部分成果应用于厦门市疫情防控,同时与厦门健康大数据中心合作,为武汉市卫生健康委疫情防控提供了相关咨询。

2. 本项目已经在200多个一线医生中推广使用,后续将与厦门健康大数据中心合作,重点关注康复阶段科研分析。

3. 本项目复工复学追溯部分已经在湖北省的部分高校应用。

4. 本项目中涉及大数据分析和多源异构数据集成,已经在国内多个三甲医院或国内前十位的专科医院使用至少1年以上,支撑其临床业务和科研分析。

（三）推广应用前景

公共卫生危机处置的紧迫性决定了治理的有效突破口在于"兵贵神速",借助现代信息化手段是高效应对公共危机的有效路径。以大数据为主的信息技术能触动治理流程再造,打破条块化管理,调控和激活闭环管理的节点,使得治理流程"自动化",灵活分配社会行业利益,代表了现代社会治理发展方向。知识图谱是大数据技术的一种,融合知识图谱和深度学习技术来监测人的行为轨迹,可以快速精确定位重点人群,使得精准防控成为可能。

本项目基于大数据与知识驱动技术,以人的行为轨迹为主线,以公共卫生事件暴发最主要的业务处置连同各部门的服务,形成智能任务中心分配和监督机制,促使部门间和行业间的共同协作,通过数据链路的闭环来提高社会治理的智能化,有可能大大提高各部门联动效率,实现高效管理和精准防控。

构建人的行为时空轨迹模型,创新区域化医疗机构、疾控部门、交通、社区以及其他跨行政管理体系的协同治理新机制,通过信息化固化立体式防控数据链路和闭环管理,激活再造城市内外防控的控制节点,通过智能自动任务分配统筹政府、医疗机构、疾控部门以及社区、交通防御部门的政令协同和防治协同,协助更好地应对下一次危机。

专家点评

　　该案例使用健康监测微信公众号用户填报的数据、相关 APP 采集的数据,并共享相关部门的数据,利用大数据技术构建人的行为轨迹库,以人的活动为中心构建时空关系知识图谱,并针对不同时间轴中的人群流向图谱确定重点人群在某一时间区间内的具体位置,提供疫情大数据分析、知识图谱协查、人物关系图谱构建、疫情监测与政府决策支持等功能,可应用于疫情溯源和趋势分析、疫情预警等场景。该案例创新应用知识图谱技术辅助流行病学调查,有一定推广应用价值,建议进一步优化完善模型算法,同时考虑引入更多数据源,提高分析准确性。

案例十四　新冠肺炎感染对象排查动态监测及随访管理平台

星　　级：★★★☆

单　　位：广州呼吸健康研究院

推荐单位：广州呼吸健康研究院

随着新冠肺炎输入病例的增加,交通运输、商场、居民社区等人口流动密集场所的传播风险增大,确诊患者治愈后长期随访的需求日渐增加,急需建设高效、实时监测系统和信息化管理平台。

在本次疫情防治工作中,信息的实时流动对排查对象的监测起到重要作用,汇总排查对象近期行动轨迹,如搭乘公共交通工具记录、境内外外出(返回)的旅居记录、医疗机构健康数据及监测结果,有助于医护及一线防疫工作者全面掌握排查对象各类记录及动向。

广州呼吸健康研究院联合多家单位共同完成"新冠肺炎排查动态监测系统"的研发,有助于快捷、准确地获取信息,及时反映各地新冠肺炎感染对象排查情况及进行疫情实时管理,整合多方信息,跟踪感染对象治疗进展和预后的随访管理工作,在广东省内率先使用电子化精细管理,达到更好地控制疫情的目的。

随着新冠肺炎输入病例的增加,交通运输、商场、居民社区等人口流动密集场所的传播风险增大,确诊患者治愈后长期随访的需求日渐增加,急需建设高效、系统的实时监测系统和信息化管理平台。

一、背景简介

在本次疫情防治工作中,信息的实时流动对排查对象的监测起到重要作用,汇总排查对象近期行动轨迹,如搭乘公共交通工具记录、境内外外出(返回)的旅居记录、医疗机构健康数据及监测结果,有助于医护及一线防疫工作者全面掌握排查对象各类记录及动向。

二、实施目标

广州呼吸健康研究院（国家呼吸系统疾病临床医学研究中心）联合多家单位共同完成"新冠肺炎排查动态监测系统"的研发，便于快捷、准确地获取信息，及时反映各地新冠病毒感染对象排查情况及进行疫情实时管理，整合多方信息，跟踪感染对象治疗进展和预后的随访管理工作。旨在率先在广东省内使用电子化精细管理，达到更好地控制疫情的目的。

三、项目实施情况

（一）项目总体架构和主要内容

建设公共卫生事件信息管理系统，架构如图 1-14-1 所示，提供可灵活编辑的问卷模板知识库，可自动将搜集的信息填入预设的报表中并上传至不同机构，提供开源的数据接口接收及发送信息，在数据实时检测驾驶舱中汇总各类信息后进行展示，并提供报表统计功能和统计结果导出功能。系统兼容移动手机、平板、电脑登录，可直接利用现有资源，也可进行无线路由和无线打印机的组合拓展，适用于各种应急场景。系统提供患者移动端、医生移动端、数据管理端及系统管理员等功能角色，促进多方共同参与，为后续的随访跟踪奠定信息登记的基础，提高数据流动的活跃性。项目建设包括软件系统开发、医疗机构接入实施、硬件设备及运行环境建设等内容。

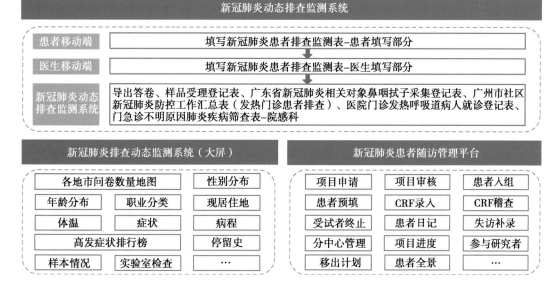

图 1-14-1　新冠肺炎动态排查检测系统整体架构

1. 建立新冠肺炎专病数据库　定时采集新冠肺炎患者临床诊疗信息,包括临床诊断、检验检查报告、电子病历、影像数据等临床诊疗数据,经过关键字信息提取、清洗、结构化处理形成单病种指标数据库,定时更新数据,并基于 AI 进行主诉症状、影像学等特征性分析。

2. 新冠肺炎感染排查对象信息填报系统　系统适用于基层社区医院排查、定点救治医院发热门诊等一线防疫救治部门使用,支持多种入口,提供二维码扫描方式使移动设备快速进入问卷填写页面,如图 1-14-2 所示,每家单位拥有独立的二维码入口,快速绑定就诊医院信息。

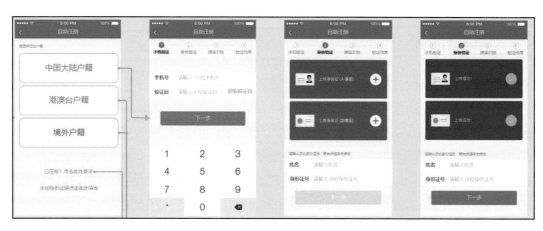

图 1-14-2　排查对象信息填报入口

排查对象可自行填写个人基本资料、疫区接触史、现病史、既往史、社会和家庭史等信息,信息提交后生成唯一的答卷码和答卷二维码,现场医护工作人员可通过答卷码检索或扫描二维码查看基本信息,及时发现新冠肺炎疑似患者,节约问诊和信息登记时间。

3. 医护工作人员报表信息填报及输出　通过问卷提交日期、患者姓名、身份证号、答卷码多重条件检索出患者填写的问卷后,由医护工作人员进行信息填充,包括临床评估(临床表现、体格检查、实验室检查、影像学、病情评估等)、病原学结果(血、痰、胸水、气管内吸出物、尿、咽拭子及其他标本的检测及培养结果)、咽拭子样本信息等。信息提交后存入管理系统,并汇入系统预设的数据报表中。

根据广东省卫生信息上报报表和广州呼吸健康研究院信息登记现有的报表,系统把不同结构的报表指标嵌入医护工作人员报表信息填报问卷中。如"居住地"这一个信息只需在问卷中填写 1 次,便被录入到多个报表如《广东省新冠肺炎相关对象鼻咽拭子采集登记表》《发热门诊登记表》中。

通过答卷码、问卷提交时间等多种条件筛选,可以输出单个或批量患者的信息报表,支持以 excel、word、jpg、png 或 pdf 格式导出,如图 1-14-3 所示。

4. 实时监测智能驾驶舱及动态监测平台　定时汇总显示全国各省病例分布及变化趋势(确诊、疑诊、治愈、死亡)、全省病例分布及变化趋势(确诊及疑诊的危重、重症、普通、治愈、死亡)、全省定点收治医院病例分布及变化趋势(确诊及疑诊的危重、重症、普通、治愈、死亡)、全省发热门诊情况(就诊人数、留观人数、环比），在智能驾驶舱大屏滚动播报，及时指导疫情防控。提供开源的 API 接口，与第三方检测机构样本信息匹配关联，实时显示样本送检量，监测筛查／确诊阳性率，提供实时、有效的信息回溯和轨迹跟踪，准确寻找疑似患者及密切接触者，向相关部门实时发出预警通知。

广东省新冠肺炎相关对象鼻咽拭子采集登记表															
填表人：					填表时间：							填表人：			
样本编号	姓名	身份证号	性别	年龄	发病前2周疫情发生地停留情况			发病日期	就诊日期	临床诊断	症状		采样对象（在下面3种人群打√）		采样日期
					湖北省		其他省（注明到城市）				呼吸道症状	消化道症状	密切接触者	湖北来穗人员	发热门诊患者
					是否来自武	湖北省其它地									
			女	69	否	否		2020-03-21	2020-03-17	发热	是	否	否		是	2020-3-17 9:45:03
			女	20	否	否		2020-03-02	2020-03-17	发热	是	是	否	否	是	2020-3-18 9:33:43
			男	7	否	否		2020-03-17	2020-03-17	急性上呼吸道感染	否	否	否		是	2020-3-19 9:12:31
			女	66	否	否		2020-03-17	2020-03-17	发热	否	否	否		是	2020-3-20 9:09:24
			女	41	否	否		2020-03-15	2020-03-17	发热	否	否	否		是	2020-3-20 9:35:03
			男	29	否	否		2020-03-20	2020-03-17	发热	是	否	否		是	2020-3-22 21:45:14

图 1-14-3　输出报表样例

5. 患者登记随访跟踪系统　规范化的登记随访管理和随访数据库的建立对治愈患者预后追踪起到关键作用，基于专病数据库建立等级随访体系平台，为后续的院后患者管理、康复计划的建立提供信息化工具。

（1）高度自定义的电子问卷设计：系统提供问卷模板库，预载入包括一般人口统计学资料、呼吸系统症状、合并疾病、检查检验报告的指标和一般逻辑校验。用户可使用模板库指标编辑问卷，如图 1-14-4 所示，自定义问题题型、样式、预填规则及校验规则，可选择与项目工作组内成员共享问卷，共同编辑并可追溯版本修订记录。

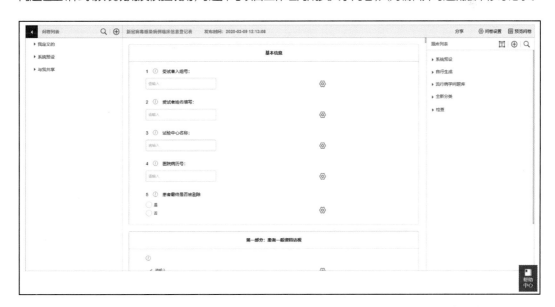

图 1-14-4　自定义电子病例报告表界面展示

（2）访视计划设置：支持根据研究计划设定随访间隔和随访次数，根据访视计划配置不同的电子问卷和随访提醒信息推送，如图 1-14-5 所示。配合失访管理功能，追溯受访对象访视结局。

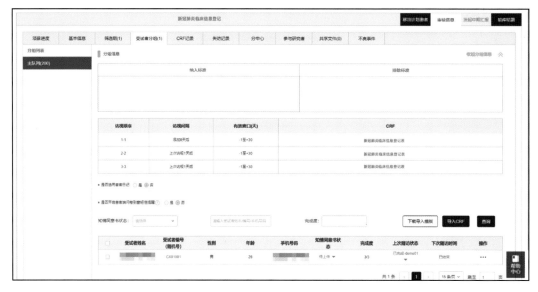

图 1-14-5　访视计划操作页面

（3）CRF 指标预填：系统支持第三方电子信息系统对接，可通过接口方式自动获取医院信息管理系统如 HIS、PACS、LIS 等临床信息，应用自然语言处理将长文本数据进行非结构化处理，自动载入问卷所需的指标信息，如图 1-14-6 所示，减少人工录入的耗时。

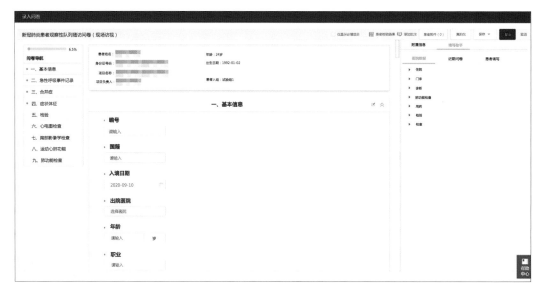

图 1-14-6　预填助手及问卷填写页面

（4）统计分析和数据展示：基础数据分析包括了项目问卷分析、指标统计分析、原始数据分析、患者全景展示等功能，可自定义生成表格、柱状图、饼图、折线图等多种统计报表。

（5）物联网及移动随访管理：可实现物联网数据的整合，应用多种传感器设备和适合家庭使用的医疗仪器，如电子体温计、智能运动手环、电子血压计等。自动或自助采集各类生命体征数据，在减轻医护人员负担的同时，能够更频繁地获取更动态的数据。

参与随访患者可通过手机 APP 或公众号实时查看访视计划、参与健康日记填写，包括每日症状记录、运动日记，如图 1-14-7 所示，并可在移动端与随访管理医师进行在线健康咨询和留言。

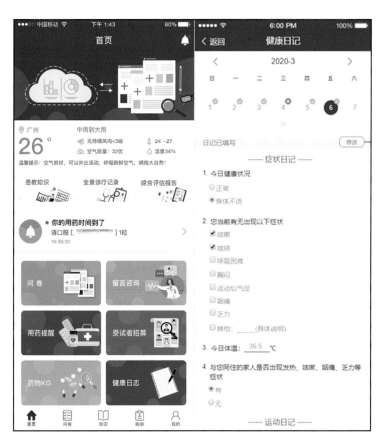

图 1-14-7　患者移动端及健康日记页面

采集的数据通过无线网络自动传输至系统的数据中心，医护人员可随时读取数据进行实时监测管理和远程医疗服务。

（6）信息提醒：患者端可接收微信、短信等途径的信息提醒，信息提醒包括自动推送和手动推送功能。医护管理端可根据时间、个人、特定群组设置自动推送信息，如随访提醒、用药提醒等，也可自定义编辑内容单次发送推送信息，如健康知识、培训讲座信息等。

（二）技术路线

技术路线图如图 1-14-8 所示。

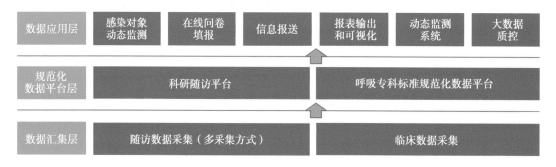

图 1-14-8　技术路线图解

1. 在线身份信息核实　使用手机实时验证码、身份证号及人脸 - 证件识别应用进行注册登录，连接公安系统进行实时的身份验证，保障身份信息真实有效。

2. 独立的信息资源环境　国家呼吸系统疾病临床医学研究中心启用位于中国联通医疗云基地及中科院云计算中心的独立服务器资源和数据传输路线，有效降低信息泄露的风险，业务数据实时异地双备份，预防数据因错误或灾难而丢失。

3. 信息安全认证　国家呼吸系统疾病临床医学研究中心已通过 ISO27001 信息安全管理质量认证，规范数据管理的制度，建立数据应急机制，缩减业务风险；通过特权账号安全管理系统，形成系统化自动化管理各种操作系统平台数据库、网络设备及业务系统中间件密码；严格执行不可逆的数据脱密 / 加密规则与主索引体系，采用国家保密局推荐的国产加密算法 SM3、SM4、SM5 等；服务器资源及线路传输的联通医疗云、中科院云计算中心均通过国家信息安全保护第三等级的认可；形成多方位、一体化的保障体系。

4. 信息安全保障小组　严格控制平台的服务器权限和数据库权限，由数据安全保障工作组指定人员管理，并监督执行。平台的维护使用将通过特权账号管理系统、堡垒机严格监控记录。数据访问权限设置层级，包括高级访问层、中级访问层、初级访问层。高级访问层权限可访问范围为全省监测数据，可查阅、导出数据等；中层访问权限仅限访问范围为所辖省级监测数据，可查阅、导出此范围数据；初级访问权限仅限查阅本送检医疗机构监测数据，可查阅、导出此范围数据。

（三）应用场景

国家呼吸系统疾病临床医学研究中心已搭建覆盖全国呼吸专科领域和辐射全国的"临床中心 - 核心单位（分中心）- 网络单位"三级临床医学研究网络，形成了 54 家分中心以及覆盖全国的 861 家网络成员单位。

临床中心携手核心单位（分中心）承担地区性呼吸疾病医疗诊治、教学和推广等多方位的合作项目。目前已开展有呼吸健康大数据应用云平台、肺功能诊断、咳嗽诊治、肺癌诊治、哮喘研究等项目的合作基础。基于临床中心－分中心合作网络和数据平台现有资源，具有多中心网络快速部署的工作实践能力，与核心单位共同牵头发起多中心前瞻性队列研究，长期跟踪新冠肺炎患者预后情况，加强对出院患者的健康管理，及时了解其体温、症状变化，重点加强对合并慢性基础疾病的出院患者的监测。

系统应用面向范围广，使用场景可支持患者、基层社区医院、社区居民委员会、综合医院、疾控中心（包括监测机构）及各类相关工作部门，使得患者相关的各类数据有机整合，加快疫情信息在各部门间流动，达到及时监测目标。

四、创新点与实施效果

（一）项目先进性及创新点

1. 应用推广　通过统一的接口规范和数据平台整合医院信息、疾控信息和第三方核酸检测信息，有利于持续疾病康复管理及近期预警预测，也有利于统一随访康复登记流程推广及应用。

2. 建立突发公共卫生事件大数据分析模型　在国家呼吸系统疾病临床医学中心呼吸健康大数据应用平台现有的慢性阻塞性肺疾病、支气管哮喘等疾病知识库模型、数据基础上，建立病毒性肺炎知识库，建立高危人群流行病学特征、风险预测等多维度大数据分析模型。

3. 执行《新冠肺炎排查对象登记随访管理》前瞻性队列研究项目　随着治愈出院患者数字的增长以及出院后患者仍有核酸检测阳性的现象发生，院后康复指导和随访逐渐成为关注热点。国家呼吸系统疾病临床医学研究中心需要充分发挥其平台资源，联合全国多个核心单位（分中心）、网络单位发起大型登记随访队列研究，研究对象分为社区筛查对象、密切观察者及新冠肺炎确诊患者。垂直覆盖基层、定点救治医院和其他综合医院，入组受试者进行为期 12~24 个月的长期随访观察，联合物联网设备，动态监测其体温、呼吸道症状变化。为新冠肺炎患者提供出院后指导、中－长期随访观察及呼吸康复管理。

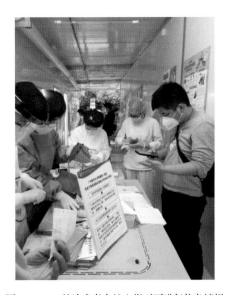

图 1-14-9　就诊患者在护士指引下进行信息填报

（二）实施落地情况

1. 减少人工转抄资料工作量，提高资料查阅效率　系统自 2020 年 1 月 30 日完成研发，2 月 3 日在广州呼吸健康研究院发热门诊试运行，如图 1-14-9 所示，至

4月末已投入使用50余个工作日,录入1 009人次的问卷数据及2 502人次历史检测数据,系统的上线大大减轻了一线医护人员手工填写多份资料的负担,患者在候诊过程中完善个人信息和危险因素暴露史,有效提高医护人员接收信息的效率。

2. 数据整合,增强医疗卫生服务能力　与第三方检测机构实现数据共享,整合了发热门诊患者流行病学调查资料、诊疗资料和生物样本检验资料,使得原本独立的信息形成数据流动闭环,基于主索引建立,自动匹配来自异构信息系统的患者资料,在系统整合全景数据,形成各类统计报表,便于医院管理部门、卫生疾控部门实时掌握疫情现况,进行进一步的数据挖掘分析。

（三）推广应用前景

获得省、市相关部门支持,联动广东省内新冠肺炎定点救治医院、各地市疾控中心、检测机构、卫生监督部门、基层社区医院等机构,建立统一的新冠肺炎排查对象数据平台,不断完善、设计贴合实际工作需求,协助提高各部门工作的管理效率。

专家点评

该案例以医院为基础开发了针对新冠肺炎感染排查对象的信息采集和上报系统,以提高医院医生数据收集和上报工作效率和工作质量。该系统已覆盖43家医院。该案例是利用传统的信息技术实现了医院内部规范化采集新冠肺炎感染排查相关数据,解决了过去由医生手工填报和查询等问题,同时可将数据按照要求上传到不同的部门,减少了医院的工作量,提高了工作效率。该案例与数据采集和上报工作结合得比较紧密,案例报告的遗憾之处是在AI领域应用较少,尚未与当地卫生健康委系统做对接,因此缺少本系统对政府采集新冠肺炎数据方面应用的评价和评估数据。该案例是针对新冠肺炎数据采集和上报的应用,希望研究开发单位在未来与政府和卫生健康委新冠肺炎上报系统做技术对接,使得产品发挥更广泛的应用价值。

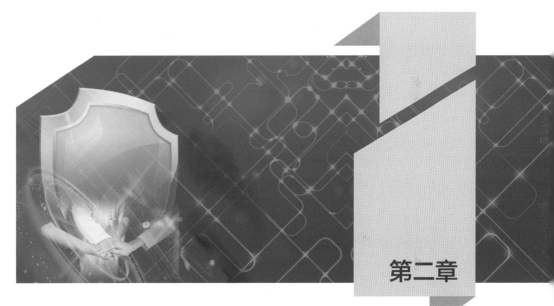

第二章

防控决策支持

案例一 基于运营商大数据的城市疫情预测仿真系统

星　　级：★★★★☆
单　　位：联通大数据有限公司
推荐单位：联通大数据有限公司

为合理预测新冠肺炎疫情发展并对其进行有效防控,需构建城市疫情传播趋势仿真模型。联通大数据有限公司(简称联通大数据)通过分析运营商信令数据,得出城市人口职住分布、城市活动指数、城市复工指数等实际数据指标,并基于以上量化指标对经典传染病动力学模型(SEIR)进行优化提升,提出改进算法。该模型对于北京、上海、武汉、深圳、广州等5个城市已公布的疫情数据形成了较好拟合。基于该模型,研发了城市疫情预测仿真系统,系统一方面能够基于城市前期疫情数据进行数据拟合;另一方面,可对防控疫情发展的多项关键因素(如城市活动指数、返岗指数、医疗收治容量、传染率、恢复率、病死率、潜伏期、收治周期、收治容量、治愈周期)进行交互式干预控制,在假定条件下对疫情的发展趋势进行动态模拟推演。对于新冠肺炎疫情之下如何逐步恢复城市生产、生活,该系统能够为相关部门的政策制定提供辅助推演参考。

重大传染病的暴发和蔓延会给国家经济发展和人民生活带来巨大影响。研究传染病的传播规律并进行疫情预测,可以为有效防控疫情创造条件。新冠肺炎疫情期间,合理有效地预测疫情趋势成为防控工作的关键点。

一、背景简介

1. 经典的疾病传播模型大多基于传统微分方程,设定了固定的传播参数,只考虑疾病本身的传播过程。而在实际情况中,疾病的传播在很大程度上受政府防控措施的影响。在控制疫情发展过程中,城市管控与人群隔离发挥着重要作用。

2. 智能手机的广泛应用使通过移动信令数据追踪个体运动行为成为可能。联通大数据具有大批量的用户信令数据,通过分析信令数据可得到个体用户的职住地、活动轨迹及驻留等信息,可以辅助构建单个城市的整体活跃程度、复工程度、管控程度等量化数值指标。

二、实施目标

为了弥补传统疾病传播模型的不足,该案例将基于运营商信令数据,提出城市活动指数、城市复工指数、城市管控指数等量化数据指标,以动态刻画由于城市管控和人群隔离等政府防控措施变化引起的传播因子改变。通过融合城市管控指数和 SEIR 模型,得到疾病预测模型,对未来疾病的发展演化进行预测。基于该模型,在可视化平台设立数据接口,开发一套城市疫情预测仿真系统,以对传染率、治愈率、收治容量等因素进行交互式干预控制,对城市疫情发展进行动态模拟。

三、项目实施情况

(一)项目总体架构和主要内容

城市疫情预测仿真系统对各城市的疫情传播情况能够做出动态模拟仿真,为疫情防控策略的制定提供辅助参考。该系统基于联通大数据的运营商信令数据,构建并优化疫情传播模型,对数据模型进行开发封装,通过部署模型服务接口,对疫情的传播进行预测推演。同时构建疫情预测仿真系统的模拟推演专业可视化平台,将数据模型与可视化平台通过数据接口融合,可对城市疫情进行预测。城市疫情预测仿真系统可提供交互式干预控制,对传染率、治愈率、收治容量等因素进行交互式调控,模拟反映各城市防控措施对疫情传播的影响,为相关部门的政策制定提供辅助推演参考。该系统技术架构图如图 2-1-1 所示。

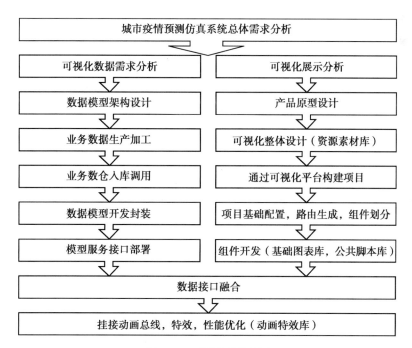

图 2-1-1　系统总体设计图

（二）技术路线

该项目技术路线图如图 2-1-2 所示,通过融合运营商信令数据,分析得到城市活动指数、城市复工指数、城市人口职住分布等衡量城市人口的实际数据指标。基于对运营商大数据的分析,对经典的传染病模型 SEIR 进行优化升级,形成基于城市管控指数的模型,基于该模型研发了城市疫情预测仿真系统。一方面能够基于城市前期的疫情数据对其传播趋势进行拟合预测,另一方面可对疫情防控的多项关键因素进行交互式干预控制,在设定的条件下对疫情的发展趋势进行动态模拟推演。

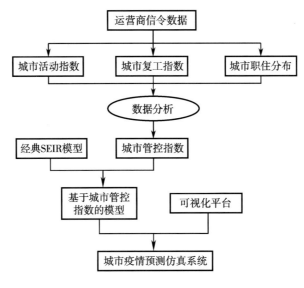

图 2-1-2　技术路线图

1. 数据模型架构　通过运营商信令大数据对人口进行分析,得到 3 个量化数据指标:城市活动指数、城市复工指数和城市管控指数。

（1）城市活动指数:通过运营商信令大数据分析得出的城市内人口平均活动距离、平均活动时长以及平均活跃次数的综合测算,体现城市内人口活动的宏观情况,可以直接体现城市疫情防控措施的实施效果。活动指数越高,说明出行运动的人口越多,人们的日常活动保持常态,流动性较强;反之,活动指数越低,说明不出门的人口越多,居家、隔离、收治等相关措施落实比较到位。

图中 A、B、C、D、E 分别代表上海、广州、武汉、北京、深圳。如图 2-1-3 所示,2020 年 1 月 23 日之后,活动指数开始快速下降,并在 1 月 26 日左右及之后保持在较低的活动指数水平,充分反映了政府防控措施增强、社会防控意识提升的效果。

（2）城市复工指数:通过运营商信令大数据对城市内的工作人群进行分析,当日工作人数 / 城市复工总人数为城市复工指数,反映城市内工作人群的复工情况,可以体现出城市内停工及复工情况。

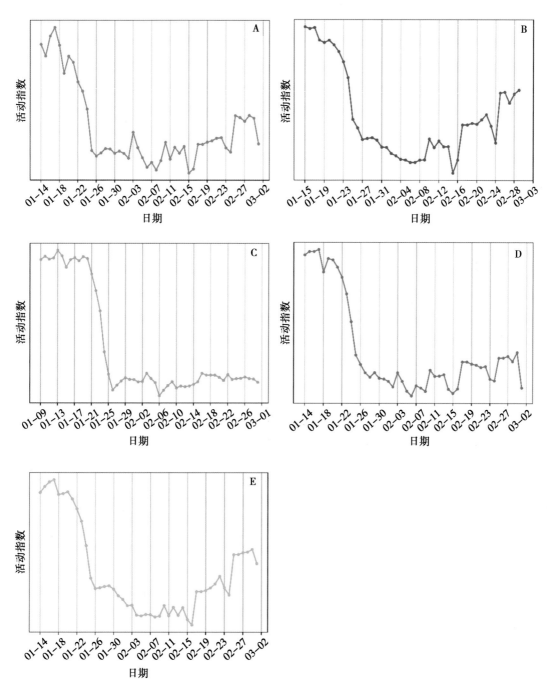

图 2-1-3　上海、广州、武汉、北京、深圳的城市活动指数变化图

　　复工指数越高,说明工作人口越多,越多的人群正常上班;复工指数越低,说明停工的人群越多,体现了各个企业为响应疫情防控采取的停工及在家办公的防疫措施。

151

　　图 2-1-4 为上海、广州、武汉、北京、深圳的城市复工指数。可以看出,在 2020 年 1 月 23 日之后,城市指数一直维持在低水平,反映出各非必要公司企业均已采取停工停业措施。在春节假期结束后,仍然维持在较低复工指数水平,反映出各企业对疫情防控的重视。

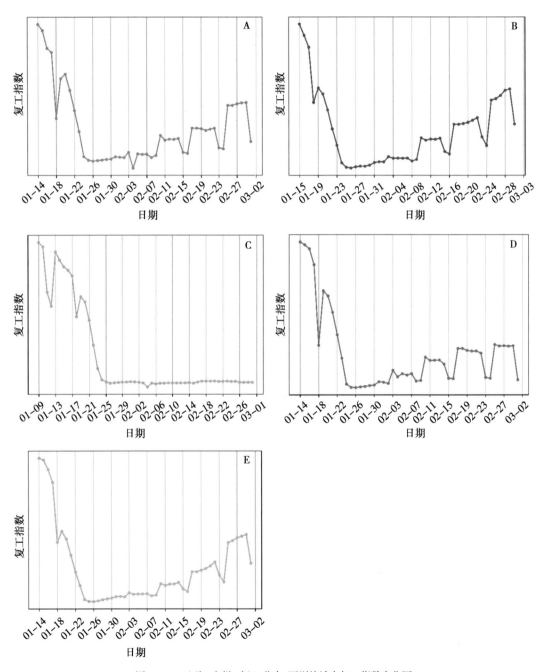

图 2-1-4　上海、广州、武汉、北京、深圳的城市复工指数变化图

上海、广州、武汉、北京、深圳的活动指数和复工指数归一化后,如图 2-1-5 所示。可以看出,城市活动指数和城市复工指数趋势一致,说明城市活动指数有效反映了隔离复工等城市管控措施。

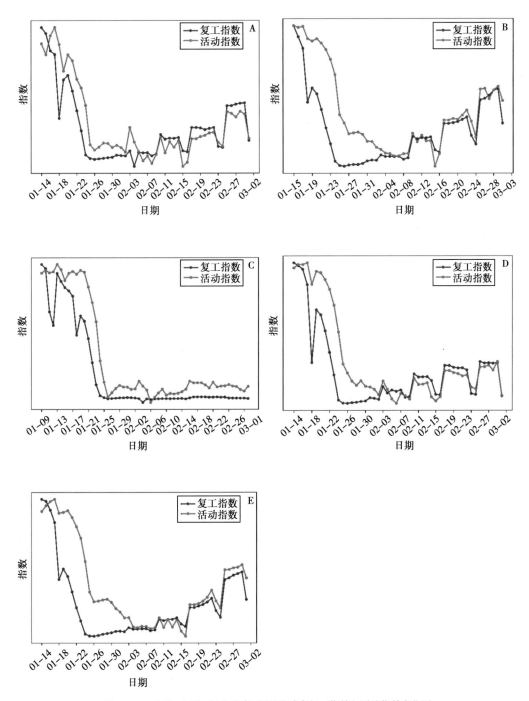

图 2-1-5　上海、广州、武汉、北京、深圳的城市复工指数与活动指数变化图

（3）城市管控指数：为了便于直观比对，在以下分析模拟中对城市活动指数、复工指数进行转换及归一化处理，形成城市管控指数。

$$城市管控指数 = MaxMinNormalization\{(1-活动指数)+(1-复工指数)\}$$

其中，$MaxMinNormalization(x) = \dfrac{x - min\ (x)}{max(x) - min\ (x)}$

城市管控指数代表隔离相关防控措施效果，防控措施越好，意味着城市管控指数越高、人员流动越慢，疾病传播的有效再生数越低。因此对于疾病的防护可起到量化研究的作用。为了展示限制人口流动之后的效果，对 2020 年 1 月 14 日到 2 月 29 日上海、广州、武汉、北京、深圳 5 个城市的管控指数和新增感染人数动态变化进行统计，如图 2-1-6 所示，管控指数和新增确诊人数之间，有很强的相关性。从 2020 年 1 月 23 日起，城市管控指数明显有上升趋势，说明政府采取的措施有效降低了疾病的传播。

通过以上 5 个典型城市新增确诊数据、城市管控指数的比对，可以发现管控指数和新增确诊人数之间有很强的相关性，即城市管控指数对于 7 天后的确诊新增趋势有较强的预示作用。当城市管控指数达到较高水平后，新增确诊人数即开始进入下降趋势。城市管控对疫情的传播有较为明显的影响。

2. 疫情传播模型概述　对疾病传播进行预测，最直接的方法是利用现有的一些模型，如 SIR 或 SEIR，根据已有的数据，对疾病的发展和演化进行预测。因此 SIR 和 SEIR 模型也作为常用的疾病预测方法。但在此次新冠肺炎暴发的过程中，通过 SEIR 等模型虽然可以预测疾病的发展趋势，但也存在一些不足。通用 SIR、SEIR 不能反映出政府以及群众等各个组织对疫情的高度重视及防控措施，而这些措施对疫情传播有着较强的影响。

因此考虑到人员流动以及管控等对疫情的影响，为了解决 SEIR 模型中的不足，本文提出了一种基于城市管控指数的模型（简称 USEIR），基于运营商大数据分析，通过手机定位的人口移动情况分析，对未来疾病的发展演化进行预测。

政府防控措施对疫情传播有重要影响，前期管控措施较少，社会防控意识较弱、城市活动指数较高、管控指数较低；而随着疫情发展，政府管控力度增强，社会防控意识提升、静止人数比例高，代表着隔离人群较多，从而接触到患者的人群会相应减少，在控制疫情发展过程中，城市管控与人群隔离有着重要作用。

因此，基础的 SEIR 模型不能反映防控措施对疫情的直接影响作用，在此基础上，对 SEIR 模型加入隔离的影响。根据城市活动指数 / 管控指数来反映隔离人群的比例，管控指数较低，隔离人群比例较低，管控指数增加，隔离人群比例增加，形成 USEIR 模型。

以下先对经典的疾病传播模型 SIR 和 SEIR 进行简要介绍。

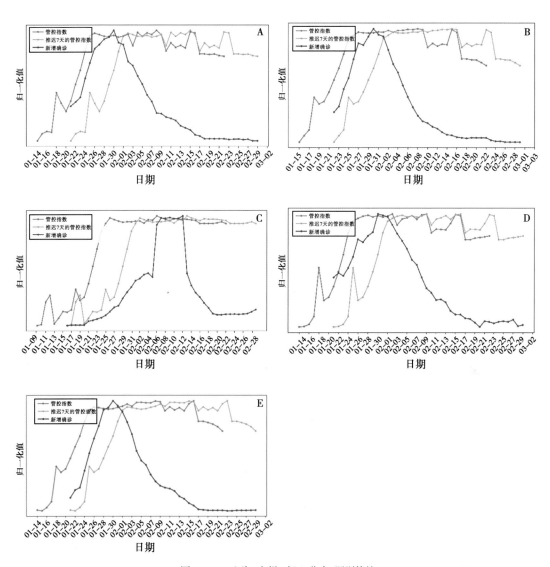

图 2-1-6　上海、广州、武汉、北京、深圳管控
指数和新增确诊人数的动态变化图

SIR 模型

传染病 SIR 模型如下

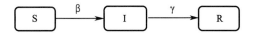

其微分方程如下:

$$
\begin{cases}
\dfrac{dS}{dt} = -\dfrac{\beta S(t)I(t)}{N} \\[3mm]
\dfrac{dI}{dt} = \dfrac{\beta S(t)I(t)}{N} - \gamma I(t) \\[3mm]
\dfrac{dR}{dt} = \gamma I(t) \\[3mm]
T(t) = I(t) + R(t)
\end{cases}
$$

其中,N 为总人口,S 为易感人群,I 为感染人群,R 为恢复人群,T 为累计确诊人数;β 表示传染率,γ 表示恢复率。

SEIR 模型

传染病 SEIR 模型如下

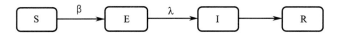

其微分方程如下:

$$
\begin{cases}
\dfrac{dS}{dt} = -\dfrac{\beta S(t)I(t)}{N} \\[3mm]
\dfrac{dE}{dt} = \dfrac{\beta S(t)I(t)}{N} - \lambda E(t) \\[3mm]
\dfrac{dI}{dt} = \lambda E(t) - \gamma I(t) \\[3mm]
\dfrac{dR}{dt} = \gamma I(t) \\[3mm]
T(t) = I(t) + R(t)
\end{cases}
$$

其中,N 为总人口,S 为易感人群,E 为潜伏人群,I 为感染人群,R 为恢复人群,T 为累计确诊人数;β 表示传染率,λ 表示发病率,γ 表示恢复率。

3. 基于城市管控指数的 USEIR 模型　在 SEIR 模型的基础上,加入隔离、关闭城市通道等对 SEIR 的影响。根据城市管控指数来反映隔离人群的比例,城市管控指数越低,隔离人群比例越少;城市管控指数增高,隔离人群比例增加。

其微分方程如下：

$$
\begin{cases}
\dfrac{dS}{dt} = -\dfrac{\beta S(t)\,(\,I(t) + E(t)\,)}{N} - a^{*}C^{*}S(t) \\[4mm]
\dfrac{dE}{dt} = \dfrac{\beta S(t)(I(t) + E(t))}{N} - \lambda E(t) - b^{*}C^{*}E(t) \\[4mm]
\dfrac{dI}{dt} = \lambda E(t) - \gamma I(t) \\[4mm]
\dfrac{dR}{dt} = \gamma I(t) \\[4mm]
T(t) = I(t) + R(t)
\end{cases}
$$

其中，N 为总人口，S 为易感人群，E 为潜伏人群，I 为感染人群，R 为恢复人群，T 为累计确诊人数；β 表示传染率，λ 表示发病率，γ 表示恢复率。a 为易感人群中隔离人群关于管控指数的系数，b 为潜伏人群中隔离人群关于管控指数的系数，C 为管控指数。

4. 模型拟合结果　为了验证模型的有效性，将累计确诊人数作为 y 轴，时间序列为 x 轴，对确诊数据进行拟合。如图 2-1-7 所示，武汉采用 2020 年 1 月 15 日至 2 月 11 日的确诊人数，上海、广州、北京、深圳采用 2020 年 1 月 20 日至 2 月 11 日的确诊人数，使用最小二乘法，拟合 SIR、SEIR、USEIR 模型中的各个参数。其中圆圈为实际数据，红色曲线为 USEIR 模型对数据的预测结果，黄色和蓝色分别表示 SIR 和 SEIR 模型的预测结果，从图 2-1-7 可以看出，和 SIR、SEIR 相比，USEIR 可以大大提高预测的准确性。

为了进一步验证结果好坏，和图 2-1-7 方法相似，但采用不同时间段的确诊数据作为训练数据对模型进行参数求解，武汉采用 2020 年 1 月 15 日至 2 月 21 日的确诊人数，上海、广州、北京、深圳采用 2020 年 1 月 20 日至 2 月 21 日的确诊数据作为训练集合，预测结果如图 2-1-8 所示，结果表明和 SIR、SEIR 相比，USEIR 更能准确地预测疾病的发展。

5. 城市疫情预测仿真系统　基于联通大数据所具备的全国 31 个省（自治区、直辖市）全量信令大数据，可以实际测算出全国各城市内的人口职住分布、城市活动指数、城市复工指数等实际数据指标，对于城市的疫情防控现状具有直接体现与衡量作用。其中，城市人口职住分布体现了城市人口居住、工作区域的聚集分布，城市活动指数主要反映人们日常出行活动的频度，而城市复工指数则主要反映城市中已经返岗上班的人口比例。

在这些大数据分析得出的城市实际数据指标基础上，基于前述改进的疫情传播趋势拟合模型，形成了一套城市疫情预测仿真系统，其展示图如图 2-1-9 所示。系统一方面能够基于城市前期疫情数据进行拟合；另一方面，也提供了多项对疫情发展关键因素的交互式干预控制，包括：城市活动指数、城市复工指数、初始感染数量、传染概率、病死率、潜伏期、收治周期、收治容量、治愈周期等，可以模拟反映各城市新冠肺炎防控政策措施对疫情发展的影响作用。

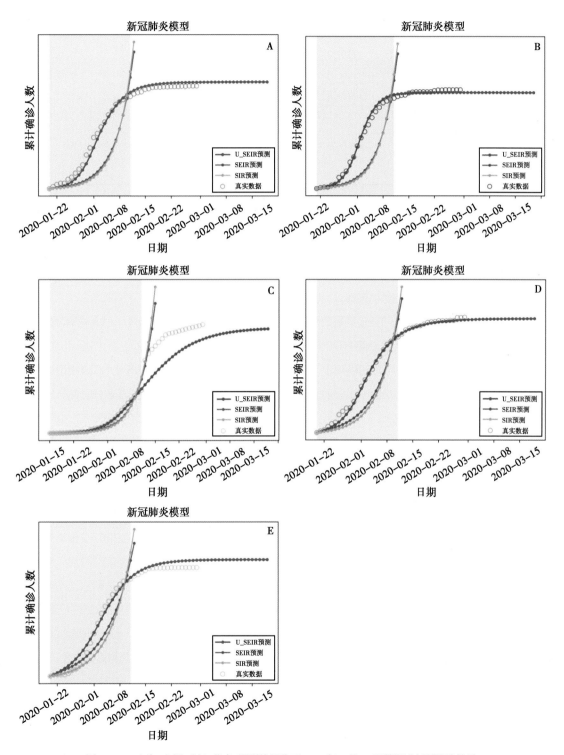

图 2-1-7　上海、广州、武汉、北京、深圳使用截至 2020 年 2 月 11 日数据进行预测的结果

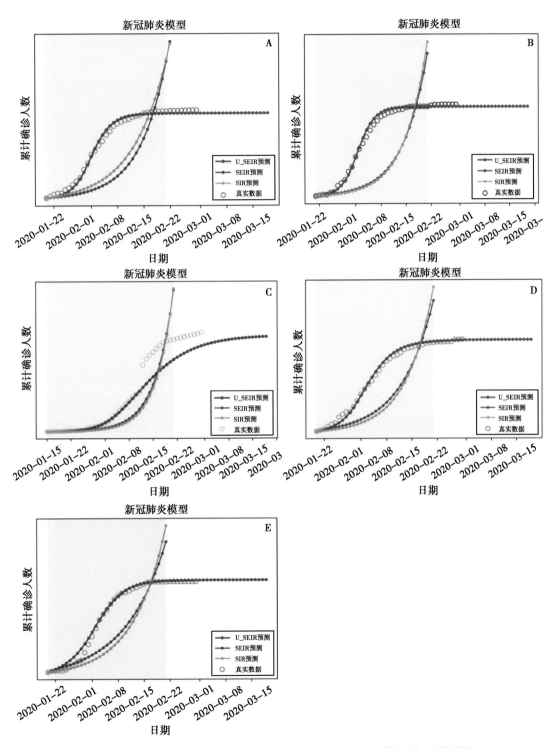

图 2-1-8 上海、广州、武汉、北京、深圳使用截至 2020 年 2 月 21 日数据进行预测的结果

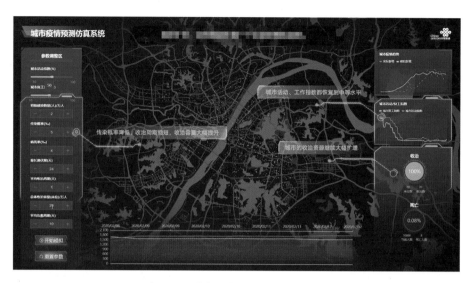

图 2-1-9　城市疫情预测仿真系统展示图

（三）应用场景

该系统通过数据与算法融合,形成可视化展示的城市疫情预测仿真系统,基于城市人口职住分布、活动指数等实际数据指标,以及通过设定不同的控制因素,比如传染率、收治容量等,对疫情能够进行拟合预测并提供交互式干预控制,能够对疫情发展进行模拟仿真,从而可以为疫情防控策略的制定提供辅助推演参考。

城市疫情预测仿真系统登录主界面如图 2-1-10 所示。用户可输入用户名、密码,点击"提交"按钮进行登录。

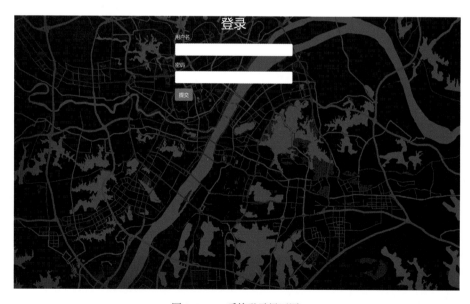

图 2-1-10　系统登录界面图

登录系统后,城市疫情预测仿真系统初始界面如图 2-1-11 所示。

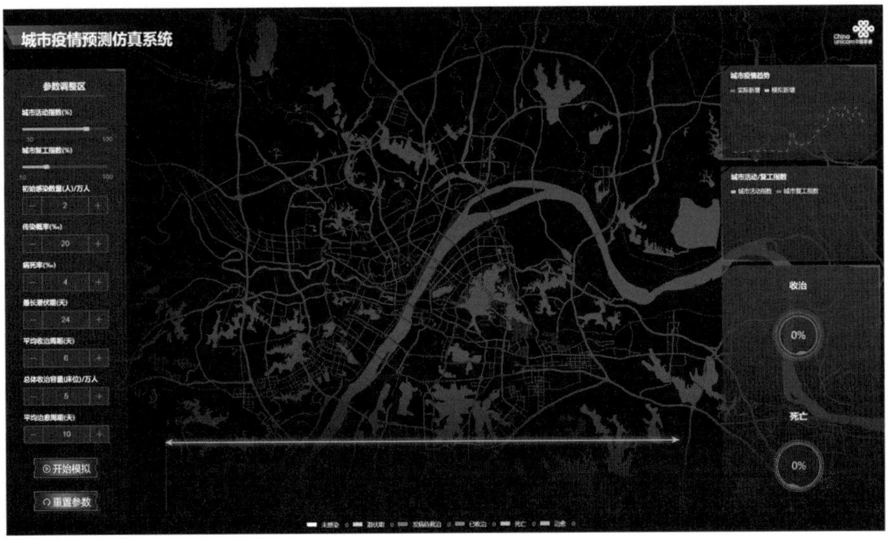

图 2-1-11　系统初始界面图

左侧为参数调试区,可对参数进行配置,实现交互式干预控制,其中可配置的参数有:城市活跃指数、城市复工指数、初始感染数量、传染概率、病死率、最长潜伏期、平均收治周期、总体收治容量、平均治愈周期。通过设定这些参数,可以模拟各个城市的防控政策以及各项措施对疫情传播的影响作用。

点击"开始模拟",可以对后续的疫情发展趋势进行动态模拟仿真。点击"重置参数",可以恢复系统默认参数配置。

调整参数,点击"开始模拟",系统开始对疫情的传播进行推演仿真,如图 2-1-12 所示,白色代表无感染,黄色代表潜伏期,红色代表发病待救治,蓝色代表已收治,灰色代表死亡,绿色代表治愈。在正中的主界面,每个点代表人,这些点将直观地展示疫情传播过程中各类人群的变化,为使用者展示疫情传播的发展过程。随着疫情开始,区域内为白色的未感染人群,接着会出现黄色的潜伏期和红色的发病人群,收治后会变成蓝色,最终会被治愈或者死亡,变成绿色或者灰色。该区域的人群是按照信令数据测算的实际职住分布来设定人群分布的,城市中心人口密集,城市边缘人相对更少;同时,白天上班时间、办公区的人口较多,因此图中办公区的点分布密集,夜晚人们回到住宅区,因此在处于晚上的时间段,住宅区点较为密集。图中展示的人口分布均按照实际的信令以及职住数据设置。模拟感染时按照不同区域白天或者夜晚,具有不同人口密度,接触的人数不同,随机选取人进行感染,潜伏期和发病期的人会按照他们的生活轨迹随机感染其他白色的未感染人群,同时按照收治容量和收治周期对发病待救治的人群进行收治,若床位不够,无法收治,将会继续感染其他人;床位足够收治,治愈人数会更多。下方的坐标图展示了随着疫情发展,各类人群的数量随着时间的变化。

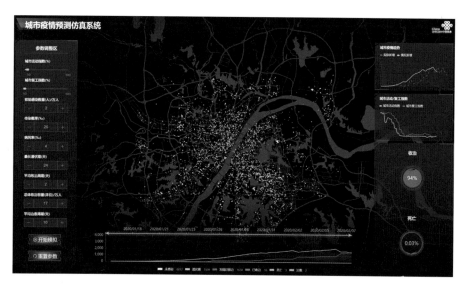

图 2-1-12　系统仿真界面图

右侧为城市各个指数的展示,包括城市疫情趋势折线图、城市活动指数 / 复工指数折线图以及收治率和死亡率的百分比。在城市疫情趋势展示图中,红色曲线为实际新增确诊人数,黄色曲线为仿真模拟的新增确诊人数。同时会展示随着时间变化的城市活动 / 复工指数,蓝色曲线为城市活动指数,紫色曲线为城市复工指数。红色圆形表示收治容量,可以直观展示床位是否有空余,灰色圆形展示为死亡率。

通过城市疫情仿真系统,可以模拟反映各城市新冠肺炎防控政策措施对疫情发展的影响作用。系统基于城市的现有实际数据指标,同时可以设定不同的控制因素,对后续的疫情发展趋势进行动态模拟仿真,能够直观全面地展示疫情传播与发展情况,以及各项参数变化对疫情传播的影响,能够为疫情防控策略的制定提供辅助参考。

四、创新点与实施效果

（一）项目先进性及创新点

本项目的创新点包括 3 个方面。

1. 基于运营商信令数据,提出了城市活动指数、城市复工指数、城市管控指数等实际数据指标,量化了人口流动性及相关政府防控措施。城市活动指数反映了武汉关闭离汉通道、各地限制出行等措施极大减少了人口流动性;城市复工指数表明在春节假期结束后,各企业仍然维持较低的复工水平,反映出各企业对疫情防控的重视;城市管控指数和新增感染人数的动态对比表明了管控指数和新增确诊人数之间具有很强的相关性,可见城市管控对控制疫情的传播有较为明显的影响。

2. 基于城市管控指数,对经典传染病模型 SEIR 进行改进,通过引入管控指数,提出了优化的 SEIR

算法 USEIR，构建了城市疫情传播趋势仿真模型。该模型考虑了在疫情发展期间，由于疫情防控措施的出台对疫情趋势走向的影响，更贴合实际，具有现实指导意义。

3. 基于模型 USEIR，研发了城市疫情预测仿真系统，以对各城市的疫情传播情况做出动态模拟仿真，为疫情防控策略的指定提供辅助参考。该系统对疫情传播模型 USEIR 进行开发封装，并添加了医疗收治容量、传染率、恢复率、病死率等重要影响因子的交互式干预控制，通过构建可视化平台，将数据模型与可视化平台通过数据接口融合，对疫情数据进行动态推演。

（二）实施落地情况

系统已经完成武汉、北京、上海、广州、深圳等重点一、二线城市的疫情模拟推演，该套系统已向国家相关部门演示汇报，并免费支撑部分省市的相关部门进行辅助决策。本系统的应用，对于国家部委、省市部门对疫情防控、复工复产政策措施的制定，可以起到辅助推演的参考作用，具有很大的社会效益。

（三）推广应用前景

城市疫情预测仿真系统能够对各城市的疫情传播情况进行动态模拟仿真。通过对城市活动指数、城市复工指数、初始感染数量、传染概率、病死率、潜伏期、收治周期、收治容量、治愈周期等多项关键因素进行交互式干预控制，可以模拟反映各城市防控措施对疫情传播的影响。对于新冠肺炎疫情之下如何逐步恢复城市生产、生活，该系统能够为相关部门的政策制定提供辅助推演参考。

专家点评

该案例是基于疫情传播模型 SIR，结合联通用户信令数据，并引入城市管控指数优化模型算法，构建了城市疫情趋势预测仿真系统。系统可对各城市的疫情传播情况进行动态模拟仿真，可对疫情数据进行动态推演，具有一定的社会效益和推广前景。

案例二　AI 新冠肺炎疫情研判系统

星　　级：★★★★
单　　位：迪爱斯信息技术股份有限公司
推荐单位：苏州市新冠肺炎疫情防控指挥部

　　在新冠肺炎疫情影响下，如何精准、实时把握群众的真实诉求和关注热点，成为防控工作是否成功的重要标准。作为苏州市受理群众涉疫诉求的主要平台，"12345"便民服务热线收集了丰富的民生诉求信息。但数据体量大、分类标准杂、诉求热点变化快，成为数据信息使用的主要障碍。因此，借助 AI 语义分析技术，大幅提升对数据的处理能力，实现自动化预警、智能化分析尤为重要。

　　新冠肺炎疫情暴发，是对各地各级部门应急能力、协同能力的一次大考验，检验了各部门深入学习贯彻习近平新时代中国特色社会主义思想的水平以及是否做到"以人民为中心"的价值追求。AI 的兴起，是社会治理全面改革创新的一次挑战，更是机遇。

一、背景简介

　　新冠肺炎疫情暴发以来，"12345"便民服务热线作为苏州市受理涉疫诉求的主要平台，汇聚了大量群众涉疫诉求，其中包括各种实时民生问题和群众关注热点。为全力维护社会稳定、做实做优社会及社区防控工作，迪爱斯信息技术股份有限公司协助苏州市公安局探索运用 AI 技术，借鉴"110"警情智能研判系统建设经验，运用公安情报思维和超前维稳意识，快速研发了"AI 新冠肺炎疫情研判系统"。实时监测群众涉疫诉求、强化智能研判分析，为防疫决策提供参考支持，为及时、有效解决矛盾纠纷提供精准指导，有效防止了"诉求变矛盾、矛盾变涉稳"及"个体问题变群体问题、群体问题变团体问题"的趋势演变。

二、实施目标

通过运用 AI 的语义分析技术,实现对大量的"12345"便民服务热线数据实时、快速、智能归类。并在此基础上做强信息研判工作,逐步建立多个风险隐患预警模型,以此为抓手推动部门联动机制建设,做到早发现、早预防、早化解。

三、项目实施情况

(一)项目总体架构和主要内容

1. 系统总体架构图 如图 2-2-1 所示。

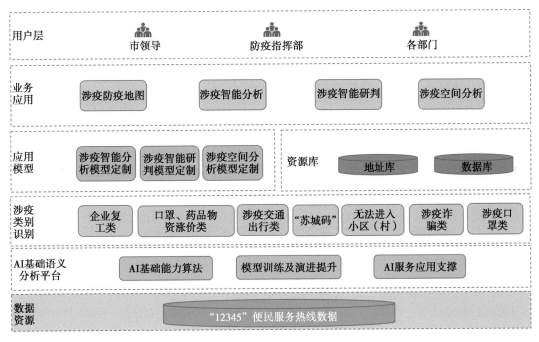

图 2-2-1 总体架构图

2. 系统业务应用模块

(1)涉疫防控地图:是基于地图的研判手段,可以帮助研判人员通过地理位置以及地图功能实现疫情的精准研判。AI 新冠肺炎疫情研判系统设计了研判地图模块,以地图为载体,通过搜索、框选地址信息等多种交互方式,快速查询关注的疫情防控点情况,并以热点图的形式展现。

(2)涉疫智能分析:是研判人员需要重点关注的领域。从宏观统计维度来看,"12345"便民服务热线关于疫情专题和分类的变化趋势尤为重要,其具有按专题及智能分类统计涉疫数量、日新增疫情及日同比的功能,用以从多维度给研判人员提供基于专题和分类的数据分析结果,包括疫情的变化趋势、辖区疫情统计、辖区疫情分类占比等。

（3）涉疫智能研判:是基于分类挖掘模型,通过自然语言处理算法分析,将所有"12345"便民服务热线的数据按照企业复工问题、涉疫秩序、涉疫口罩、无法进入小区（村）、涉疫诈骗各类专题下的二级分类进行自动归类,直观展示各类专题及二级分类的热线数量和详情列表。

（4）涉疫空间分析:是在支撑研判人员进行基于地理位置的空间研判分析上,系统设计了乱点挖掘功能,对疫情防控点地址聚类分析,由系统主动推送出各类专项疫情防控点的高发地址中心。并以地址串并为基础找出当前辖区存在需要防控的趋势点,并支持相关疫情钻取、地图分布呈现。

（5）控制台:主要通过一般性系统配置功能实现系统用户管理、专题分类管理、疫情回收管理等功能。

（6）智能分类:五类专题15种热线数据分类自动识别。可以自动识别复工专题的企业复工问题分类;可以自动识别涉疫秩序类专题的"苏城码"、口罩药品等涨价、涉疫交通出行、旅行社等退款纠纷、强行冲闯门岗、刻意隐瞒病史、暴力伤医分类;可以自动识别涉疫口罩类专题的买不到口罩、销售假劣口罩、未戴口罩出行分类;可以自动识别无法进入小区（村）类专题的无法进入小区、村分类;可以自动识别涉疫诈骗类专题的网络口罩诈骗、网络募捐诈骗分类。

（7）应用功能模型定制:主要包括几种主要模型:①涉疫智能分析模型定制。运用 AI 语义分析技术,通过分析"12345"便民服务热线内容,从中提取出地址、小区、村、企业单位、码号、手段等要素,将要素结构化数据存储到要素库。要素库是支撑多维研判分析的重要信息。②涉疫智能研判模型定制。运用 AI 语义分析技术,重新对"12345"便民服务热线数据进行分类,实现 5 类专题15 种热线数据的新分类定制化开发。③涉疫空间分析模型定制。地理信息作为"12345"便民服务热线数据不可或缺的组成部分,提取为发生地,在结合其他要素信息后,可以产生丰富的研判价值。所以基于地理空间研判分析是研判人员的重要手段之一。为了支撑基于地理空间研判分析能力,AI 新冠肺炎疫情研判系统引入了乱点空间分析模型定制功能。④趋势预警分析模型定制。为了支撑趋势预警分析,AI 新冠肺炎疫情研判系统引入了趋势预警分析模型定制模块,辖区时空趋势分析模型是基于时空数据的辖区趋势预警分析推荐技术;重点区域复杂维度预警分析模型是重点区域发现和区域内复杂数据提取预警分析技术;基于异常数据的趋势分析和预警库构建基于离群点识别技术的趋势分析。

（二）技术路线

技术路线如图 2-2-2 所示。

1. AI 语义分析技术 自然语言处理是研究大脑如何认知语言工作的技术智慧语义感知算法,是基于概念的语义理解,解决自然语言中普遍存在的歧义性,超越关键字的领先语义理解技术。能实现对文本的多个层次（词语、句子、段落、篇章）的分析,实现文本语义的量化计算,提供强大的自然语言处理相关分析

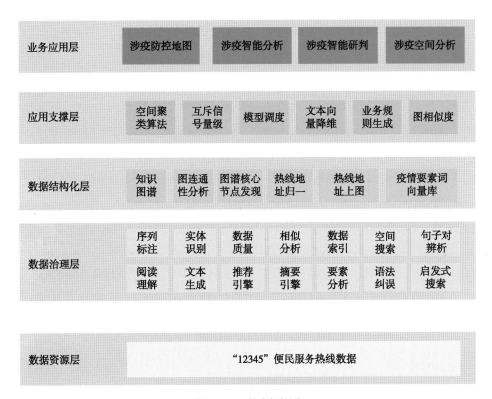

业务应用层	涉疫防控地图		涉疫智能分析		涉疫智能研判		涉疫空间分析
应用支撑层	空间聚类算法	互斥信号量级	模型调度	文本向量降维		业务规则生成	图相似度
数据结构化层	知识图谱	图连通性分析	图谱核心节点发现	热线地址归一	热线地址上图		疫情要素词向量库
数据治理层	序列标注	实体识别	数据质量	相似分析	数据索引	空间搜索	句子对辨析
	阅读理解	文本生成	推荐引擎	摘要引擎	要素分析	语法纠误	启发式搜索
数据资源层	"12345"便民服务热线数据						

图 2-2-2　技术架构图

算法,包括内容分类、聚类、主题分析、语义分析、实体识别、启发式搜索引擎、推荐引擎、摘要引擎等。整体可以分为三个层面:①词语层面:能符号化地表示词汇的语义,自动识别词语的一词多义和多词一义等歧义现象,让机器掌握词汇的语义,并能正确提取句子中蕴含的关联性:同义、上下位、包含关系等。②句子层面:利用语义网络来自动识别句子中各概念间的语义关系,实现句子语义的归一化处理,从而能准确识别句子变形,但语义不变。③篇章层面:利用语境计算技术,正确分析篇章中每个句子的语境特征,实现句群的切分与合并,准确计算词语和句子的上下文。

基于本体模型的语义理解技术解决了传统语言分析中,把词语当作孤立的符号看待,而词语代表的语义信息、词语之间的关联信息、词语的上下文信息无法表示和计算的问题。整体解决了一词多义、一词多用的语言模糊问题对信息处理的影响。

在基于本体模型的语义理解中,概念是语义知识表示与语义运算的基本单元。基于概念的语义理解,解决自然语言中普遍存在的歧义性,超越关键字的领先语义理解技术,能实现对文本的多个层次的分析,实现文本内容的量化计算。

2. 地址归一化处理技术　利用迪爱斯信息技术股份有限公司自有知识产权的地址归一化处理技术,基于多维空间信息自动化适配数据抽取非结构化中地址信息,针对群众对统一地址的多种口语化描述进行智能归一处理,进而利用迪爱斯信息技术股份有限公司自有知识产权的无靶向精确地址串并技术,基于地址核心数据的无监督学习技术、经验模型的乱点空间数据生成和空间库构建对地址进行串并,结合智能分类自动推送精确涉疫问题高发精准地点,打破原有只能按区县纬度统计的传统模式,为决策指挥提供精准情报信息。

3. 采用 REST(representational state transfer)规范设计接口 系统均采用 JAVA 技术路线进行建设,配套使用 CentOS(community enterprise operating system)操作系统,使用 JAVA 企业级应用开发平台进行开发和部署,实现系统设计的高度灵活性和扩展性。接口及系统采用 REST 规范设计接口,降低开发的复杂性,提高系统的可伸缩性,保证系统提供的服务都是解耦的,从而改善系统的交互性和可重用性。

4. 采用 HTML5 技术和 J2EE 技术规范 满足个人计算机终端、移动终端的跨平台建设要求,后台关键应用服务要求统一部署在 Linux 平台。为确保指挥一体化系统的可靠性运行,建设统一的融合终端,避免由于不同的浏览器导致系统的兼容性问题,以及业务系统之间界面的无缝融合和高效交互。按照云平台的建设要求,支持服务容器化,系统集成平台的所有服务都运行在容器中,减少对服务硬件要求,提升服务扩展能力和故障恢复能力。

（三）应用场景

AI 新冠肺炎疫情研判系统采用 AI 自然语言处理技术,实现数据的精准智能归类、提取,自动推送至涉疫的重点地区、单位、人员。主要用于以下几种场景:

1. 数据自动分类打标签 将每日的工单信息进行自动分类标记,解决接线员人工标记的难题。

2. 建立数据模型 对重点的单位、地区自动预警,确保第一时间发现群众反响比较强烈的节点,及时解决群众的迫切诉求。

3. 自动分析数据特点 结合数据智能分类,按照设定的思路进行环比、同比以及时空维度的综合分析。

4. 助力人工形成有价值情报 经过人工再次干预,以最快的速度形成有指导价值的信息情报,报相关部门和领导。

四、创新点与实施效果

（一）项目先进性及创新点

苏州市"12345"便民服务热线数据挖掘面临的问题:疫情期间涉疫数据量大、类型繁杂、内容多采用自然语言描述、口语化较严重。依靠人工和传统的分析技术难以准确、高效地提取数据的关键信息,难以有效地根据特征将共性信息进行聚类和分析,深入挖掘关联线索并有效利用;无法精细化地进行分类研判,满足不了新形势下涉疫防控需要;如果每一起涉疫均需要人工进行选填,既耗费大量人力,也降低效率,人工选填也不准确,不能满足精细化的涉疫防控要求。

针对"12345"便民服务热线数据特点及涉疫数据的难点,利用自有知识产权的语义分析平台,对涉疫数据等非结构化或半结构化数据中包含的手段、空间、对象、主体、方式进行自动要素提取,变人工分类为智能分类,将哄抬口罩药品等物价、刻意隐瞒病史、租客无法进入小区、企业复工问题、疫情期间群众聚集数据进行自动汇聚。利用自有知识产权的地址归一化处理技术,基于多维空间信息自动化适配数据抽取非结构化中的地址信息,针对群众对统一地址的多种口语化描述进行智能归一处理,进而利用无靶向精确地址串并技术,基于地址核心数据的无监督学习技术、经验模型的乱点空间数据生成和空间库构建对地址进行串并。结合智能分类自动推送精确涉疫问题高发精准地点,打破原有只能按区县纬度统计的传统模式,为决策指挥提供精准情报信息。创建多维涉疫要素碰撞研判模型,从多维度涉疫要素线索交叉碰撞、基于知识推理的"12345"便民服务热线数据内容比对及要素库构建两方面实现该能力。通过大数据及 AI 自然语言处理技术,充分挖掘海量涉疫"12345"便民服务热线数据的价值,让"12345"便民服务热线涉疫数据真实反映苏州市涉疫防控"晴雨表",提供真实、精准的辅助决策依据,从而更合理地调配社会力量,提升工作效率、快速反应和应变能力。

(二)实施落地情况

1. 实施情况　疫情初始,面对各类涉疫矛盾激增及各地防控措施的不断调整,单靠人力已经无法处理大量社会问题,也无法对群众诉求进行实时监测和聚焦分析研判。为了及早解决群众涉疫诉求,及时跟踪疫情防控措施落地执行情况,有效防止出现矛盾升级激化、个人极端行为或群体不稳定事件,急需利用 AI 技术实现海量便民服务热线数据的全息监测、动态研判和实时预警,为疫情防控决策提供参考,为及时就地解决矛盾纠纷、民生需求提供精准指导。苏州市公安局派驻苏州新冠肺炎疫情防控指挥部提出了急需解决的问题和需求,与迪爱斯信息技术股份有限公司专业技术人员,苏州市疾控中心、苏州市便民服务中心相关工作人员进行远程合作,借鉴"110"警情 AI 语义分析智能研判系统建设的经验,融合公安情报思维和超前维稳意识,在北京远程建设实施,搭建大量算法模型,强化苏州全市"12345"便民服务热线的智能分类、多维研判和趋势预警。

2. 落地情况

(1)AI 弥补人工传统涉疫分类不足:新冠疫情暴发,原有"12345"便民服务热线无涉疫相关的分类,人工临时增加的涉疫分类由于多种原因分类不准、数量缺失。针对疫情带来的各种社会问题,需要精准分析涉疫社会风险、建设更细化的 AI 分类,如增加哄抬口罩或药品等物价、刻意隐瞒病史、租客无法进入小区、企业复工问题、疫情期间群众聚集等智能分类,利用语义分析引擎对每天近 2 万起的涉疫群众来电信息进行智能汇聚,如图 2-2-3 所示。

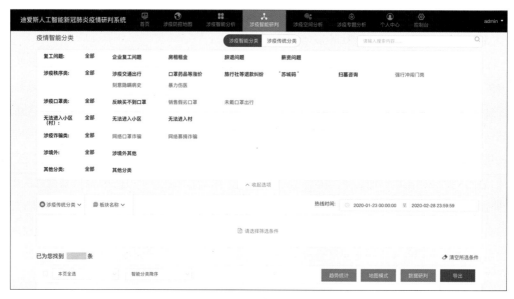

图 2-2-3　涉疫智能分类研判

（2）智能要素提取，夯实涉疫情报研判基础：针对每类涉疫信息需要关注的手段、空间、对象、主体、方式均不相同，需要关注和提取的要素也不同。面对口语化严重的"12345"便民服务热线非结构化信息，建设涉疫"12345"便民服务热线数据智能要素库时要对每类涉疫来电的不同特征要素实现自动提取，在对新发涉疫信息进行要素自动提取之外，可对苏州历史涉疫数据按照类别自动提取相应特征要素，这将充分激活苏州市"12345"便民服务热线涉疫数据价值，夯实涉疫研判基础，如图 2-2-4 所示。

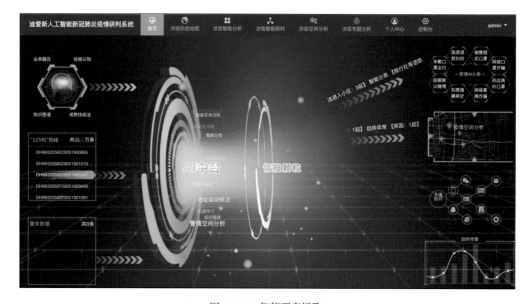

图 2-2-4　智能要素提取

（3）智能化多维研判，提高涉疫防控实战支撑效能：对党委政府、群众关心的涉疫突出问题建立相关算法模型，打通各类涉疫信息不同维度情报数据，将一些数据片段串成一条线，进而形成一个立体的面去多维度融合分析，从"物理结合"走向"化学融合"，如图 2-2-5 所示。

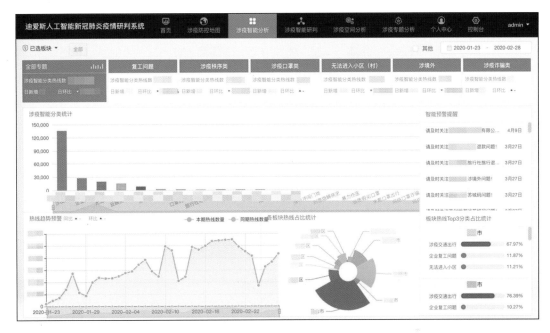

图 2-2-5　智能化多维研判

（4）无靶向涉疫问题地点精确感知推送：根据苏州市涉疫防控精细化管理的需要，打破目前涉疫分析只能以区县为边界进行简单统计。利用 AI 技术深度学习每类涉疫数据对地理空间纬度的不同研判技战法，比如设置 100 米、300 米半径后，进行无中心地址聚类，系统按不同半径设置自动推送苏州细微涉疫问题高发地点，才能为决策及实战指挥提供更准确的依据。群众来电时，往往一个地址有多种口语化的表述，很多地址存在于非结构化数据中，地址问题对后续研判、预警、统计等业务起到关键作用。为解决这一问题，需运用自然语言处理技术、地址采集技术对事发地址进行地址归一等标准化处理，从而实现地址的更精确定位，如图 2-2-6 所示。

（5）涉疫问题异常趋势预警，实现防控应急处置向风险管控转变：对苏州市 5 000 多个小区、村、写字楼建设精确的趋势异常预警，充分挖掘"12345"便民服务热线数据价值，应用大数据、AI 手段感知社会涉疫问题风险，可以做到社会矛盾早发现、早预警、早化解，将矛盾化解在源头，提高群众满意度，如图 2-2-7 所示。

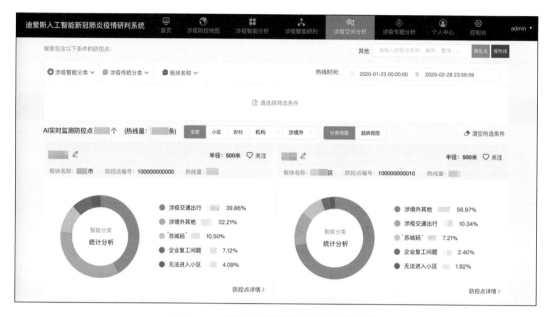

图 2-2-6　无靶向涉疫问题地点精确感知推送

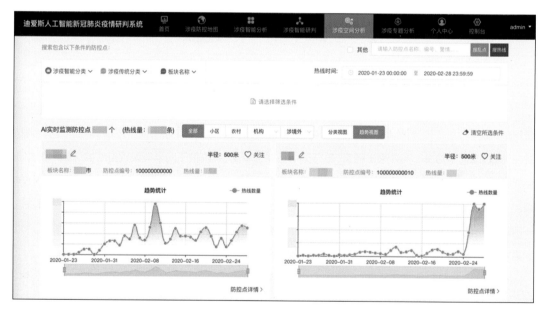

图 2-2-7　涉疫问题异常趋势预警

（三）推广应用前景

1. AI 新冠肺炎疫情研判系统社会效益

（1）本系统主要是针对"12345"便民服务热线电话数据，运用 AI 语义分析技术，实现对"12345"

便民服务热线数据基于时间、空间的分析，对群众关切的涉疫信息进行及时的分析研判。其效益主要体现在把握群众需求、发现涉稳苗头、辅助决策指挥等方面，可积极辅助当前疫情防控工作。同时，通过此次对"12345"便民服务热线中大量涉疫数据的全量分析、全息感知，支撑苏州市新冠肺炎疫情防控指挥部办公室快速对"12345"便民服务热线电话数据进行分析研判，对于基层社会治理也能起到积极的推动作用。

（2）实现了防控"统一标准、精准分类"。因此次新冠肺炎疫情突发，面对新生的突发事件，各地"12345"便民服务热线在承接群众涉疫诉求时，对于诉求的相关分类来不及做过多的标准界定，也没有过往经验可以借鉴，均是边受理边完善。而由于话务员的语言习惯、记录习惯不同，每个人的责任心、细致度也不同，在没有统一分类和标准的前提下，都是按照自己的理解对话单数据进行标注归类。AI 新冠肺炎疫情研判系统的使用，有效解决了话务员在人工记录群众诉求时数据分类、标准等无法统一的问题。同时，随着疫情的发展和各地防控措施的动态调整，不同阶段的群众关注热点也在发生实时变化，热线话务员每天都会面临新情况、新问题，随时会增加新的分类、新的标注，致使人工无法快速、精准地对全量数据进行分析研判。启用 AI 新冠肺炎疫情研判系统后，从技术层面解决了数据分类无法统一、标准无法界定的问题。通过 AI 语义分析，可以快速有效地解读海量文本信息，对每条数据进行智能归类、统计。不仅可以分从属地板块，也可以分诉求类型，还能结合 AI 地址聚类，锁定到每个小区、村，又能结合时间维度，对不同类型的诉求作趋势分析，有效解决了人工分类难、统计难的问题。目前，该系统已经完成了 5 大类 8 小类的智能分类。

（3）实现了"高并处理、深度研判"。从苏州市范围来看，每天"12345"便民服务热线受理群众涉疫方面的咨询、举报、投诉等话单量在 1.5 万左右。从 2020 年 1 月 23 日疫情防控工作开始以来，累计受理量达 33 万余人次。因数据量积累下来非常庞大，在用传统 excel 表单形式处理数据时，基本超过 1 万条，电脑性能方面就会受到技术限制。通过 AI 新冠肺炎疫情研判系统的后台算法，能有效解决研判人员在人工处理海量数据时工具、算力、手段支撑不够的问题。基于智能分类超 90% 的准确率，可以对涉疫信息进行快速、有序分类，辅助研判人员能够及时对群众关心关注的问题进行二次深度研判，找出聚焦点。系统还会对基层普遍关注的旅行社退款纠纷、口罩物资紧缺、进不了小区（村）、"苏城码"应用等防疫重点关注问题进行自动归类，重点地区自动提取，辅助提高疫情防控工作的针对性、及时性、精准性。目前，系统已形成 5 大类 8 小类的智能统计，生成工作专报 2 期，下发工作指令 12 期。

（4）实现了"全量汇聚、直观可视"。在未启用 AI 新冠肺炎疫情研判系统前，所有涉疫数据均采用导出excel 表格形式进行汇总分析，且在数据可视化方面，因分类、字段等标准不一，难以将市、区、县属地板块整合在一起。AI 新冠肺炎疫情研判系统有效解决了海量数据可视化凌乱繁杂的问题，系统提供了属地、时间、类型、地点等不同维度，以及线性图、饼状图、树状图等不同形式的数据可视功能，无论是研判工作人员还是相关工作负责人，都可以通过系统，简单明了地查看疫情的特点、热点变化、发展趋势、重点小区（村）等，也可以直观地了解各类数据明细情况。同时，也支持导出 excel 表格，满足不同岗位人员的工作需求。

（5）实现了"提增效率、实时可用"。在处理每天近2万条涉疫数据时，人工处理在时效性、全面性等方面遇到很大难题。运用AI语义分析技术后，可将研判人员的业务逻辑转变成后台算法，不仅克服了人工处理易疲劳、易疏漏的局限性，也提高了效率。在海量数据处理方面，AI可以24小时连轴运算，结果输出可达到秒级响应。每天数据新增后，可实时给出结果，随时供工作人员分析、查看、应用，既能支撑随时回溯，又能持续跟进发展态势，及时了解诉求变化，有效解决了海量数据分析处理耗时过长、角度不全的问题。同时，各地可实时针对疫情发展趋势，对防控措施进行动态调整和不断完善；对群众的诉求热点也能及时跟踪、动态掌握，可辅助提高现有防控措施的针对性、及时性，也能辅助完善各项工作机制。比如，针对前期群众反响强烈的不让进出小区（村）问题，形成了研判专报，苏州市指挥部适时出台了通告，在市域范围内日常通行推广使用"苏城码"，使得该类诉求有效解决。

（6）推动AI、大数据等关键技术和能力的发展。项目在苏州市新冠肺炎疫情防控指挥方面的深度应用，具有一定的前瞻性、探索性。

（7）项目成功建设和运营将建立一套科学合理的建设运营机制和方法，为以后类似项目提供宝贵经验。

2. 项目的可推广价值

（1）推广价值：从项目的社会效益看，能有效解决人工对于分类、字段标准不一的海量文本数据的处理能力局限。可以利用AI语义分析，对海量文本数据进行自动结构化解析、诉求群体及类型分析、关键字提取、码号类提取、后台自动统计排序等，能够充分挖掘海量文本信息数据的价值，激活大量沉睡数据。且能实时分析掌握群众关切的问题，辅助相应政策、措施、机制及时完善或调整。数据通过系统实现可视化，也便于相关部门和工作人员更加简单、清晰地了解真实情况，对于提高党委政府疫情防控工作效率和群众对防疫工作的满意度，有很好的推动促进作用。

（2）推广可行性：从苏州市新冠肺炎疫情防控指挥部办公室工作人员的实际使用来看，AI新冠肺炎疫情研判系统能有效辅助研判人员对疫情信息进行实时监测，对群众诉求进行多维度、整体性的深度研判。工作人员借助系统能针对不同情况、不同阶段群众诉求变化，阶段性提交出专题性的深度分析研判报告，为有关部门和领导就疫情防控工作提供一定的参考依据，具有较高的推广可行性。目前仅针对疫情数据进行了智能分析，如果能对便民服务热线的全量数据进行有效分析，对于更广范围、更全角度把握分析人民群众对生产、生活方面的各类需求会有更大的助益。如果能够和"110"警情数据、"119"应急数据、各地主流民生论坛以及其他更多便民服务热线数据汇聚整合分析，对于提早发现关系人民群众民生的涉稳因素、矛盾纠纷、热点问题等也有很大的帮助，能有效提高预警、预测、预防能力，为基层社会治理提供更多助力。

（3）推广范围：AI语义分析技术是除了图像结构化解析等AI技术外，另一个重要领域的AI发展方向，主要针对海量非结构化的文本数据进行智能解析和认知学习，将专业人才的行业经验通过AI技术进行不断的积累、沉淀和完善。凡是全国范围内有接听群众涉疫诉求的热线电话受理、且座席都有excel

等电子数据记录、能对群众诉求有详细的文本信息数字化归档的,都可以利用该系统来作智能分类统计、分析研判及重点关注问题的自动提取及数据可视化等。不同地区如有相应个性化需求调整的,只需在后台技术上进行调整即可。

专家点评

本案例主要是针对"12345"便民服务热线记录信息开展非结构化数据的语义分析。在新冠肺炎疫情特殊时期,从市民的咨询、建议、投诉、举报信息中挖掘、分析可能存在的社会风险点和不稳定因素,为地方政府及时排除风险矛盾隐患、维护社会稳定、开展疫情防控工作提供重要支撑。主要特点如下:①实用性强,为地方政府处理"12345"便民服务热线信息分析提供了一套处理方案;②可行性好,充分考虑了技术可行性、经济可行性、效益可行性;③推广性好,各地政府都有较好的适用性。该案例运用 AI 技术弥补人工传统涉疫分类统计的不足,针对涉疫数据进行时间、空间、对象、手段、主题、方式等多要素处理,最终进行综合研判分析,排查风险隐患,在地方风险管控与社会维稳工作中发挥了一定的作用。建议后续更新优化系统,完善语音信息到文本信息的自动转换功能,进一步减少人力成本,实现从接听到研判分析的全流程智能化。

案例三　面向新冠肺炎疫情的联防联控平台

星　　级：★★★☆

单　　位：北京理工大学、南京三眼精灵信息技术有限公司

推荐单位：南京市公安局

　　构建新冠肺炎疫情联防联控平台，结合公安局数据，充分利用大数据的并行计算能力，采用AI技术，将监督学习算法、AR算法与经典传染病动力学模型 SEIR 相结合，提出群智时序传染病动力预测模型。同时运用区块链技术将跨域数据进行上链记账，记录跨域数据在平台交换时产生的价值。在数据安全上，利用自主研发的跨区域碰撞引擎专利——一种跨域数据安全计算及模型协同的方法，将"数据不搬家、运算管道化"的计算方式完美体现。针对目前的新冠肺炎疫情，新冠肺炎疫情联防联控平台具有快速决策、大数据精准研判以及大范围协同和联防联控的能力。

　　近年来，随着区域之间的联系越来越紧密，公共危机的影响力也逐步扩大，需要跨区域处理的公共危机时有发生，如 2008 年"5·12"汶川大地震、2009 年甲型 H1N1 流感事件以及 2020 年新冠肺炎疫情等，这些公共危机都需要各区域共同协调和联合应对。然而，我国针对这种跨区域联动的应对能力尚显薄弱，以致在应对过程中出现了跨区域联动机制缺失、跨地区联动不力等问题。因此，如何构建跨区域联动的高效能应急协调联动机制，使其在常态下具有预警、预报、处置功能，在非常态下具有快速响应功能，成为迫切需要加以研究和解决的重大现实问题。

一、背景简介

　　2020 年初，新冠肺炎疫情暴发，社区民警和基层网格员面临着来自突发性的大规模人员筛查、快速管控防止人员流动等方面前所未有的工作压力。在面对疫情防输入、防扩散的双重要求下，大量基层工作者投身到人员排查、入户宣传、街面巡控、警情处置等防疫任务中，搭建临时工作点，逐车登记、逐人测量体温，全天候值守，严密管控。如何快速决策、调配人力资源，缓解基层一线人员工作压力显得尤为重要。

在进行疫情防控工作时,按照当前的大规模排查模式,很难做到信息数据上报及时、对接无误,重点人员摸排精准、管理有序,确保数字、人员、基本信息、核查情况"四统一",同时对排查出的重点人群追踪随访到位、医学观察到位、记录登记到位、信息报送到位。如何进行精准核查、减少人为干预、变被动为主动,才是更加有效地做好疫情防控工作的关键。

随着经济的发展和城市群的出现,异地居住及办公、异地旅游、异地求学等情况集中出现在我国中部及沿海地带,城市群促使经济快速发展的同时,也带来了人口流动频繁、难以管控、异地案件增多等普遍问题。此次疫情暴发时正值我国传统节日春节,大量人口进行双向迁徙,给此次疫情的防控造成更大难度。跨城市间人口管控接力和跨城市联防联控工作,既缺少常规的"委员会"机制,又缺少对应性平台的支撑。

二、实施目标

场景支持快速决策,通过模型的快速搭建,发布疫情防控态势图,即"涉疫人员"主动发现监测;支持大数据精准研判的能力,搭建外地人员来本地主动监测模型,及时发现外来且未进行登记人员,主动发现并针对性核查,通过大数据进行精准计算,推送信息给基层民警和网格员进行信息的快速排查;支持更大范围的协同和联防联控,面对城市群现象的出现,做好城市间流动人口管控接力,真正实现城市间更大范围的协同和联防联控。

三、项目实施情况

(一)项目总体架构和主要内容

项目以"智力共享云平台"为基础,搭建"联防联控涉疫人员管控"智能场景,该场景结合公安局数据的特点,将监督学习算法、AR 算法与 SEIR 模型相结合,提出群智时序传染病动力预测模型,如图 2-3-1 所示。

在上层决策上,通过涉疫专题态势可视化能力,形成"疫情主动监测防控与态势感知分析"大屏,大屏涉及的内容有:本市涉疫趋势、重点防控区流入人员概况、确诊人数热力图、本市涉疫工作最新进展、本市聚集性疫情分布等信息,为领导层决策提供快速、准确的数据支撑。

在中层研判上,通过场景提供的 50 余种建模基础组件和灵活易用的数据操作能力,实现数据随用即得、业务随想即成、场景随需而变,推出"涉疫人员主动监测场景",每天能够实时计算,A 类即重灾区来本地人员数据,能够帮助民警和核查人员主动发现返程未上报人员,及时进行核查,化被动为主动;B 类即与确诊人员接触过的本地人员,将监控范围快速锁定,主动发现可能疑似人员。

在基层实施上,场景完成对基层民警移动终端的互联互通,实现将上述研判结果的按片区实时推送,从而提高疫情防控工作的快速响应能力,加快疫情防控的实施速度。

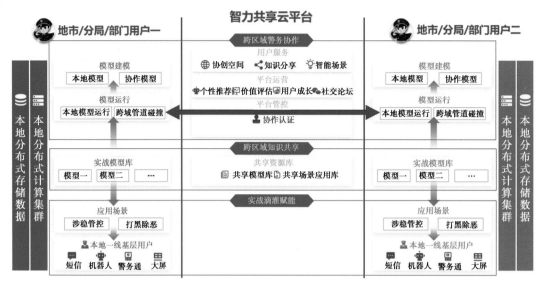

图 2-3-1　平台分层架构

（二）技术路线

平台技术路线如图 2-3-2 所示。

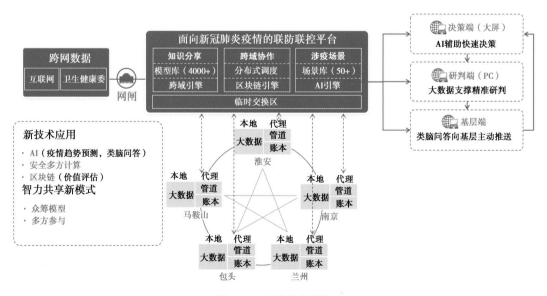

图 2-3-2　平台技术路线

1. 群智时序传染病动力预测模型　为了支撑疫情的联防联控,平台对城市的疫情趋势进行建模预测。SEIR 模型将划分不同人群,并建模人群转化,没有考虑人员流动对城市疫情造成的影响,也没有考虑个体防护等带来的差异性。独立级联（independent cascade，IC）模型是一个概率模型，考虑个体节点试图激活其邻接节点的行为能否成功的概率，但是对传染病的传播客观规律考虑不够充分，同时没有考虑个体的属性和行为社会关系等特征。平台研究了新冠肺炎疫情的传播速度、空间范围、传播途径、动力学机理等问题，提出的模型方案将人群划分为易感、潜伏、确诊、治愈等，并对各人群加入流入和流出人群的因素，针对新冠肺炎疫情的特点，将易感人群被感染划分为被确诊感染和被潜伏感染，设置不同的转化率。模型还加入对个体的不同情况，如自然社会属性、社交族谱关系等因素对传播的影响；不同疫情区域的流动人口对传播概率的影响；不同的个体情况如年龄、受教育程度对防护措施与传播概率的影响。本模型对比 SIR 模型和独立级联 IC 模型，均取得不错的效果，最终形成了专利。

2. 跨域碰撞（安全多方计算） 自主研发跨区域数据碰撞引擎适用于关系挖掘、多源协同监控等场景，可以对海量多数据源数据进行实时碰撞，秒级产生多源关联结果，保障实时处理的一致性和正确性。核心组件数据碰撞引擎基于用户定义的碰撞规则进行实时多流碰撞，碰撞结果进一步导入实时分析数据库。用户能够通过图形交互界面进行数据查询，或者以数据接口的方式提供给其他系统。

碰撞引擎技术优势如下：

（1）数据不落地：碰撞的模型属于流式碰撞，即数据是通过流式的方式进入碰撞引擎管道进行碰撞的，其结果也经过管道进行流式输出。整个过程中，数据只存在于碰撞引擎的管道中，不像普通产品中需要数据落地到存储后再进行碰撞，并且源数据流入管道完成碰撞后会被直接丢弃，具有碰后即焚的功能，源数据在碰撞结束后不留痕迹。

（2）数据安全：碰撞过程涉及异地数据中心之间的数据传输，碰撞引擎会负责整个数据传输过程和碰撞过程中的数据安全，包括传输前的认证与授权，并在传输过程和碰撞过程中全程加密，保证数据安全，加上碰撞数据不落地的功能，完全避免了数据跨中心泄露的风险。

（3）碰撞架构可伸缩：碰撞引擎具有分布式结构，内部各组件可以实现水平扩缩容，并根据需要碰撞的数据量进行节点个数的调整，从而实现处理能力的可伸缩。一方面线性提升碰撞吞吐量，另一方面也可以在特定数据量下实现资源最大化利用，避免资源浪费。

（4）碰撞高吞吐及低延时：在资源允许的条件下，可以实现百万级每秒的碰撞吞吐量。同时，碰撞方式为流式碰撞，可以在数据流入之后立即实现碰撞，并在完成后立即进行数据输出，从数据输入到有结果输出整个过程延迟在毫秒级别。不像传统的碰撞产品，需要等待所有数据全部落地之后才开始进行处理。

（5）系统高可靠：可以实现异常自动恢复功能，无需人工干预，并且能够在异常恢复后实现断点续碰功能，不会造成数据丢失。

3. 区块链评价引擎 平台采用区块链技术，运用到平台积分机制，将异地模型和数据共享的价值量化信息记录成账本，并解决了平台各方的信任问题。模型加工数据共享及本地计算资源消耗等皆以积分的形式为模型贡献者价值量化，并记录到账本。账本采用分布式存储，云端及每个客户端都会保留一份，解决了数据丢失问题；采用密码学技术防止数据篡改，解决了数据安全及信任问题；模型、服务器资源及数据的使用痕迹都会记录下来,方便模型溯源及数据溯源。

(三)应用场景

上层决策:利用涉疫专题态势可视化能力,形成涉疫人员主动监测态势图,帮助领导层获得快速、准确、直接的决策能力;中层研判:推出涉疫人员主动发现监测场景,提供基于 10 余种底层有监督算法模型和 3 种无监督算法模型的操作页面,秉承"随想即成、随需而变、数里淘金"的研判理念,通过共享模型和协作模型进行跨区域跨警种的疫情模型分享使用,实现共享疫情模型关联的异地数据与本地数据融合关联分析;基层推送:场景完成对基层民警移动终端的互联互通,实现研判结果的实时推送,从而提高疫情防控工作的快速响应能力,加快疫情防控的实施速度。

平台同时采用具有引领性的专业组织进行思想和观念的推进和引领;依托全方位立体互联网络,将各地现有的数据和资源进行联动,为合作提供基础保障;利用先进的技术手段建立符合行业的联动协作平台,充分调动各地域的数据、算力、智力,联动各地市进行补充性核查和防控。将各地市共性业务进行固化,形成符合各地市的智能主题场景,例如:(跨区域)重点人员异地轨迹、主动追逃资源库、查找失格驾驶员及报废车、人车关联分析、涉稳重点人员多维轨迹监控预警等场景。

四、创新点与实施效果

(一)项目先进性及创新点

1. AI 算法 针对新冠肺炎疫情的联防联控,结合 AI 算法对疫情未来感染人数进行预测,提出了群智时序传染病动力预测模型;项目基于公安局数据特点,使用本地公安局流动人口数据、异地公安局人口等数据,创新性地提出针对流入人群建模,改进了 SEIR 模型,对本市人群、流入人群和重点防控区人群,分别建模设置不同的接触率和感染效率参数。同时,使用监督和自回归算法,通过历史数据来学习计算模型中的核心参数,提升模型的预测准确效果。基于某地实际疫情真实数据,模型预测确诊人数的平均绝对百分比误差 (mean absolute percentage error, MAPE) 指标达到 1.72%。

2. 区块链技术 为了解决模型思路共享的积极性和价值量化,平台创新性地使用区块链技术,建立可信任的群智积分机制;各地用户通过 CA 认证机制,获得账本记账的权利,方可获得平台模型相关操作,解决了平台应用的安全性。用户创建的模型,将会通过区块链智能合约获得模型版权,保障了创建者的模型创作利益;如果用户将个人模型分享,将给予模型分享者一定的积分作为报酬;分享出来的模型可供平台其他用户进行图文详情查看、克隆模型及模型运行,并给予模型共享者积分作为报酬,同时模型使用者将扣除等量的积分。南京三眼精灵信息技术有限公司针对模型交易账本申请了专利"一种跨域模型多方交易可信、账本化的方法"。

3. 跨域数据碰撞模式 为了激发各地公安系统的群体智慧,实现对新冠肺炎的联防联控,平台创新性地引入了模型跨域碰撞模式,各地共享重点地区来本市人员数据、途经本市人员数据、确诊人员轨迹数据、确诊人员同行等关系人数据,各地模型的相互碰撞计算形成了一张巨大的疫情防控网,使确诊人员、疑似确诊人员得到有效控制;平台制定了模型碰撞规则,模型之间的计算需要遵循此规则;为避免模型集中运算,采用了模型本地计算的方式;考虑到数据的安全性,平台创新性地应用了流式管道碰撞,各地计算结果将在本地碰撞集群,以数据流的方式与请求者模型计算结果数据流根据碰撞规则进行碰撞,得出的最终结果返回给请求者,数据在网络中的传输采用了数据加密的方式,同时南京三眼精灵信息技术有限公司申请了专利"一种跨域数据安全计算及模型协同的方法"。

（二）实施落地情况

平台先后经过 3 个大版本 12 个小版本迭代升级,被多地市公安局相继采纳和接受,收到多家地市登记表和感谢信。

智力共享云平台已累计接入 11 个地市,接入数据量超过 300 亿,数据种类涵盖警务基础数据、政务数据、互联网数据,累计种类 400 余种,累计用户超过 1 000 个,模型总量突破 4 000 个,计算量已达 1 亿次,推送有效数据线索超过 2 000 万条,公众号关注用户数 3 000 余个,发表 20 余个推荐原创优秀模型。

面对此次新冠肺炎疫情的联防联控,平台运用跨域数据的绝对优势,帮助多地市局进行流动人员的预警监控。疫情期间平台配合国家疫情防控政策（外防输入、内防扩散、分级分区、精准防控、境外输入、湖北来本地）,持续助力城市防护降级,积极推送重点人员相关轨迹线索数据。

（三）推广应用前景

1. 助力城市群协同阻击疫情 我国城镇化已进入到中心城市带动城市群,进而带动区域经济发展的阶段,城市群作为我国城镇化的重要载体,更是流动人口集聚的重要平台。因此,疫情之下中心城市和城市群成为联防联控的重点区域。结合城市群与武汉都市圈的关系,武汉都市圈及长江中游城市群、长三角城市群、京津冀城市群、粤港澳大湾区、成渝城市群联防联控的任务特别重。平台应充分利用多年智慧城市建设的信息化基础,从实际情况出发,充分认识目前信息化建设的问题,以防控需求为驱动、以数据整合为基础,融合城市群间算力资源,将各地市疫情防控的知识充分共享和协同,实现智力共享助力城市群协同阻击疫情的目的。

2. 打造行业智慧"大脑" 以公安系统为例,随着几十年的信息化建设,其已存储了大量数据并构建了许多数据中心,从数据到算力均较为完善,并且有大量优秀的警务人员在持续工作,业务场景经验的积累越来越多,但是在脑加端的应用闭环上还没有很好地落地。由于公安系统所面对的业务场景复杂多样,所以场景并不标准,每个人在处理事情的时候并没有严格梳理标准,输入输出标准不一致,从而很难做到数字化、指标化。场景梳理完之后,通过人类智能（human intelligence,HI）与 AI 的学习与积累,在此基础上形成公安行业知识库,形成业务数字化的超级智能"大脑"。再通过指挥决策到达行动端,包括无人装备、单兵、警务工作站及派出所。同时通过短信、机器人、"警务通"等形式进行人机协同采集并接收数据,最终反馈给公安大数据中心。这样就可以形成一个闭环,通过不断的循环,行业智慧"大脑"才能运用得更加智能。

3. 打造更大范围的协同和联防联控 平台除了在公安行业持续发力之外,同时采用纵向行业模型叠加的模式,在包括社区管理、政法协同、应急管理、智慧政务、工业互联、数字城市等领域进行深入研究,力求打造更大范围的协同和联防联控体系。

专家点评

该案例利用大数据和 AI 技术实现三个层面的功能:一是给城市领导提供决策信息服务,二是促进城市之间涉疫人员信息交换与整合,三是在社区层面对涉疫人员进行登记和动态管理。该案例利用公安流动人口登记和相关流动人口核查数据,对涉疫人员进行分类管理,实现了 11 个城市之间流动人口中涉疫人员的动态追踪和连续性管理,在数据集成整合方面具有特点和创新性。该案例实现了城市之间公安系统数据集成与整合,在人口动态管理方面具有专业性,并实现了在社区层面根据数据对涉疫人员进行动态管理,形成闭环。

建议该应用开发单位在更广阔的范围内开展监测防控和管理工作,注重利用城市大数据中心的医疗健康数据、社会保险数据、居民出行数据和电信厂商数据,通过数据整合,实现对涉疫人员的动态监管。特别是在社区执行层面,应考虑为社区管理人员提供更为综合的应用系统,通过政府内部数据共享与交换,提高数据利用价值。此外,目前该案例的软件系统仅在 11 个城市试用,仅在 11 个城市之间实现流动人口管理,应用效果十分有限。

案例四　济南市全人群发热综合征信息管理平台

星　　级：★★★☆

单　　位：济南市疾病预防控制中心

推荐单位：济南市疾病预防控制中心

　　为做好发热病例的及早发现及上报，济南市疾病预防控制中心在济南市卫生健康委的授权下建立了济南市全人群发热综合征信息管理平台（简称平台），并逐步扩展功能和适用范围。整个平台包含四类数据：在济南市62家发热门诊和152家医疗机构开展的基于流行病学因素的发热人员信息，在济南市人口健康信息平台筛选的发热人员信息，基于社区和卡口监测点为主的发热人员信息，基于药店的发热咳嗽药品使用（购买）人员信息。

　　平台主要依托新建立的定点发热门诊和医疗机构使用的发热综合征报告系统，该系统融入了流行病学的指标和思路，为更早地发现病例提供帮助，并且可以提示跨医院多次就诊的人员和发现人员的聚集性。

　　该平台在平时可以作为发热综合征的监测系统，筛查已知和未知传染病并提供相应的预警；在重大传染病流行时可以作为及时发现和追溯患者的管理系统。

　　本平台最初是为了在新冠肺炎疫情期间集中管理发热门诊个案数据，帮助各级部门统计数据而搭建的。随着疫情的发展，平台不断增加功能和监测范围，最终形成了此全人群发热综合征信息管理平台。

一、背景简介

　　山东省于2020年1月24日启动重大突发公共卫生事件Ⅰ级响应。济南市疾病预防控制中心通过调研发现1月济南市的医疗系统（包括发热门诊）各自独立使用的信息系统无法满足发热病例相关流行病学信息的筛查需求，无法有效地筛查出重点关注人群，并予以统计分析。基于此济南市疾病预防控制中心在济南市卫生健康委的授权下建立了济南市全人群发热综合征信息管理平台。

二、实施目标

1. 基于流行病监测的发热综合征监测　传染病绝大多数都具备发热症状,并且传播性强的传染病基本都是以呼吸道传播为主,所以监测重点放在济南市所有发热门诊。在原有发热门诊记录的基础上增加患者来源地、发热综合征体征监测、暴露史监测等信息。

根据发热综合征的不同,可以筛查不同的疾病。发热综合征主要包含发热伴呼吸道综合征、发热伴出疹综合征、发热伴出血综合征等。

2. 结合区域医疗平台筛查发热疾病,分析区域聚集性。

3. 应急响应时的全人群发热监测体系,提示高危患者　建立传染病应急响应时全人群的发热患者监测体系。建立以发热门诊为主,医疗机构其他科室为辅,配合药店和社区卡口监测的应急发热人群监测体系。做到平战结合,平时收集发热门诊数据和其他科室数据,战时加入药店和卡口数据。根据患者症状与流行病学特征结合跨医院就诊次数找出高危人群,并根据住址发现病例是否存在聚集。通过对个案的流程化、属地化管理,实现指挥部要求的"管、控、服"三位一体的协同防御。

4. 为其他综合征监测提供模式样版　发热综合征的监测相比其他综合征的监测更有意义,同时该系统也可以扩展到其他综合征如腹泻综合征、脑炎脑膜炎综合征。

三、项目实施情况

(一)项目总体架构和主要内容

济南市全人群发热综合征信息管理平台是在原有平台基础上,联动济南市人口健康信息平台、药店数据上报系统和社区卡口发热信息报送数据整合而成。其整体构架图和济南市全人群发热综合征信息管理平台页面如图 2-4-1 和图 2-4-2 所示。

整个平台包含四类数据:在济南市 62 家发热门诊和 152 家医疗机构开展的基于流行病学因素的发热人员信息,在济南市人口健康信息平台筛选的发热人员信息,基于社区和卡口监测点为主的发热人员信息,基于药店发热咳嗽药品使用(购买)人员信息。

平台的核心数据来源于各个医疗机构的个案信息上报,个案信息融入了流行病学的指标和思路,能够为更早地发现病例提供依据。平台提供跨医院多次就诊的人员预警功能,并能够发现患者的聚集性;能够满足市、区、医疗单位等多层级的个案管理需求及报表业务。

(二)技术路线

济南市全人群发热综合征信息管理平台采用了云计算和移动互联网等先进技术,通过 PC 端和手机移动端,及时有效地汇集了济南市所有医院(包括 62 家定点、152 家非定点医疗机构)发热门诊数据、济

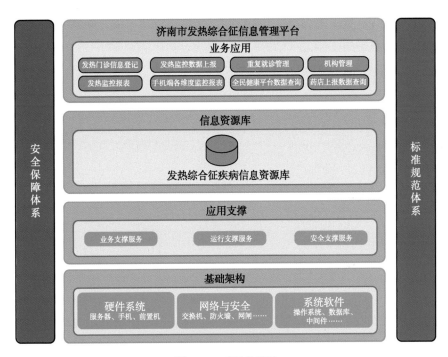

图 2-4-1　整体构架图

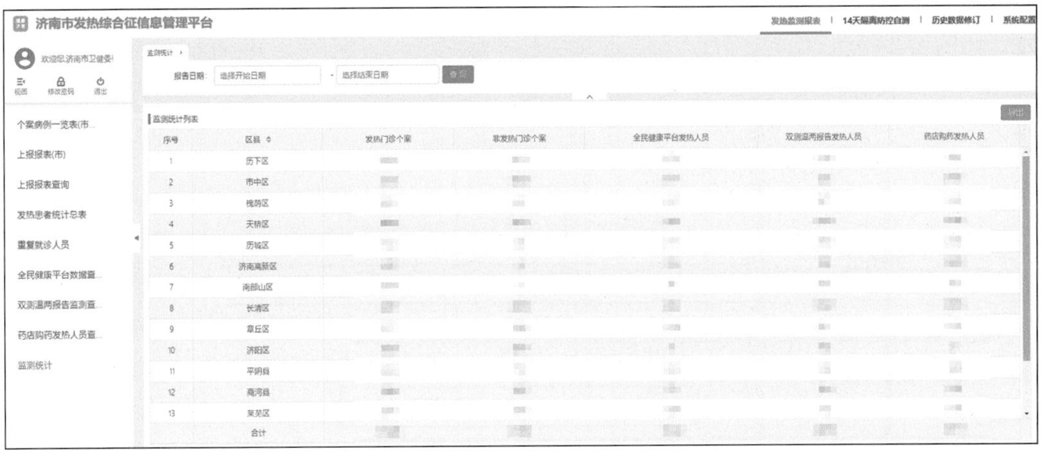

图 2-4-2　济南市全人群发热综合征信息管理平台页面

南市人口健康信息平台数据、各社区监测点上报数据及药店发热患者购药数据等,如图 2-4-3 所示;能够快速地实现对济南市发热人群的智能化管理。

系统采用了 4 层架构模式,如图 2-4-4 所示。数据访问层负责数据存储与管理,控制着整个平台的数据使用,提供统一的数据读写接口,为上层应用服务提供准确的基础数据支撑;业务逻辑图负责疫情模型数据配置和业务功能配置,为系统提供统一的配置服务;表现层是系统的核心,封装通用的业务模块,为应用层提供通用的功能接口,以方便快速构建应用;终端层直接面向用户,为用户提供手机移动端和 Web 端两种访问模式,兼顾灵活和效率,如图 2-4-5 所示。另外,系统设有严格的权限控制、数据规范和安全机制标准,可以全方位保障用户的数据安全。

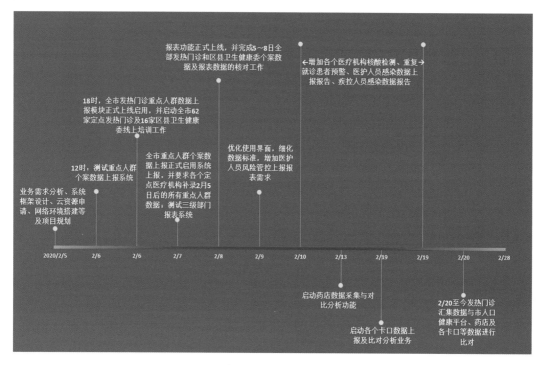

图 2-4-3　技术路线图

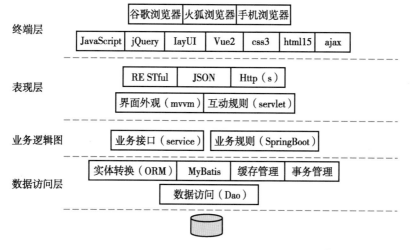

图 2-4-4　软件构架图

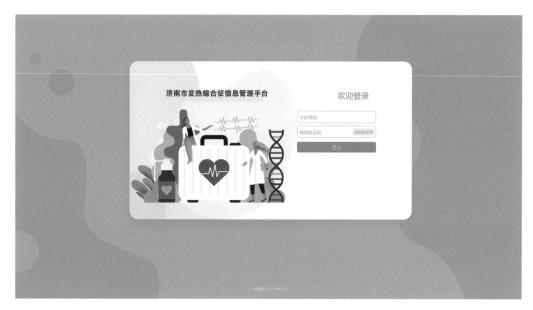

图 2-4-5　平台登录界面

（三）应用场景

应用场景一：在发热门诊和指定医疗机构，患者通过扫描张贴的二维码填写个人基本信息，发热门诊医生端关联患者用户信息，填写其流行病学史和诊断等信息。系统汇聚济南市发热门诊的数据，找出重点人员（例如多次就诊和来自重点地区人员），并通过地理信息系统（geographic information system，GIS）技术展示济南市病例的聚集性。

应用场景二：通过设置筛选条件，在济南市人口健康信息平台找出符合病例定义的发热患者。

应用场景三：在社区门口、商场入口等卡口发现通过手机端上报为主的发热患者，并和场景一与场景二的人员进行对比，发现各系统之前的遗漏。

应用场景四：通过药店报告购买发热咳嗽药品的人员信息，并进行数据上报。

应用场景五：将济南市发现的所有发热患者数据进行汇总，形成数据分析。

应用场景六：通过联通和改造场景一和场景二，在发热病例监测的基础上，监测和发现不同的发热综合征病例。

四、创新点与实施效果

（一）项目先进性及创新点

1. 先进性　项目先进性体现在多途径信息采集、跨部门多层级机构管理、数据统计对比分析、预测预警 4 个方面，如图 2-4-6 所示。

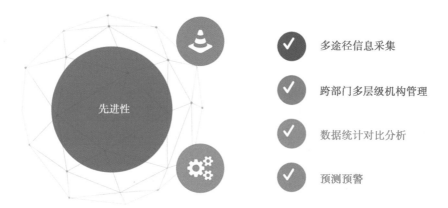

图 2-4-6　项目先进性介绍

（1）多途径信息采集：从发热门诊、社区等卡口，药店、济南市人口健康信息平台 PC 端和手机端录入济南市发热人员信息，如图 2-4-7 所示。阶段不同，侧重点不同，使用环境不同，途径不同。

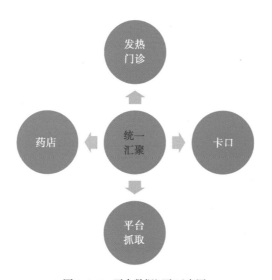

图 2-4-7　平台数据汇聚示意图

（2）跨部门多层级机构管理：为实现各级指挥部（区县卫生健康委）、定点医院、非定点医院、济南市人口健康信息平台、各药店及济南市所有街道办事处（社区居委会）的联动，系统支持多层级的方式，以市级为主要管理者，区县级为主要执行者，实现跨部门多机构的统一管理。同时系统具有流行病学统计、医学观察、发热症状监测等多种业务模式功能，实现个案数据的多点汇聚、集中展示及多部门联动管理及报表应用服务，如图 2-4-8 所示。

（3）数据统计对比分析：整合所有卡口、药店等监测和调查点的数据，采集济南市人口健康信息平台的数据，进行对比分析，以图形、表格、GIS 等多种表现方式，综合展示济南市的重点人群、所有发热人群

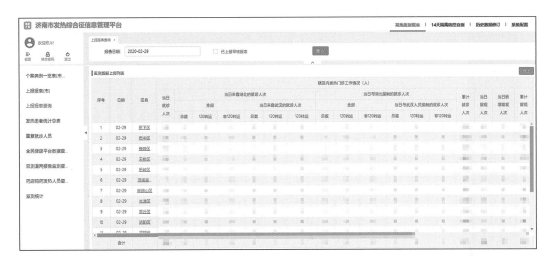

图 2-4-8　平台监测报表数据展示

的管控分布状况,为疫情指挥部向公众发布信息、科学决策和指挥协调提供辅助决策依据,为一线人员提供实时的就诊患者风险提醒,如图 2-4-9、图 2-4-10 所示。

（4）预测预警:基于流行病学调查、医学观察、发热症状监测等数据,利用绝对值预警、趋势预警、三间分布等方式,做各相关主题的预警,为管理部门决策提供更前瞻的信息辅助手段。

监测→干预→评价→再监测的循环使用,将感染者、密切接触者、集中隔离者的治疗情况、转归情况、感染路径等信息动态展示在一张全景图上,如图 2-4-11 所示。

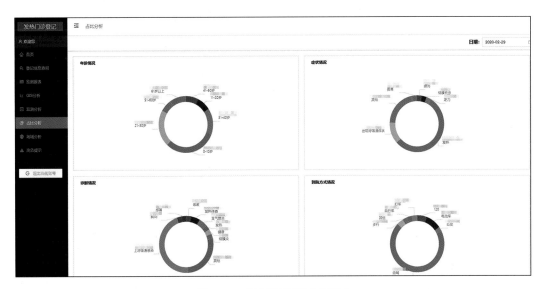

图 2-4-9　平台数据统计分析展示

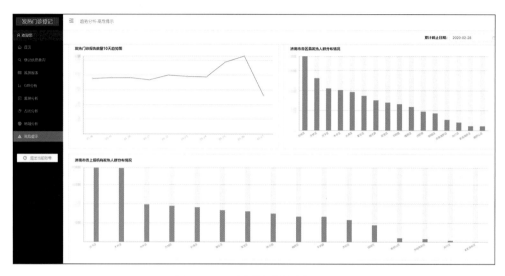

图 2-4-10　平台数据趋势分析展示

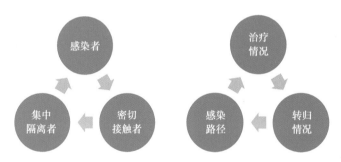

图 2-4-11　感染者、密切接触者、集中隔离者的治疗情况、转归情况、感染路径信息动态展示说明

2. 创新点　在模式、服务和流程三个层级上进行了创新,如图 2-4-12 所示。

(1) 模式创新:通过发热个案的数据分析,体现发热综合征的数据敏感,并通过业务协同,发挥数据应用的效果。

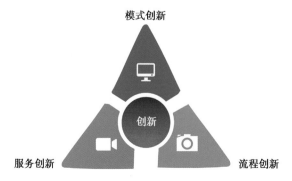

图 2-4-12　创新模式说明

个案上报,加入流行病学因素,如图 2-4-13 所示。

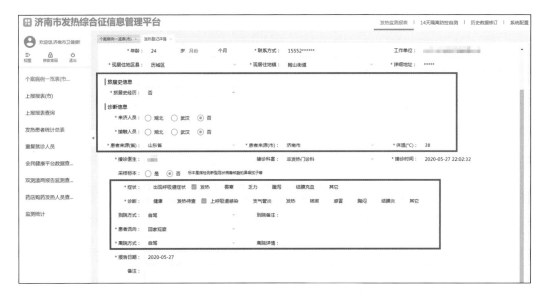

图 2-4-13　个案上报中加入流行病学因素

全人群监测 - 实时汇聚济南市个案统计数据及详情,如图 2-4-14 所示。

全人群监测 - 实时查看济南市所有医疗机构个案数据及详情,如图 2-4-15 所示。

(2)服务创新:电子健康卡的引入及应用提高了患者个人信息的准确性,减少了发热门诊医护的工作量,能够更精准、更及时地进行跨区域疫情防疫协同,如图 2-4-16 所示。推广过程中得到了患者的极大支持和配合,通过这个应用场景的创新,为电子健康卡的应用提供了一个很好的场景,同时也让部分患者参与到整个就诊环节中,为提升健康管理服务模式作出了尝试性工作。

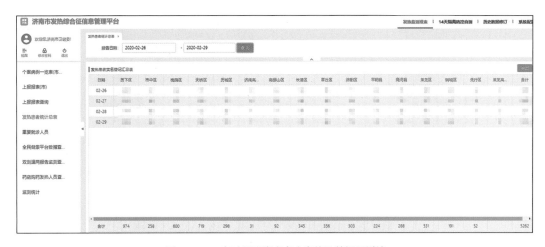

图 2-4-14　实时汇聚济南市个案统计数据及详情

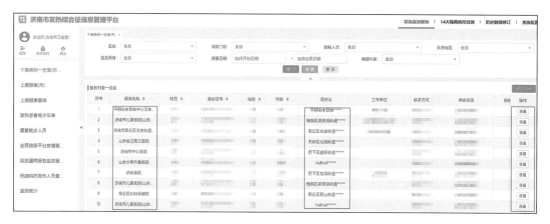

图 2-4-15 实时查看济南市所有医疗机构个案数据及详情

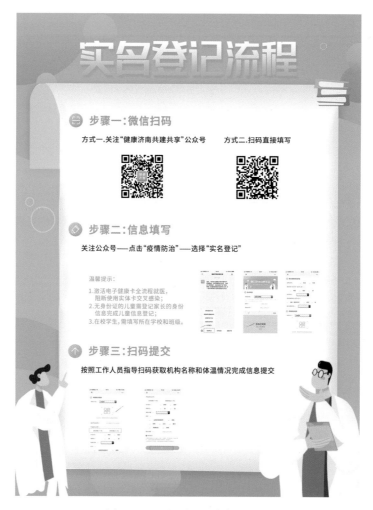

图 2-4-16 引入电子健康卡的应用

（3）流程创新：将个案信息通过热力图的方式反馈给疫情指挥部，为决策管理提供直观的数据展示效果。通过个案汇聚的方式，实现全济南市多部门、多业务协同作业；通过大数据集中分析，为科学决策提供数据依据；通过科学的决策体系，为临床提供最急需的技术、业务和设备需求的指导要求，再将通过临床实践的数据反馈至此系统中，形成良性循环；通过数据分析、科学决策，对患者从源头进行管控，为本次疫情提供一个大数据时代下的防疫新模式。

监测→干预→评价→再监测的循环流程，如图2-4-17所示。

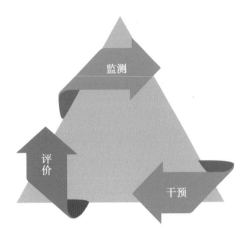

图2-4-17　监测→干预→评价→再监测的循环流程

（二）实施落地情况

实施效果可从四个层次反应，如图2-4-18所示。

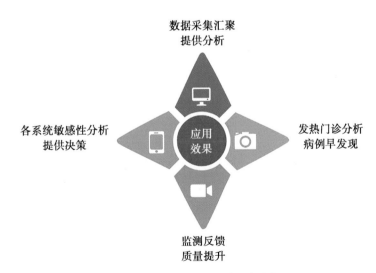

图2-4-18　实施效果的四个层次反应

1. 数据采集汇聚，提供分析

（1）济南市发热门诊重点对象健康管理系统：自2020年2月5日0时至2020年4月2日24时，累计采集门诊发热人群个案数据。

（2）济南市人口健康平台数据汇总：自2020年2月5日0时至2020年4月2日24时，累计采集医院和基层发热就诊数据。

193

（3）双测双报各卡口登记汇总：自 2020 年 2 月 19 日 0 时至 2020 年 4 月 2 日 24 时，累计采集卡口测温数据；

（4）药店发热、咳嗽等药品使用（购买）人员登记汇总：自 2020 年 2 月 7 日 0 时至 2020 年 2 月 28 日 24 时，累计采集药店测温数据。

2. 各系统敏感性分析，提供决策

（1）分析各发热系统的敏感性：通过各系统采集的数据与济南市确诊病例数据进行对比发现：发热门诊最敏感，其中有人在确诊前已去过发热门诊，有确诊病例在出院后 14 天医院复查时被发现，其他系统均未发现确诊病例。

（2）系统之间两两做交集，找出重复人员。

（3）通过系统匹配率分析，发现发热门诊的匹配率最高，能够更多地发现病例，其次是人口健康平台，然后是社区和卡口，药店发现匹配率最低。根据数据比对结果，济南市新冠肺炎疫情处置工作领导小组（指挥部）决定停止药店销售发热咳嗽类药品，要求发热患者统一至发热门诊就诊。

3. 门诊分析病例，早发现　2019 年 11 月 22 日至 2020 年 4 月 2 日，在 ** 人次总门诊人数中发现来自湖北省人员 ** 人次，占比 **‰。

就诊的湖北省人员来济南时间主要集中在 2020 年 1 月 16 日至 1 月 23 日，如图 2-4-19 所示。

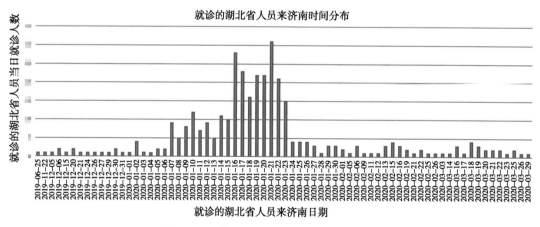

图 2-4-19　就诊的湖北省人员来济南时间分布

2019 年 11 月 22 日至 2020 年 4 月 2 日，在 ** 人次总门诊人数中发现与湖北来济南人员有接触者 ** 人次，占比 **‰。

与湖北来济南人员有接触者最后接触日期主要集中在 2020 年 1 月 15 日至 1 月 25 日，如图 2-4-20 所示。

就诊次数分析：** 人次就诊者中，有 ** 人重复就诊；就诊次数为 2 次的 ** 人，占 **%；就诊次数为 3 次的 ** 人，占 **%；就诊次数为 3 次以上的 ** 人，占 **%；最多的 16 次。

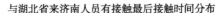

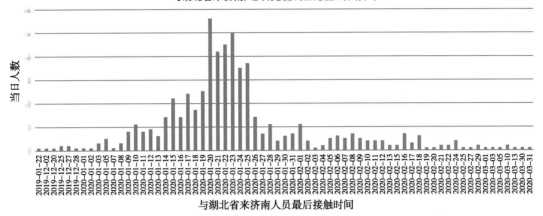

图 2-4-20　与湖北省来济南人员有接触者最后接触时间分布

临床诊断: ** 人次中,诊断结果为新冠肺炎排查的 ** 人次,健康查体 ** 人次,其他病症的 ** 人次。

就诊结局:病例最终归属状态分为 5 类,分别统计为:留院观察 ** 人次;转定点医院 ** 人次;回家观察 ** 人次;居家隔离 ** 人次;其他 ** 人次,无记录 ** 人次。

采样检测: ** 名就诊者中有 ** 人接受了新冠肺炎病毒核酸采样检测,占比 **%。其中来自湖北的 ** 人,占比 **%);接触湖北的 ** 人,占比 **%。

4. 监测反馈,质量提升　通过各社区卡口与发热门诊数据对比(自 2020 年 2 月 20 日数据对比情况),发现出入人员身份证等基本信息填报不规范。通过向指挥部反馈,规范了填写标准和备注内容,各个卡口也改变了上报方式,并上线了社区卡口 APP,在 2020 年 2 月 23 日后通过对比分析,数据质量大幅度提高;通过整改,数据上报质量明显提高,后续比对成功率都维持在 80% 以上;上下联动机制让社区卡口也可以得到医疗单位的数据,特别是跨区就诊信息的共享,有利于社区卡口开展对个案的持续跟踪,提高网格化管理效率;对比不上的数据基本都有明确的备注信息,实现了全人群发热监测的闭环管理。

（三）推广应用前景

1. 济南市全人群发热综合征信息管理平台的上线产生了巨大的社会效益,减少了经济损失:

（1）极大地降低了各协同部门基层工作人员录入各类个案及报表的负担,废除了发热门诊纸质报表的上报,减少了各区县统计数据汇报报表的工作量,增强了各区县对重点人群的个案跟踪管理力度;

（2）通过对重复就诊患者的风险分析并为各医疗单位提供实时的数据预警,最大程度避免医护人员直接接触潜在患者,降低无意识被感染风险;

（3）通过对核酸检测数据的记录及分析,可作出济南市核酸检测需求分析;

（4）通过对各个区县发热患者的热力分布统计,为疫情指挥部提供决策数据依据,并为济南市医疗资源的整体调配做好准备工作;

（5）通过对各个卡口数据的比对分析，能够及时地跟踪到每个发热市民具体位置及家庭状况等信息。

济南市全人群发热综合征信息管理平台，作为多部门、多业务协调作业信息管理平台，虽并不直接产生经济效益，但通过此平台及时发现并控制相关疫情的发展，减轻了相关经济损失，其潜在的经济效益巨大。

2. 全国大部分城市医疗机构都有发热门诊，在发热门诊中增加流行病学的监测指标，即可改造成流行病学监测系统，如果可以统一部署，将实现全济南市的监测，如进一步与 HIS 系统打通，增加临床、实验室及影像数据的汇聚，将能准确地判断具体的发热性疾病，对已知和未知的发热性传染病的预测与监控起到积极作用；在突发应急启动时，把药店和卡口的数据统一汇聚到系统中后，将实现对全人群的监控，此模式可以适应全国大部分城市的应用需求。

专家点评

该项目为防控决策支持类案例，是济南市疾病预防控制中心在济南市卫生健康委授权下建立的济南市全人群发热综合征信息管理平台。依托新建的定点发热门诊和医疗机构，收集全市62 家发热门诊和 145 家医疗机构开展的基于流行病学因素的发热人员信息、人口健康平台筛选的发热人员信息、社区和卡口监测点发热人员、药店发热咳嗽药品使用（购买）人员信息等四类数据，对发热病例实行早发现、早上报，初步实现了多部门采集、跨部门多层次管理、数据统计对比分析和预测预警。通过电子健康卡的应用，提高了患者个人信息的准确性，减少发热门诊医护工作量，能够更精准及时地进行跨区域疫情防疫协同。为提升健康管理服务模式作出了尝试性工作。

该项目存在的问题包括如何科学地在发热门诊中增加流行病学的监测指标与 HIS 系统互联互通，增加临床、实验室及影像数据的汇聚，提高判断具体的发热性疾病的准确性，如何规范药店和卡口的数据标准，提高数据的可用性，实现对全人群更加精准地监控。

案例五　实证数据同化 SARS 案例疫情趋势模型在防护决策支持中的应用

星　　级：★★★★☆

单　　位：北京辰安科技股份有限公司

推荐单位：北京辰安科技股份有限公司

本项目采用"实证数据同化 SARS 案例疫情趋势模型"方法，以国家卫生健康委和各省卫生健康委发布的新冠肺炎疫情数据为基础，对 31 个省（自治区、直辖市）和新疆生产建设兵团的每日新增病例和累计确诊病例作出疫情趋势分析、总结和预测，为疫情防控的生活应急物资、医疗保障能力的准备和调度提供决策支持，为稳定民众情绪提供可靠的参考。

本项目基于严重急性呼吸综合征（SARS）实证数据，以国家卫生健康委和各省卫生健康委公开数据为基础，对新冠肺炎疫情数据开展实证预测。

一、背景简介

2020 年 1 月 31 日世界卫生组织宣布新冠肺炎疫情构成了"国际公共卫生紧急事件"。新冠病毒潜伏期长、传染性强，特别是隐性携带者防不胜防。2020 年 1 月 23 日，武汉实施严格的交通管制。一座千万人口的城市实施封闭管理，以迅速切断疫情扩散，这是新中国历史上首次。1 月 25 日，全国有 30 个省份宣布启动重大突发公共卫生事件一级响应，停止室内外聚集性活动，实行最严格的防控措施。据报道，春运 40 天（1 月 10 日至 2 月 18 日），全国铁路、道路、水路、民航累计发送旅客 14.76 亿人次，相比去年同期的 29.80 亿人次下降了 50.30%。在党中央、国务院的强有力领导下，举国抗疫，疫情得到有效控制。

二、实施目标

本项目以国家卫生健康委和各省卫生健康委发布的新冠肺炎疫情数据为基础,对31省(自治区市、直辖市)和新疆生产建设兵团的每日新增病例和累计确诊病例进行疫情趋势分析、总结和预测。

三、项目实施情况

(一)项目总体架构和主要内容

采用2020年2月2日前数据对模型参数进行一次同化:2月4日预测全国总体疫情拐点将于2月6~7日左右出现;2月5日预测湖北省与其他地区疫情走向将出现分化,武汉市疫情拐点将向8日后移。在2月12日确诊依据增加临床确诊标准后第二次同化模型参数;2月14日预测全国(除湖北省)疫情总体稳定,复工影响不大,预测累计确诊人数12 900左右(误差5%);湖北各地市疫情趋势向好,抗疫有成效,武汉市预测累计确诊人数45 000~51 000(误差5%)。武汉市、湖北(除武汉市)省、全国(除湖北省)两次同化预测及验证的结果分别如图2-5-1所示。

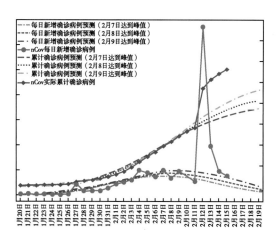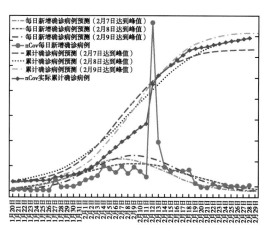

图2-5-1 武汉市两次同化预测模型预测结果

本项目的关键技术包括引入社会影响力因子K_{sc},构建K_{sc}与疫情数据关系和结合博弈论的理论建立GTBM模型三个方面。社会影响力因子K_{sc}用于直观反映社会抗疫措施强度,K_{sc}值越高表明抗疫措施越严格;利用公开数据拟合当地的K_{sc}变化曲线从而预测疫情发展趋势;K_{sc}的变化取决于疫情发展的严重程度,如累计确诊病例数、死亡率等,疫情越严重则社会抗疫的意愿越强烈,K_{sc}越大。理论上K_{sc}随着疫情形势变化的规律如图2-5-2所示。

疫情趋势同化预测项目技术架构如图2-5-3所示。

某地区K$_{sc}$变化曲线

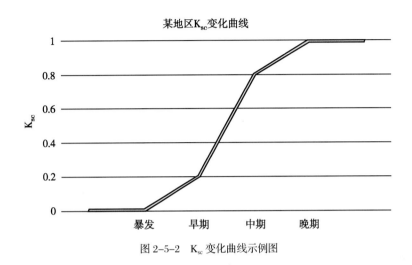

图 2-5-2 K$_{sc}$ 变化曲线示例图

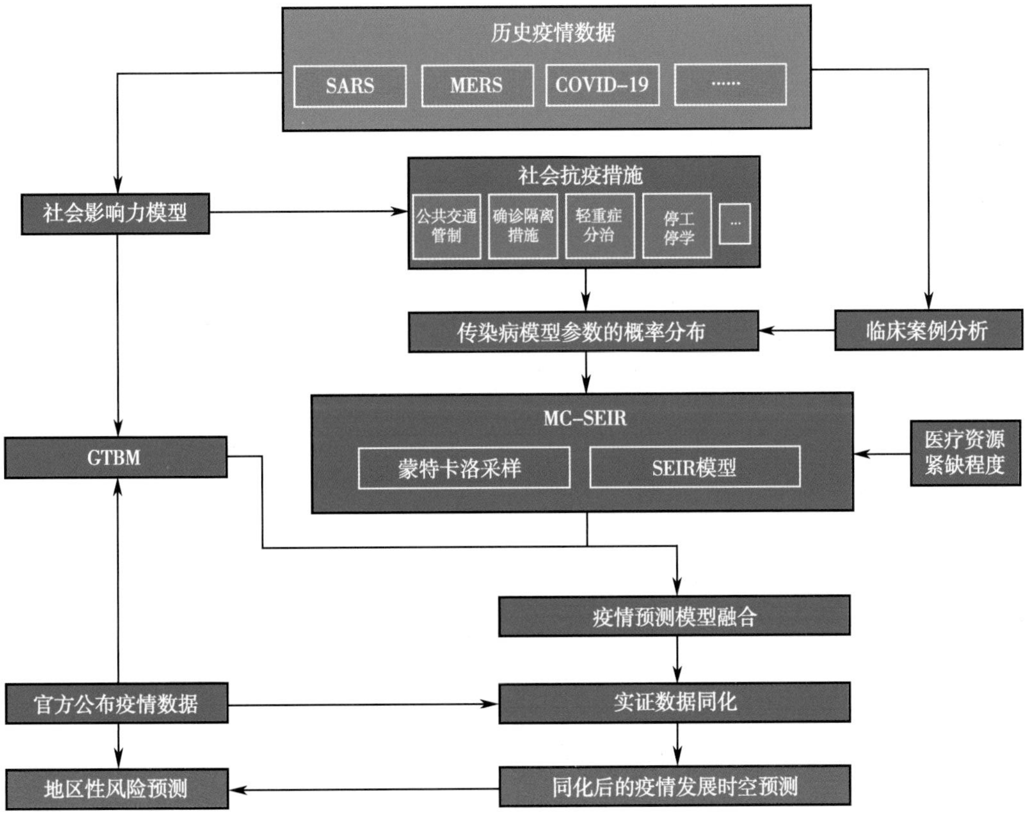

图 2-5-3 疫情趋势同化预测项目技术架构图

（二）技术路线

1. 技术建设方案和保障措施　采用"实证数据同化 SARS 案例疫情趋势模型"方法,以各地市卫生健康委发布的疫情数据为基础,仅在 2020 年 2 月 2 日和 2 月 12 日两次对模型参数进行同化分析。每日持续跟踪疫情发布数据,对全国(除湖北省)、湖北省(除武汉市)、武汉市、重点关注省市 4 类区域的疫情趋势进行分析、总结和预测,模型预测结果与卫生健康委公布疫情数据高度吻合。以每日全国疫情快报(包括全国 31 个省、自治区、直辖市和新疆生产建设兵团)、每日湖北省疫情快报(包括湖北省各地市)的形式对研究成果进行持续发布。

该项目由清华大学公共安全研究院综合应急组和北京辰安科技股份有限公司(简称辰安科技)中央研究院团队执行,依托公司平台,可将目前模型进行深度开发,并依托手机疫情通、电脑疫情管控系统、大屏疫情可视化系统等成熟产品,迅速投入市场应用推广,主要支持政府对于疫情控制措施的评估、对当前疫情发展状况的判断、对未来疫情暴发的预警,还可为疫情防控的生活应急物资、医疗保障能力的准备和调度提供决策支持,为稳定民众情绪发挥作用。

2. 进度安排及实施情况　团队利用大数据对疫情防控进行研判分析,将疫情实时态势感知与分析系统应用于协助开展疫情防控相关工作。

本项目目前已完成对全国各省和湖北省各市的疫情趋势分析和预测,形成初步的疫情流行机制理论。完成初步产品开发,以每日疫情报告的形式发布结果,在多省市以信息化产品的形式进行落地推广,辅助相关部门疫情研判和决策支持。

本项目计划进一步开展以下工作:①形成多样化的信息化系统,以手机端、电脑端为载体开发面向个人的精准健康指导产品、面向企业的复工指导产品、面向社区的高效管理辅助产品、面向医院的病例详情上报产品。②对全国各省的主要城市进行疫情趋势的模型分析和预测,并拟采集历史上其他流感病毒数据,对类似流感疫情进行针对性模拟预测分析,开发具有指导性、系统性和针对性的流行病学模型。进一步开发基于不同流行病的信息化服务型产品,常规性指导个人健康防护和政府相关政策和管理措施的制定。③对世界范围内新冠肺炎疫情发展趋势进行分析、预测和评估,将目前工作推广到其他国家和地区,为防范输入性病例在疫情中的发展提供协助。

3. 预期目标和效益分析　本项目主要攻克复杂社会因素扰动的强背景干扰下新冠肺炎疫情发展趋势的分析、预测和评估,指导和辅助有关部门对于当前疫情态势研判、防控措施制定和相关政策制定;探究在人口流动性较高的春节期间进行预警机制的建立,进行对于暴发疫情控制效果的评价和应用;探究模型对于冠状病毒、流感病毒等疫情在全国乃至全世界地域范围的广泛使用性,进行系统性模型的研发。该项目将疫情管控的信息化手段向精细化与纵深化发展,进一步提升全社会对疫情的信息掌握能力与防控能力,为共同应对此次疫情防控工作贡献力量。该目标的实现具有较大的科学意义及经济社会意义。

（1）本项目对新冠肺炎疫情发展趋势的分析、预测和评估具有重要科学价值。极大地简化了当前流行病学动力学预测模型的构建,仅以各地市卫生健康委公开数据为基础建模,极大地降低了当前工作的复杂度,节约了大量的人力物力。同时预测结果与实际疫情发展吻合度较高,对于探究流行病的传播机制具有很高的科学价值。

(2)本项目可提升突发疫情反应能力,最大程度控制疫情发展程度和影响范围。可指导各地的疫情防控工作,发现当前防控措施盲点,判断当前防控措施对于疫情控制的作用,为有关部门管理工作统筹考虑提供参考。模型可对当前疫情提前预警,基于对疫情形势的判断建立对应的预警机制,提示地区疫情的严重程度,以及出现医疗资源紧缺、生活物资保障困难、医患关系紧张、社情负面、经济走低等风险,提示有关部门针对相关问题采取措施。

(3)本项目可进一步探究其他冠状病毒、流感病毒等疫情的传播发展行为,对于更广泛的流行病学研究具有指导意义。实现在未来疫情防控工作中早发现、早控制,有助于建立突发疫情管控机制,最大限度降低整个社会的经济人员损失。

4. 风险分析和成长性分析　该项目以各地市卫生健康委公开数据为基础,极大地节省了人力物力,采用流行病动力学方法探究疫情发展趋势,主要应用方向为疫情风险评估、态势研判、防控效果评估、医疗服务资源配置、疫情趋势预测等动态分析,并发布相关应用,具有很高的科学价值和社会应用价值。该项目不使用涉密信息,模型准确度较高,风险性极低。

该项目存在较大的发展空间,可进一步纵向横向发展。从横向来说,可形成多样化的信息化系统,以手机端、电脑端为载体开发面向个人的精准健康指导产品、面向企业的复工指导产品、面向社区的高效管理辅助产品、面向医院的病例详情上报产品,并将相关工作进行全国乃至全世界范围内的新冠肺炎疫情研判。从纵向来说,可收集历史上其他流感病毒的疫情数据,对类似流感疫情进行针对性模拟预测分析,开发具有指导性、系统性和针对性的流行病学模型,提升社会对于突发疫情的响应能力,降低社会成本。综上,该项目具有很高的成长性。

(三)应用场景

1. 标志性创新产品方向　辰安科技团队面向疫情态势和防疫抗疫的重大需求,发挥在公共安全与应急领域的技术、研发优势,结合长期为政府公共安全治理服务的经验和众多案例积淀,基于云计算等信息化技术快速构架研发出疫情态势可视化系统,率先在中国疾病预防控制中心、湖北省和武汉市新冠肺炎防控指挥部应用,并面向全国各地提供免费系统部署与技术支持。各级疫情防控指挥部、政府、卫生健康委、应急管理部门、疾控中心可通过疫情态势可视化系统了解本市、本省疫情相关数据以及全国各地疫情动态,通过模型对疫情发展态势提前认知,推进工作提前准备。

该项目目前存在的主要问题在于数据量和真实性,目前拟通过更大范围在个人、社区、医院、企业、政府等方向进行信息采集,从多维度保证数据的真实性,充分发挥大数据在疫情防控方面的作用,进一步开发功能全面、可靠真实、指导性强的信息化产品。

2. 示范性应用场景方向　该项目可用于新冠肺炎疫情趋势预测,成本低、效益高,可推动大数据和模型等综合分析方法在重大公共安全卫生事件中的应用,推动数据信息化产业的高效发展。以各地市卫生健康委公开数据为基础,极大地节省了人力物力,采用流行病动力学方法探究疫情发展趋势,主要应用方向为疫情风险评估、态势研判、防控效果评估、医疗服务资源配置、疫情趋势预测等动态分析,并发布相关应用,具有很高的科学价值和社会应用价值。

该项目也可应用于其他流行病学研究及信息化产品开发,可进一步纵向横向发展服务个人、企业团体和政府,推动信息化产业在公共卫生领域的应用。综上,该项目具有很高的成长性。

四、创新点与实施效果

（一）项目先进性及创新点

该项目将疫情管控的信息化手段向精细化与纵深化发展,进一步提升了全社会对疫情的信息掌握能力与防控能力。本项目创新性主要有:

1. 首次提出采用"实证数据同化 SARS 案例疫情趋势模型"方法预测新冠肺炎疫情趋势,在 2020 年 2 月 2 日和 2 月 12 日仅对模型参数进行两次同化,其预测结果与各地市卫生健康委官方公布数据高度一致,与目前已有的动力学模型相比具有较大优势。对疫情风险评估、态势研判、防控效果评估、疫情趋势预测等动态工作具有较高指导意义,可显著提升有关部门突发疫情反应能力,最大程度控制疫情发展程度和影响范围。

2. 该模型仅使用各地市卫生健康委公开数据建模,方法简单,使用方便,极大地降低了当前工作的复杂度,节约了大量的人力物力,在疫情发展中为抗疫工作争取了大量时间。

3. 该模型适用于流感等多种流行病的疫情分析和预测,具有很高的使用价值,能广泛应用于流行病学研究和相关应用的信息化产品推广,指导社会各方疫情防控措施的制定,具有广阔的市场空间。该项目研究内容依托疫情可视化系统、"社区疫情管控平台"和手机"疫情通"等进行市场推广,在信息化推广模式上取得了重大创新性成果。

（二）实施落地情况

1. 在科技导报公众平台上发表应用成果　2020 年 2 月 4 日,在科技导报公众平台发表题为《预测:疫情一周内或现拐点! 清华大学专家基于 SARS 案例模型预测新型冠状病毒疫情趋势》的文章,提出基于实证数据同化 SARS 案例模型开展疫情趋势预测的方法,预测疫情的拐点在 2 月 6 日~7 日出现的可能性较大,认为全面启动应急响应、信息的快速准确分析汇总和利用春节假期阻断病毒传播途径是疫情防控拐点到来的重要支撑,提出全国要提前决策、提前布局,并加大对湖北省（尤其是武汉市）的支援力度以及各地实事求是地采取延长假期、推迟返工开学、在家上班等措施的建议。

2020 年 2 月 5 日,清华大学公共安全研究院呼吁理性看待相关数据的突然上升,提出了"预警信号"的概念：假设不同的峰值日期，用实证数据同化方法结合 SARS 数据特征可以构建不同峰值日期对应的疫情预测曲线，通过观察实证数据与哪个预测曲线更匹配判断拐点可能出现的日期，当某一天的新增确诊病例数和累计确诊病例数同时较大幅度超过预测值，认为该地区出现预警信号，当天向孝感市发出预警信号。分析孝感市预警信号出现的原因包括模型原先的参数可能不准，诊疗力度加大、确诊效率提高和需要仔细研究如何进一步加强孝感市的防控和诊疗措施这三个方面。

2020 年 2 月 14 日，清华大学公共安全研究院对河北省和长沙市公开发布预警信号，提出北京市、浙江省、广东省等地在巨大的复工压力下依然保持较好下降态势，认为这些地区的经验可供借鉴与参考。2 月 16 日发现鄂州、孝感和潜江出现强烈预警信号，随州、襄阳、宜昌和咸宁也出现预警信号，并提出"湖北省各城市安排独立的疫情观察队伍，通过多种方式对疫情统计数据进行不确定性评估"的建议。

2. 向各级卫生健康委和疫情防控指挥部提供决策建议　2020 年 2 月 12 日，全面分析了全国、主要省份和湖北各个城市的疫情趋势，并提出"实施差异化管控，提升防控科学性"，"健全矩阵式体系，提升防控覆盖面"和"利用大数据工具，提升防控精准度"的科学手段建议以实现精准防控与有序复工的目的。2 月 16 日，提出北京、上海等地要注意防范企业聚集性病例带来的危害。2 月 25 日，清华大学公共安全研究院对安徽省和全国其他地区提出"要注意防止输入性病例和较长潜伏期带来的疫情小幅反弹"这一决策建议。

除在科技导报等公众平台发表研究成果、向各级卫生健康委提供决策建议以外，该项目也依托已研发产品进行推广，包括疫情态势可视化系统、疫情应急指挥系统和社区疫情管控平台等战"疫"信息化管理利器，前两款系统已在全国 16 个省、30 余个市县的防疫指挥部及大型企业提供了系统部署与数据支撑服务，得到用户高度肯定与积极响应。

（三）推广应用前景

本项目研发产品在公共安全领域态势分析预测和经济影响研究方面具有重要意义。该预测模型分析方法是一种结合了历史预测模型的新方法，不但切实优化了数据结构的规律性、提高了预测模型的预测精度，还大大简化了数据分析和处理过程。该项目目前可依托成熟的疫情防控可视化系统等信息化产品进行快速部署和推广，并且该模型预测方法在公共安全态势分析预测和社会治理方面具有广阔的应用前景和巨大的推广价值，开拓了公共安全领域的研究视野，为社会公共安全学的定量研究提供了新的思路。

从 2020 年 2 月 2 日面向全国提供免费产品与技术服务以来，仅仅 5 天时间，辰安科技已为包括北京、湖北、广东、湖南、广西、贵州、江苏、安徽、河南、浙江、河北、陕西、辽宁、内蒙古、吉林、黑龙江、广西、甘肃、新疆在内的 16 个省、30 余个市县的防疫指挥部及大型企业提供了系统部署与数据支撑服务，得到各地政府充分肯定与积极配合。该项目可依托疫情管控的信息化手段向精细化与纵深化发展，进一步提升全社会对疫情的信息掌握能力与防控能力，为共同应对此次疫情防控工作贡献力量。

该项目产品可以形成系列化、多样化的信息化系统，以手机端、电脑端为载体开发面向个人的精准健康指导产品、面向企业的复工指导产品、面向社区的高效管理辅助产品、面向医院的病例详情上报产品,以信息化产品的形式指导社会各界开学、复工。形成具有较高市场推广性的系统化、精准化、高效益的个人和工作的信息化服务产品。

在产品推广方面,该产品加强了公共安全与应急关键技术的深化研究,可用于深化、优化安全生产、基于遥感的洪水与林火相关模型,优化扩散、火灾、爆炸、泄漏、事故处置模型与融雪 / 暴雨、山洪、滑坡、泥石流模型算法,升级危化品扩散、火灾模型,增加扩散反算及处置模型等,有助于促使基础研究与应用研究相结合、开展科技创新与产学研创新。

专家点评

研究团队用有关卫生健康委公布的官方实证数据,分别两次(临床诊断标准前后变化)同化疫情变化趋势模型参数,得到的预测曲线均与后来的公开数据高度吻合,为疫情防控提供了技术理论支持。现有的数据模型,经过官方实证数据的同化,在疫情较为严重的地区、趋势分析不稳定的省市提前进行疫情预警,为疫情所需生活物资、应急物资、医疗保障能力的准备与调控提供决策支持,在利用大数据、提高防控精度方面发挥了作用。大数据与预防医学、流行病学相结合,预测模型与同化数据的不断结合,修正模型参数,预估疾病流行趋势。可以根据不同流行性疾病开发信息化应用服务产品,预测世界不同地区的新冠流行变化趋势,使产品在防止境外输入等方面发挥更广泛的应用价值。

案例六　广东省新冠肺炎时空分析及预测预警系统

星　　级: ★★★★☆
单　　位: 广东省公共卫生研究院
推荐单位: 广东省疾病预防控制中心

广东省新冠肺炎时空分析及预测预警系统是围绕疫情实际防控需求,基于多源数据和数学模型开发的系统工具。其通过融合病例监测、人口流动、社会环境、地理信息等数据,运用地理信息处理技术、时间序列分析、贝叶斯模型、SIR 模型、广义相加模型、控制图法等技术实现疫情预测和评估。该系统核心模块包括时空分析、预测预警和风险评估,从 2020 年 1 月底开始对广东省疫情进行时空分析,开展短期和中期预测,进行风险评估及风险分级。其结果提交相关部门作为决策参考,为疫情防控决策提供技术支持。

新冠肺炎具有较强的传染性,作为一种新发传染病,目前新冠肺炎还没有特效药,开发一套针对疫情的实时预测和定量评估工具,可为疫情的精准防控提供科技支撑。

一、背景简介

自 2020 年 1 月 19 日广东省确诊首例新冠肺炎患者以来,广东省公共卫生研究院研究团队响应应急号召,积极投入防控一线,开展疫情的相关分析和评估工作,围绕防控需要,分析新冠肺炎实时传播力;基于人口迁徙大数据实时预测广东省各市疫情短期趋势;应用 SEIR 和贝叶斯模型预估广东省疫情中期趋势;基于多源数据开展疫情输入风险和扩散风险的定量评估。为了提高每日疫情风险分析及研判的效率,研究团队基于上述模型和分析方法搭建广东省新冠肺炎时空分析及预测预警系统。

二、实施目标

广东省新冠肺炎时空分析与预测预警系统可实现:新冠肺炎病例的时空分析及可视化展示,新冠肺炎疫情流行趋势的短期和中期预测,各地区输入和扩散的风险评估以及分区分级。

三、项目实施情况

(一)项目总体架构和主要内容

本系统作为专门的新冠肺炎疫情分析和预测预警工具,核心在于整合多源数据、多种算法模型和时空可视化技术,借助 R 语言软件进行搭建。该系统的主要功能模块有 3 个,分别是:时空分析、预测预警和风险评估。系统建设框架及功能模块如图 2-6-1 所示。

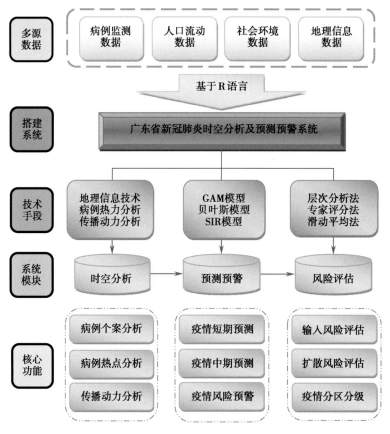

图 2-6-1　系统建设框架及功能模块图

1. 多源数据收集　本系统分析的新冠肺炎疫情监测数据、人口流动数据、社会环境数据及地理信息数据全部来源都是公开可获取的。多源数据经过数据格式清洗形成逐日统计数据集后导入系统用于疫情时空分析、预测预警和风险评估。

多源数据收集来源:从中国疾病预防控制信息系统中获取广东省新冠肺炎报告病例数据;从国家卫

生健康委官网获取各省新冠肺炎报告病例数据；从百度地图迁徙大数据网页获取各省、地级市迁入广东省21地市的人口迁徙指数（表征人口迁徙规模）；从各省和各地市统计年鉴获取2019年的人口统计数据，整理为按省按地区的常住人口和暂住人口数据；采用科研合作形式获取广东省分区县的界面及匹配人口的地理信息数据。

2. 系统搭建　研究团队采用整合多种算法模型，基于R语言软件和R Studio Server，依托1台服务器和2台工作站搭建广东省新冠肺炎时空分析及预测预警系统。核心功能模块如下：

（1）时空分析：包括病例个案分布、热点分析、时空演化和传播动力分析。基于leaflet交互地图展示新冠肺炎病例在空间上的定位，点击位点可获取病例所处街镇、所属类型（输入或本地）及其发病日期等相关信息；展示病例分布热点和热力图；展示病例的时空演变特征；基于病例的时间变化趋势进行传播动力基本再生数（R0）和实时再生数（Rt）的估算。

（2）预测预警：对新冠肺炎疫情短期和中期流行趋势预测，对疫情进行预警。采用广义相加模型，综合考虑广东省人口迁入来源和各省的疫情情况，以各省流入广东省的人口情况及其发病率为基础，展示未来2周的疫情流行趋势。采用贝叶斯模型和SIR模型，基于当前疫情，综合考虑广东省采取的防控措施力度和新冠肺炎可能的流行模式（以2003年北京SARS疫情为参考），对未来2~3个月疫情流行趋势进行预测预警，如图2-6-2所示。

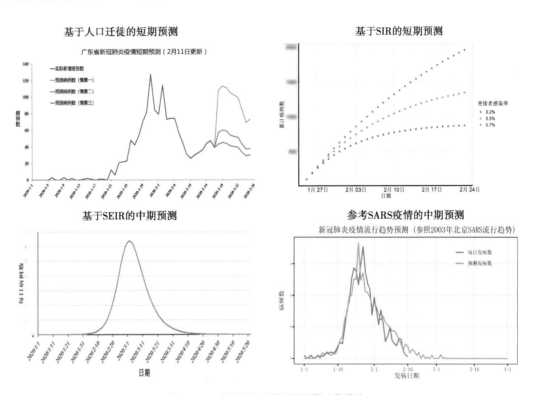

图2-6-2　新冠肺炎疫情预测预警功能模块

（3）风险评估：包括各地市输入风险和扩散风险的评分，有助于对广东省新冠肺炎疫情进行分区分级防控。

通过专家咨询和研讨法筛选多项影响疫情的指标（如人口迁入指数、本地病例占比、聚集疫情数、当地人口密度、当地流动人口占比等），利用层次分析法评估相关指标评分，结合前期对新冠肺炎疫情的预测结果，对各区县的输入风险和扩散风险进行评分，并生成风险等级分布地图。

（二）应用场景

场景一：广东省本地新冠肺炎疫情再生数分析

2020年1月底，全国新冠肺炎确诊病例数快速上升，了解疫情传播力非常重要。为此，研究团队开展广东省乃至全国疫情的传播力分析，通过对比发现新冠肺炎的传播力（再生数）接近为SARS的两倍。在此基础上每日更新广东省本地疫情的再生数，实时掌握广东省本地疫情的传播力，分析结果为当前疫情形势研判和防控措施制定提供科技支持。分析结果显示广东省本地疫情的再生数情况整体小于1，2月初呈下降趋势，如图2-6-3所示。

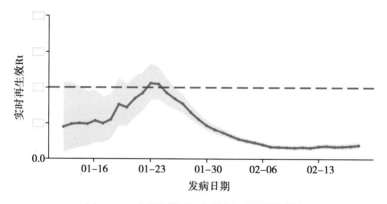

图2-6-3 广东省新冠肺炎疫情实时再生数分析

场景二：基于人口迁徙指数的疫情短期预测

2020年2月初，广东省疫情有所缓和，但随着复工复产临近，疫情防控面临新的挑战。研究团队基于百度迁移指数和全国疫情数据，对广东省复工后疫情进行短期预测。预测在2月7~11日，广东省新增病例数将出现下降趋势。但随着外来人口的不断增多，在2月11日以后，新增病例数将会短期内呈现增长趋势并达到峰值，三种不同情景每日新增病例数的峰值分别约115人、71人、53人。相关分析报告提交相关部门作为决策参考。

采用上述预测方法结合其他省重点疫情城市的人口迁入指数，评估广东省各地市短期的潜在输入风险。评估结果显示除湖北省外，江西省和湖南省疫情对广东省输入风险较高，如图2-6-4所示。结果与实际发生情况相符，该风险提示可为地市以及区县确定防控措施和防控重点提供更为精确的信息。

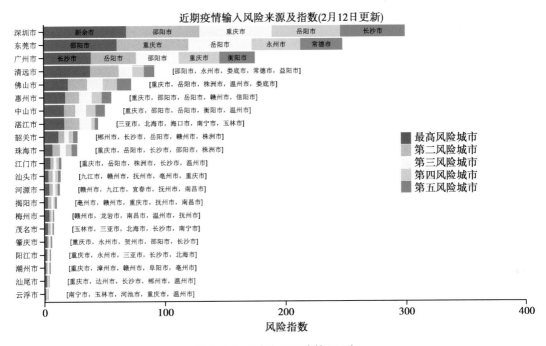

图 2-6-4　广东省 21 地市输入风险

场景三：基于贝叶斯和传播动力学的广东省疫情中期预估

2020 年 1 月底，项目团队参考 2003 年北京 SARS 流行模式，结合广东省疫情特征，对未来 2 个月疫情流行趋势进行评估。预测显示广东省疫情高峰出现在 1 月底，日最高发病数为 115 例，2 月上旬疫情处于下降趋势，3 月底仅出现零星病例。该预估结果与实际疫情发展基本相符，对疫情的走势有更前瞻性的判断，可为防控策略的制定和调整提供科学依据。

场景四：基于病例输入和扩散情况对广东省各区县精细风险进行评估

基于广东省各区县的病例输入情况、本地疫情情况和社会环境等多源因素，先对各地市进行输入风险分级，然后对各区县的疫情综合风险进行评估。结合预测结果和专家评分，获得各地区的风险分值，形成广东省各区县风险分级图，为广东省落实疫情分区分级管理和精准防控提供更细化的参考。

四、创新点与实施效果

（一）项目先进性及创新点

1. 运用数学智能算法，评估疫情传播动力和防控效果　2020 年 1 月底，全国新冠肺炎病例数快速上升，然而作为一种新型传染病，其传播力尚不明确。研究团队运用广东省新冠肺炎时空分析及预测预警系统分析广东省乃至全国疫情的传播力，对比发现新冠肺炎的传播能力（再生数）接近为 SARS 的两倍，提示其传播风险极高。随着防控措施的落实和疫情减缓，及时掌握防控措施效果非常重要。在此情况下，通过本系统可每日更新广东省本地疫情的再生数，实时掌握本地疫情的传播力，结果可为新冠肺炎疫情形势研判和防控措施制定提供科技支持。

2. 融合人口迁徙等多源大数据，对疫情进行实时精准预测 新冠肺炎具有较强的传染性，人群普遍易感。2020 年春节前后我国人口大迁徙导致新冠肺炎疫情在各地快速蔓延，疫情趋缓后复工复产形成的返工潮等又带来新一波疫情传播风险。在此背景下，如何运用人口迁徙大数据识别高风险输入来源、评估疫情输入风险非常重要。本系统融合人口迁徙大数据，采用广义相加模型，综合考虑广东省人口迁入来源和各省的疫情情况，以各省流入广东省的人口情况及其发病率为基础，展示未来 2 周的疫情流行趋势，为疫情风险评估提供重要支撑。

3. 基于多维数据的风险评估，辅助分区分级精准防控 对于新冠肺炎的认识是逐渐进步的过程，在疫情初期，我国各地实施"外防输入、内防扩散"策略，成功遏制了新冠肺炎疫情的增长。在疫情态势稳定的情况下，为了兼顾防控和国民生产生活之间的平衡，需要对不同区域进行疫情风险等级精准划分，实施分区分级的防控策略。系统在疫情预测的基础上，集合人口迁徙指数、当地人口密度、流动人口占比等多维数据对各市及县区的疫情输入风险和扩散风险进行快速评估和分级，有利于动态调整防控风险等级，对疫情实施精准防控。

（二）实施落地情况

2020 年 1 月广东省发生疫情后，研究团队开始进行广东省新冠肺炎时空分析及预测预警系统的方法分析、模型构建以及系统搭建，围绕疫情实际防控需求逐步优化各项参数设置、完善系统各项功能。2020 年 2 月上旬形成系统原型，每日对广东省疫情发展情况进行预测及风险评估，产出的分析报告提交至相关部门为防控决策提供技术支持。

2020 年 2 月下旬，该系统经过优化和整合可部署在个人电脑，广东省疾病预防控制中心支援荆州队疫情分析小组利用此系统工具，分析和预测荆州市新冠肺炎疫情走势，为当地防控疫情提供了技术支援。

（三）推广应用前景

广东省新冠肺炎时空分析及预测预警系统在构建初期已考虑到数据接口及广适性，可部署于个人电脑，基于开放的 R 语言软件进行软件开发，系统核心算法包括再生数分析、广义相加模型、SIER 模型和贝叶斯模型，均为公认的成熟技术方法。总体上，硬件要求不高、软件为开源、数据可获取、算法较为成熟。研究团队下一步拟对系统进行优化和扩展，提供更精细的实时风险预警分级。该系统可复制及推广于我国其他省市地区新冠肺炎乃至其他突发传染病的疫情防控，进一步降低疫情危害、提升社会效益，为我国的疫情防控贡献技术力量。

专家点评

该案例利用 R 软件融合广东省新冠肺炎多源数据开发了时空分析及预警模型,与流行病学专业结合比较紧密。希望研究开发单位能在利用百度地图的基础上考虑纳入更多来源的数据,包括三大通信运营商等数据,使产品得到更全面的结果并被更广泛地应用。

案例七　新冠肺炎疫情发布系统

星　　级：★ ★ ★ ☆

单　　位：中国疾病预防控制中心

推荐单位：易智瑞（中国）信息技术有限公司

为帮助公众理性、客观且直观地了解疫情形势，中国疾病预防控制中心快速研发了新冠肺炎疫情发布系统，每日动态更新疫情变化情况，为政府决策提供数据支撑，为公众及时了解疫情进展和周边疫情提供帮助。

随着新冠肺炎疫情的不断蔓延，越来越多的媒体网站对新冠肺炎疫情数据进行了收集、发布和转载，获取疫情数据的渠道越来越多。但由于统计口径不一致，如收集时间不同、发布时间不同、病例类型范围不同等，导致不同媒体发布的数据不一致，有时存在较大的差异，给公众带来了一定的困惑。

一、背景简介

2020 年 1 月 20 日，经国务院批准同意，国家卫生健康委将新冠肺炎纳入法定传染病乙类管理，但采取甲类传染病的预防、控制措施，同时将该病纳入国境卫生检疫法规定的检疫传染病管理。

新冠肺炎疫情期间，中国疾病预防控制中心全力以赴应对此次疫情，除了疾病预防控制等业务工作的开展之外，为做好疫情的信息化支撑工作，帮助公众理性、客观且直观了解认识疫情形势，从 2020 年 1 月 23 日起，中国疾病预防控制中心联合易智瑞（中国）信息技术有限公司，仅用 4 天时间就在中国疾病预防控制中心官网"热点关注"栏目上线推出了新冠肺炎疫情发布系统，发布每日疫情信息，帮助公众及时了解疫情进展和周边疫情。

二、实施目标

通过收集各地发布的疫情通报信息，利用数据可视化技术动态展示新冠肺炎的变化趋势和空间分布，为疫情防控进行辅助决策支持,为公众及时了解疫情进展和周边疫情提供帮助。

三、项目实施情况

(一)项目总体架构和主要内容

系统总体采用面向服务架构(service-oriented architecture,SOA)进行设计,SOA 松耦合的机制保障前后端逻辑分离及系统的灵活性和健壮性。前端基于 ArcGIS JS API 进行实现,满足空间数据高效查询、展示、渲染等需求。后台利用 ArcGIS Enterprise 提供的地图服务作为数据来源。

服务端采用易智瑞地理信息平台,其为功能强大的基于服务器的 GIS 产品,用于构建集中管理、支持多用户、具备高级 GIS 功能的企业级 GIS 应用与服务,如图 2-7-1 所示。

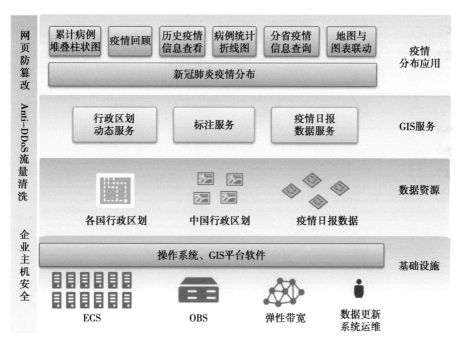

图 2-7-1 总体架构图

系统部署在云上,其中 GIS 平台软件和 WebGIS 应用部署在一台云服务器上,应用依赖的应用程序接口(application programming interface,API)部署在一台弹性带宽的云服务器上,静态资源部署在对象存储(object storage service,OBS)里,如图 2-7-2 所示。

(二)技术路线

技术路线如图 2-7-3 所示。

213

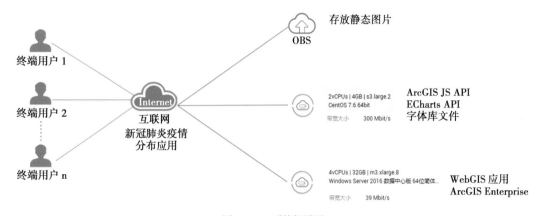

图 2-7-2　系统部署图

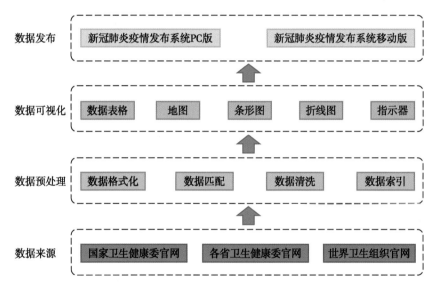

图 2-7-3　技术路线图

本系统的数据来源于疫情发布权威机构,其中国内疫情数据来自国家卫生健康委和各省卫生健康委官方通报数据,全球疫情数据来自世界卫生组织官方通报数据。

获取原始数据后根据系统要求进行数据预处理,经过数据空间化、属性统计汇总、格式转换、时空数据构建、标注生成,服务发布后形成可用于数据分析和可视化的数据。然后针对确诊、疑似和死亡病例的每日新增数据和累计数据从空间、时间维度上进行了分析和可视化,用户交互性强,实现了分类地图切换、地图图表双向互动、疫情回顾播放、表格动态排序、疫情数据动态显示等有特色的交互功能。最后通过新冠肺炎疫情发布系统的个人计算机端和移动端进行发布,向用户提供疫情相关的各类统计信息指标。

（三）应用场景

1. 辅助决策　该系统为可视化了解新冠肺炎疫情的发展、演化过程以及分布特征提供了系统支持，实现了分类地图切换、地图图表双向互动、疫情回顾播放、表格动态排序、疫情数据动态显示等有特色的交互功能，可用于辅助疫情分析。

2. 帮助公众了解疫情进展及周边疫情　新冠肺炎疫情发布系统动态展现了全国 31 个省（自治区、直辖市）和新疆生产建设兵团新冠肺炎的新增病例数、累计病例数、新增死亡数、累计死亡数、新增疑似病例数和现有疑似病例数等重要疫情指标，有助于公众及时了解疫情进展及周边疫情信息。

四、创新点与实施效果

（一）项目先进性及创新点

1. 模式创新，借助移动互联网快速传播的能力向公众权威发布新冠肺炎疫情信息　新冠肺炎疫情发布系统提供统一入口，并根据用户访问设备的不同向用户展示不同的信息内容。对于使用普通笔记本电脑接入的用户，提供功能全面、交互良好的个人计算机端界面；对于移动互联网接入的用户，提供方便快速、直观简洁的移动端界面。

一个入口不同的展示方式，不仅可以满足专业部门应急指挥决策的需求，还能及时准确地向公众发布权威疫情信息。从系统运行取得的统计数据分析，大约 95% 的用户都是从移动互联网的入口来访问新冠肺炎疫情分布系统。

2. 技术创新，租用公有云平台解决互联网用户高并发诉求　面对高峰期 1 小时内高达 11 万的用户访问，采购传统服务器，通过新增硬件的方式扩容服务能力已经无法满足应急需求。面对日益增长的访问需求，急需扩容后台服务器和带宽资源。借助华为公司提供的云平台，使用 OBS 对象存储优化系统后台数据存储；快速租用 ECS 按流量计费服务器，优化网络带宽配置。系统可以轻松应对 5 000 在线访客的并发压力，并可根据用户并发访问情况再次进行弹性扩容。

3. 借助新一代地理平台技术，搭建用户体验好、交互性强、多维度展示疫情分布系统　借助新一代地理信息平台技术，快速搭建并交付新冠肺炎疫情发布系统。该应用针对确诊、疑似和死亡病例的每日新增数据和累计数据从空间、时间维度上进行了分析和可视化，用户交互性强，实现了分类地图切换、地图图表双向互动、疫情回顾播放、表格动态排序、疫情数据动态显示等有特色的交互功能。

（二）实施落地情况

在中国疾病预防控制中心和易智瑞（中国）信息技术有限公司工程师的共同努力下，新冠肺炎疫情发布系统于 2020 年 1 月 28 日在中国疾病预防控制中心官网"热点关注"栏目上线推出，每日动态更新疫情变化情况，为政府决策提供数据支撑，为公众及时了解疫情进展和周边疫情提供帮助。该应用发布后受到了各类疾控机构和广大公众的广泛关注，被山东省疾病预防控制中心、陕西省疾病预防控制中心、重庆市疾病预防控制中心、佛山市政府、首都之窗、公共卫生科学数据中心、中国生物医学文献服务系统 SinoMed 等多家机构、网站和媒体应用，部分疾控机构将其作为疫情分析的辅助平台。

截至 2020 年 4 月 4 日，该系统访问量已达到 18 455 106 次，访问用户覆盖中国 31 个省（自治区、直辖市）和新疆生产建设兵团、港澳台地区和全球 187 个国家。

（三）推广应用前景

该系统对传染病疫情、公共卫生突发事件的数据发布具有重要的借鉴意义，可广泛应用于类似的疫情或突发事件中，为数据发布、疫情防控、科学决策和公众服务提供帮助。

专家点评

中国疾病预防控制中心联合易智瑞（中国）信息技术有限公司自 2020 年 1 月 23 日起迅速研发了新冠肺炎疫情发布系统，于 1 月 28 日在中国疾病预防控制中心官网的"热点关注"栏目上线推出，每日动态更新疫情变化情况，为政府决策提供数据支撑，为公众及时了解疫情进展和周边疫情提供帮助。该案例分别从国家卫生健康委、各省卫生健康委及世界卫生组织等网站获取动态疫情数据信息，分别针对确诊、疑似和死亡病例的每日新增数据和累计数据信息，从空间、时间维度进行了分析和可视化，采用 GIS 地图和图表两种方式显示数据。系统为用户提供交互方式，数据分析和地图展示功能，还可以以动态方式播放疫情回顾，实现表格动态排序、疫情数据动态显示等有特色的功能，以满足不同人员对疫情展示方式的需求。该案例采用时间、空间和疫情数据不同属性，根据用户需求，展示疫情发展随空间和时间的变化情况，免费提供给居民和专业人员使用，体现出非常好的社会价值。

目前该系统采集数据多为手工方式，建议今后采用 AI 方式，动态抓取相关完整数据信息，并在数据采集时点对网站界面做快照和留痕处理或使用时间戳，在因采集对象数据修正或调整数据，导致数据不一致的情况下，自己有免责证据。

案例八　新冠肺炎疫情预测模型

星　　级：★★★★☆

单　　位：腾讯科技（深圳）有限公司

推荐单位：广州呼吸健康研究院

基于公开报告数字，对新冠肺炎长期趋势采用动态传染病动力学模型 D-SEIQ 模型（dynamic susceptible exposed infective quarantined）建模，对新冠肺炎的短期趋势采用指数函数、LSTM 相结合的集成模型。从新冠肺炎暴发第 5 天开始动态建模，根据每日新增病例数更新模型参数，对全国除湖北省、湖北省除武汉市、武汉市三个区域进行长期趋势和短期数据的预测。

通过长期趋势 D-SEIQ 模型和短期多种模型的集成模型，新冠肺炎疫情预测模型既可以动态精准预测未来几天的新增病例，也可以推算疫情的长期走势及拐点。

在医疗资源充足、病例检测及时、诊断标准前后一致的全国非湖北地区，D-SEIQ 模型在疫情暴发一周左右（2020 年 1 月 27 日）就已经可以对未来一个月的长期趋势进行有效估计，3 月 10 日的预测累计病例数与真实值误差仅 5%。预测的疫情拐点日期（2020 年 2 月 1 日）与真实拐点完全一致。

新冠肺炎趋势预测，受限于数据量少、官方报告数字不准确等因素。本研究构建了一种流行病学模型与机器学习相结合的 D-SEIQ 模型，将参数拟合思想融入传染病传播动力学当中，使小数据量的预测准确率大大提升。在全国非湖北地区，D-SEIQ 模型在疫情暴发一周左右（2020 年 1 月 27 日）就已经可以对未来近一个月的长期趋势进行有效估计。

一、背景简介

国内新冠肺炎疫情暴发期间，面对这场前所未有的疫情，政府决策者和民众都想知道此次疫情究竟会发展到什么程度，是否会引发严重后果，关闭城市通道、停工停学、戴口罩、限制社交等措施能否有效控制疫情。人类历史上发生过许多全球性瘟疫，但只有近年来普及的核酸检测技术才使人类能够准确记录传染病感染的病例。与新冠肺炎疫情比较类似的是 2003 年的 SARS 疫情,其他有准确记录的传染病数据均太少、太不精确。因此,能够用来估计此次疫情发展的历史参考经验很少,这也导致新冠肺炎疫情的趋势预测缺少相应的训练数据。此次疫情暴发后,天衍实验室作为腾讯医疗大数据与 AI 领域的专业研究部门,快速利用流行病学术界常用的 SEIR 模型进行疫情发展趋势预测,发现长期拟合结果很不准确,同时使用深度学习模型受限于训练数据和特征数据的缺乏。通过不断试错总结,实验室的研究员们决定在传染病模型框架下进行参数的合理学习,最终得到了比较好的结果。

二、实施目标

基于公开报告数字,对新冠肺炎长期趋势采用 D-SEIQ 模型建模,对新冠肺炎的短期趋势采用指数函数、LSTM 相结合的集成模型。从新冠肺炎暴发第 5 天开始动态建模,根据每日新增病例数更新模型参数,对全国除湖北省、湖北省除武汉市、武汉市三个区域进行长期趋势和短期数据的预测。通过长期趋势 D-SEIQ 模型和短期多种模型的集成模型,既可以动态精准预测未来几天的新增病例,也可以推算疫情的长期走势及拐点。

三、项目实施情况

(一)项目总体架构和主要内容

传统的 SEIR 模型是较为成熟和常用的传染病动力学预测模型,所研究的传染病有一定的潜伏期,与患者接触过的健康人并不马上患病,而是成为病原体的携带者进入潜伏期,如有关 SARS 传播动力学研究多数采用的是 SIR 或 SEIR 模型。与 SIR 模型相比,SEIR 模型进一步考虑了与患者接触过的人中仅一部分具有传染性的因素,使疾病的传播周期更长。

该模型模拟了传染病的传播途径,从易感者到潜伏者到感染者再到康复者,通过各环节的转化率、治愈率等对传染病的传播规模及时间进行预测。

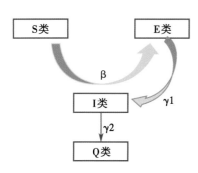

图 2-8-1　SEIQ 动力学模型基本结构

在新冠肺炎疫情暴发过程中,政府的强力管控与筛查使许多新冠肺炎患者较早地被隔离,我们将 SEIR 模型中的 R(康复态)进行适当替换成隔离态(quarantined),隔离态人群类似康复者人群,不再具有传染性,这种转换能比较好地适合当前新冠肺炎疫情状况。

其中具体的参数意义如图 2-8-1 所示:

S 类,易感者(susceptible),一般指自然人群,缺乏对病毒的免疫能力,与感染者接触后容易受到感染。

E 类,潜伏者(exposed),指接触过感染者,但暂无能力传染给其他人的人群,适用于潜伏期长的传染病。

I 类,感染者(infective),指染上传染病的人群,可以传播给 S 类人群,使 S 类人群按照一定的概率转换成 E 类。

Q 类,隔离者(quarantined),指被隔离而不再具有感染能力或被感染可能的人群。

病毒在人群中的传播可以由以下常微分方程刻画:

$$\frac{dS(t)}{dt} = \frac{-\beta S(t)I(t)}{N}$$

$$\frac{dE(t)}{dt} = \frac{\beta S(t)I(t)}{N} - \gamma 1 E(t)$$

$$\frac{dI(t)}{dt} = \gamma 1 E(t) - \gamma 2 I(t)$$

$$\frac{dQ(t)}{dt} = \gamma 2 I(t)$$

其中 $S(t)$、$E(t)$、$I(t)$ 和 $Q(t)$ 分别表示 t 时刻人群中处于易感期、潜伏期、传染期和隔离期的群体数量,N 表示人群总人数,且 $N=S(t)+E(t)+I(t)+Q(t)$。β 为传染期人群对潜伏期人群的传染速率。由上述意义知: β=R0/TE;其中 R0 为病毒基本传播数,TE 为潜伏期时长。$\gamma 1$ 为潜伏期人群进入传染期的速率,$\gamma 1$=1/TE。$\gamma 2$ 为传染期人群被收治或隔离的速率,设传染期时长为 TI,因此 $\gamma 2$=1/TI。

由上可知,确定了病毒基本传播数、潜伏期时长、传染期时长及疫情暴发初期的潜伏期人数 $E(0)$ 和传染期人数 $I(0)$,就可以通过常微分方程的解析解或数值解得到 SEIQ 模型的结果,计算任一时刻的发病人数和预期拐点。

然而在实际情况中,上述参数都不容易确定或估计,其中潜伏期时长可由流行病学调查结果得知,但在疾病发病的早期,这一数据的统计也不太准确。传染期时长受各种外界因素的影响而变化较大,在高强度筛查的政策背景下,传染期时长会相对缩短。

其中最重要的参数 R0,指的是在自然情况下(没有外力介入,同时所有人都没有免疫力),一个感染到某种传染病的人会把疾病传染给多少人的平均数。如果 R0<1,表示传染病得到控制,将会逐渐消失;R0=1,传染病则会变成地方性流行病,如击鼓传花般一个传一个;R0>1,传染病则会以指数方式暴发,一传十、百、千、万。R0 的数字越大,疾病将越难以控制。实际情况中,在疫情暴发后,R0 会随着人为的防疫、隔离措施(如戴口罩、关闭城市通道、隔离)而逐渐减小。

2020 年 1 月 31 日香港大学教授在《柳叶刀》发文对新冠肺炎疫情进行了国内外的暴发预测,对病毒的 R0 值采用武汉市迁出国外的人口和国外发病例数进行反推估算,得到病毒基本传播数为 2.68;而中国疾病预防控制中心早期在《新英格兰》的论文估计 R0 值为 2.2;medRxiv 发表的《2019 年中国新冠病毒暴发的流行病学和临床特征》作为当前最大的流行病学调查对 R0 估计值为 3.77。国内外不同学者总体对 R0 的估计值位于 2~7 之间,但 SEIR 模型对 R0 等参数非常敏感,参数的稍微变化会导致模型结果变化很大,也使世界各地的学者对新冠肺炎疫情的预测结果差异巨大。

除 R0 参数外,疫情初始时刻的潜伏期人数和传染期人数同样难以估计,有些学者通过官方报告数字反推的方法进行估值,但官方早期的报告数受到检测能力、筛查强度等因素影响,报告数据难以反映真实的发病人数。

因为传统 SEIR 模型参数难以估计,且模型对参数极为敏感。本研究设计的 D-SEIQ 模型,将机器学习中参数拟合的思想融入传统的 SEIR 模型中,能比较好地进行参数估计和模型构建。

（二）技术路线

1. 长期趋势预测的 D-SEIQ 模型 相对于传统的 SEIQ 模型通过外围数字（如流出到国外的发病病例与时间）推算出 SEIR 参数,使用官方早期报告的疫情数字进行参数的筛选和拟合,对疫情的长期趋势进行推算。并且随着疫情每天的进展,D-SEIQ 模型会将每天新报告的病例纳入训练数据重新进行建模和参数拟合,不断优化 SEIQ 模型。为了使这种方法具有医学合理性而不是通过纯机器筛选参数,我们将每种参数设定在一定范围内,且参数之间有相对的关系限定条件,使模型学习出的参数满足医学合理性。

对于 R0 的假设与测算:真实场景中的 R0 并不是一成不变的,而是随着人们防控意识的提高、政府对流动人群的管控、疑似与确诊病例的隔离而逐渐降低,通过对早期数据的拟合发现 $R(t)$ 呈指数衰减趋势并逐渐接近一个 <1 的恒定值 final_R。设 t 时刻的 $R(t)=final\_R+R0 \times e^{-decrease\_ratio \times t}$,公式中 decrease_ratio 为 $R(t)$ 随时间衰减的速率,越大表示衰减越快。

依据相关文献报道,设置参数的医学合理性范围如表 2-8-1 所示。

表 2-8-1 D-SEIQ 模型的参数合理值范围

参数	最小值	最大值
R0	2	7
TE	3	11
TI	1	5
decrease_ratio	0.05	0.45
final_R	0.05	0.4
E(0)	Q(0)×5	Q(0)×80
I(0)	Q(0)×5	Q(0)×50

限制条件如下:TE>TI:潜伏期大于传染期; $E(0)>I(0)$:初始时刻潜伏期人数大于传染期人数。

D-SEIQ 模型的具体过程如下:

（1）初始时刻的官方报告数字作为 $t=0$ 时刻的 Q，每日新增的 Q 和累计 Q 即为官方每日报告新增病例和累计病例数。

（2）设定参数 R0、E、I、TE、TI、decrease_ratio、final_R 初始值。

（3）通过指数函数计算随时间衰减的 $R(t)$。

（4）通过常微分方程求解出每日的 $I(t)$、$E(t)$、$Q(t)$，并通过 $I(t) \times \gamma 2$ 计算得出模型拟合的累计病例数。

（5）通过参数网格搜索和启发式搜索方法，基于最小二乘法对真实报告数据和模型拟合数据进行最优参数查找，得到 t 时刻最优的 D-SEIQ 模型。

（6）基于最优的 D-SEIQ 模型，即可以对疫情长期趋势求解。

2. 短期趋势预测的指数函数模型　通过观察传染病的新增病例数具有随时间指数增长或衰减的趋势，通过滑动窗口选择历史数据建模，捕捉历史趋势信息，在疫情上升期和下降期预测未来 n 天的新增病例数。

3. 短期趋势预测的长短期记忆（long-short term memory，LSTM）模型　基于各地区在过去几天每天的疫情信息及腾讯地图上的人口迁移流动信息，构建特征序列，以 7 天作为移动尺度，针对各省市时序变化建立 LSTM 模型预测各地区的新冠肺炎发展趋势。

在使用深度学习处理时序问题时，递归神经网络模型（recurrent neural network，RNN）是最常使用的模型，而 LSTM 是近几年最常使用的模型之一。RNN 之所以在时序数据上有着优异的表现是因为 RNN 在处理当前时间片时会将前一个时间片的隐节点作为当前时间片进行输入，而传统模型的隐节点的输出只取决于当前时间片的输入特征。这样能够有效地利用前后时间片数据之间的相关关系。但普通 RNN 的不足在于当神经网络的节点经过许多阶段的计算后，之前比较长的时间片的特征已经被覆盖，很难对当前时间片产生影响。而新冠肺炎潜伏期较长，因此能够解决长期依赖问题的 LSTM 模型是更好的选择。

LSTM 之所以能够解决 RNN 的长期依赖问题，是因为 LSTM 引入了门机制用于控制特征的流通和损失，能将较长时间片的特征传递到当前时间片。单个 LSTM 单元的结构如图 2-8-2 所示。

该神经元 t 所表示的运算过程如下所示：

$$f_t = \sigma\left(W_f x_t + U_f h_{t-1} + b_f\right)$$
$$i_t = \sigma\left(W_i x_t + U_i h_{t-1} + b_i\right)$$
$$o_t = \sigma\left(W_o x_t + U_o h_{t-1} + b_o\right)$$
$$c_t = f_t \circ c_{t-1} + i_t \circ \tanh\left(W_c x_t + U_c h_{t-1} + b_c\right)$$
$$h_t = o_t \circ \tanh\left(c_t\right)$$

其中 x_t 和 h_t 分别代表神经元的输入和输出，c_t 代表该神经元的状态，f_t、i_t、o_t 分别代表遗忘门、输入门和输出门，σ 代表 sigmoid 函数。

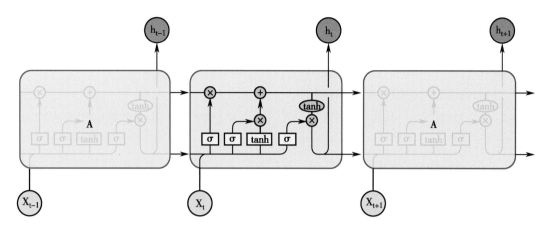

图 2-8-2　LSTM 神经单元的基本结构图

相较于普通 RNN，LSTM 通过将神经元的状态 c_t 保留下来并传递给后续神经元，更好地体现了较长时间片的特征对后续时间片的影响。

针对新冠肺炎趋势预测问题，我们使用四层 LSTM 组成的神经网络结构，整个神经网络的输入包括该地区当天的总确诊人数、当天驻留人口、当地居民的平均活动半径等特征。总确诊人数代表了当前存在的感染源，当天驻留人口代表了可能被感染人数的理论上限，当地居民的平均活动半径代表了管控力度，当平均活动半径小时，代表管控力度大，每个感染源能接触到的人数少，可能被感染的人也较少。

该深度神经网络中间各层的神经元均输出 256 维特征向量，作为下一层神经元的输入，而最终输出为预测新增确诊人数。

4. 集成模型　将指数函数与 LSTM 模型预测得到未来 N 天新增确诊人数进行模型集成，具体采用线性加权平均的方法，得到集成后的新增确诊人数预测值。

5. 数据清洗与处理　临床诊断病例调整：由于湖北地区 2020 年 2 月 12~14 日将临床诊断病例纳入诊断标准中，导致这 3 天湖北地区新增病例大幅上升，2 月 12 日当天武汉市新增病例上升至 13 436 例，其中 12 364 例都是临床诊断病例。临床诊断病例的纳入对原来建立起来的 D-SEIQ 模型影响较大。因此，本研究在 2 月 12~14 日对历史新增数据进行了滑动窗口动态调整，使历史新增病例较符合真实情况，并使用调整后的数据重新训练 D-SEIQ 模型和短期预测模型。具体调整方法为：2 月 12~14 日间的临床诊断病例主要为过去 7~10 天积累的疑似病例，湖北省其他地区为 7 天，武汉地区为 10 天，因此通过计算湖北地区过去 7~10 天的新增疑似病例数与每天新增疑似病例的占比，将 2 月 12~14 日的临床诊断病例重新添加到过去 7~10 天的新增病例中，实现对数据的调整。

早期数字调整：在传染病暴发早期，SEIQ 模型中的每日新增病例会逐渐增加，但实际情况中，由于检测能力等原因导致报告数字与发病人数有偏差。湖北省除武汉地区，从 1 月 20~23 日每日新增病例数为 12、0、7、35；武汉地区从 1 月 20~24 日每日新增病例数为 60、105、62、70、77。均不符合单调递增趋势，因此研究团队对两个地区早期病例进行指数函数拟合，重新分配每天的报告病例后进行模型构建。

（三）应用场景

模型学习的主要数据为每日新增报告病例数，因为武汉市、湖北除武汉地区、全国其他地区的疫情暴发时间、态势、检测能力、单位病例对应的医疗资源数量均不相同，所以我们对上述 3 个地区分别建模。

预测模型对全国非湖北省、湖北省非武汉市和武汉市 3 个区域分别进行动态预测，长期趋势预测模型 D-SEIQ 用于预测长达 1 个月的长期趋势，而短期集成预测模型则用于预测未来 1~3 天的新增及累计确诊人数。

四、创新点与实施效果

（一）项目先进性及创新点

对于长期趋势预测，既往传染病预测模型多基于传统的动力学模型，模型的参数需要通过流行病学调查获取，参数估计的轻微偏差会对预测结果产生非常大的影响。第一次将机器学习参数拟合优化的思想有机地融入到传统的动力学模型当中，在一定的医学合理性限制下进行参数学习，大大提升了参数估计和预测结果的准确度。另外，随着疫情的发展和数据的更新，会动态地训练模型，不断调整最新的预测结果，保证了预测的最新性和实时性。

通过数据模拟，构建了病毒基本传播数据衰减函数，准确地反映出由于管控的加强对病毒传播的控制作用。

短期预测模型，采用了深度学习和简单指数函数集成的方式，LSTM 可以引入人口流动、人口密度等外部变量，间接反映出管控措施对于疫情传播的影响，而指数函数可以刻画短期趋势随时间变化的曲线，这种集成模型的思想使短期预测效果大大提升。

（二）实施落地情况

1. 长期趋势预测结果

（1）中国非湖北省地区预测结果如图 2-8-3 所示。举例说明：预测日期 1 月 27 日，表示使用 2020 年 1 月 27 日之前数据建模，并对长期趋势（至 3 月 10 日）进行预测。图中黄色实线为回顾性来看的发生的真实病例数。

1 月 26 日模型（基于 2020 年 1 月 20~25 日数据）预测结果显示：新冠肺炎疫情累计确诊病例将于 3 月 10 日达到 6 万例左右，每日新增病例于 2 月 7 日最高达到 3 500 例。回顾性分析显示，模型对疫情严重程度过于高估，主要是因为疫情暴发早期数字增长过快，且 R(t) 下降较慢。早期的高估模型也能说明随后防控措施的有效性。

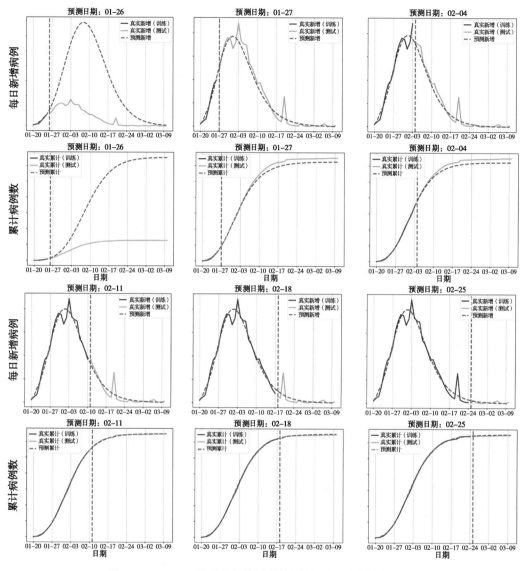

图 2-8-3　D-SEIQ 模型不同时间点的长期趋势预测（中国非湖北省）

　　1 月 27 日模型预测结果显示：新冠肺炎疫情累计确诊病例于 2020 年 3 月 10 日达到 12 506 例，每日新增病例于 2 月 1 日达到高峰约 780 例。对照真实数据回顾性来看（黄色曲线），模型对长达 1 个月的估计数据非常接近真实值，其中 3 月 10 日真实累计数字与预测数值相差仅 3.8%。模型预测的疫情拐点为 2 月 1 日，与真实日期（2 月 1~3 日间）完全一致。因此，在全国非湖北省地区，D-SEIQ 模型在疫情暴发的早期（1 周左右）即可以对长达 1 个月的疫情变化趋势进行非常准确的估计。

　　疫情传播晚期的 D-SEIQ 模型结果显示，2020 年 2 月 11 日、18 日和 25 日的模型均对真实数据有比较完美的拟合，2 月 11 日模型预计截至 3 月 10 日累计数字为 13 006 个，与真实数据误差非常小。

疫情传播晚期的 D-SEIQ 参数更能真实反映疫情发展情况,因此可以用 2020 年 3 月 10 日的 D-SEIQ 模型参数来估计真实情况。在全国非湖北省地区,如图 2-8-4 所示,病毒初始基本传播数 R0=3,初始时刻 1 月 20 日的潜伏期人数为 449 个,传染期人数为 105 个,疫情末期病毒基本传播数降至 0.2 左右,潜伏期 3 天,传染期 1 天。

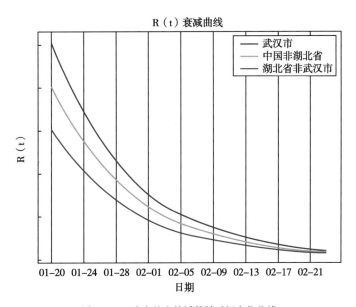

图 2-8-4　病毒基本传播数随时间变化曲线

（2）湖北省非武汉市地区预测结果如图 2-8-5 所示,其第一周疫情数字增长很快,使 D-SEIQ 模型过于高估了 2020 年 1 月 27 日的预测值,模型预测截至 3 月 10 日,湖北省非武汉市地区累计病例将达到 6 万例以上。这从另一方面说明在疫情早期,防控措施尚未体现效果,疫情增长迅速,若不加管控,疫情将呈现暴发式增长。

疫情暴发的第二周 2 月 4 日模型预计:截至 2020 年 3 月 10 日,湖北省非武汉市地区累计病例将达到 14 843 例,对疫情发展态势有所低估。原因为在 2 月 12 日之前,临床诊断病例不纳入确诊病例,只有核酸检测阳性者才纳入报告,因此 2 月 12~14 日之前模型都会低估疫情发展。

将临床确诊病例纳入报告后,研究团队根据过去 7 天疑似病例的分布重新分配当天的临床确诊病例（当天的临床确诊多为历史疑似累积）,得到调整后的数据（图中灰色虚线）并重新建模。2 月 14 日数据调整后的模型显示:预计截至 2020 年 3 月 10 日,湖北省非武汉市地区累计确诊病例达到 18 844 例,与真实数据误差 6%。

同样的,基于疫情传播晚期的 3 月 10 日模型结果得出的疫情 D-SEIQ 传播参数如下:病毒初始基本传播数 R0=4,初始时刻 2020 年 1 月 20 日的潜伏期人数为 337 个,传染期人数为 25 个,疫情末期病毒基本传播数降至 0.18 左右,潜伏期 3 天,传染期 1 天。

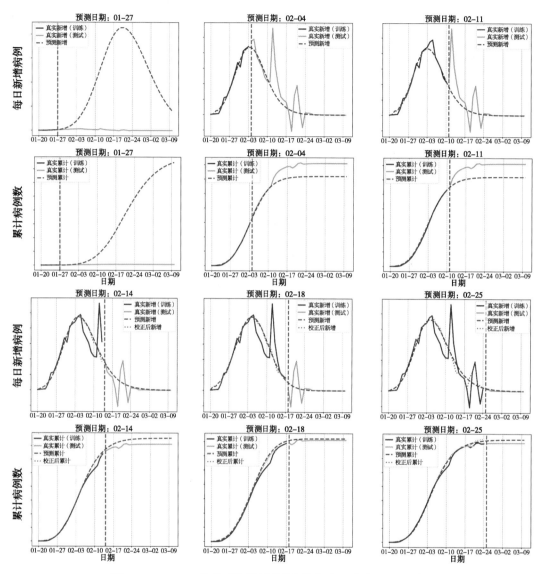

图 2-8-5　D-SEIQ 模型不同时间点的长期趋势预测（湖北省非武汉市）

（3）武汉市预测结果如图 2-8-6 所示，早期由于检测能力等原因导致报告数字与真实发病数相差较大，在早期 1 周左右就出现了新增数字下降的趋势，因此 2020 年 1 月 27 日模型过于低估了对疫情的预测值。2020 年 2 月 12~14 日临床确诊病例有一个较大的增量，我们于 2 月 14 日对数字调整后进行预测，结果显示：预计截至 3 月 10 日累计确诊病例达到 54 492 例，误差 9%。3 月 10 日，D-SEIQ 模型对疫情整体趋势有了比较好的拟合，整体预测值曲线与调整后的数值（灰色虚线）拟合较好。

武汉地区最终的病毒传播参数估计如下：病毒初始基本传播数 R0=5，初始时刻 1 月 20 日的潜伏期人数为 1 414 个，传染期人数为 182 个，疫情末期病毒基本传播数降至 0.2 左右，潜伏期 3 天，传染期 3 天。

226

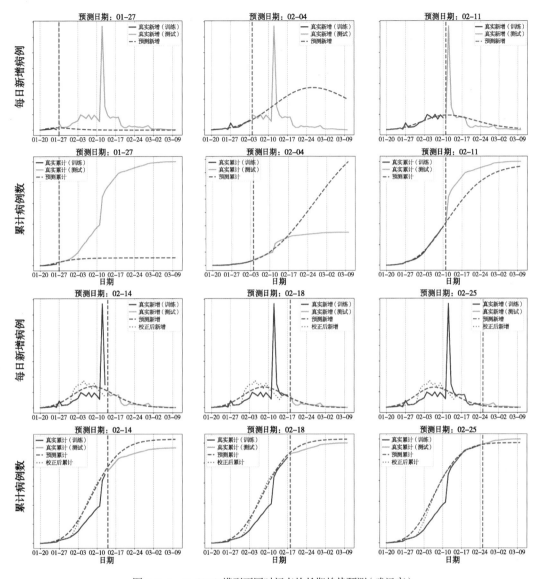

图 2-8-6 D-SEIQ 模型不同时间点的长期趋势预测（武汉市）

武汉地区基本传播数 R0 显著大于全国非湖北省地区与湖北省非武汉市地区,说明早期武汉市传播情况较为严重,传染期也长于其他地区,说明由于病例较多,医疗资源不足,收治不及时,传染期人群被收治的时间间隔相对其他地区较长。

2. 短期趋势预测结果　结合短期预测的 LSTM 和指数拟合模型,并与 D-SEIQ 模型结合进行多模型集成,预测未来一天的新增病例,用当天真实报告的累计病例加上新增病例预测值作为未来一天的累计病例预测值。基于这种方法得到了短期动态预测结果,并每天更新至前端展示服务器,绘制短期、长期预测曲线。每天根据更新后的数据动态调整模型。

从 2020 年 3 月 10 日回顾 1 月 26 日至 3 月 10 日之间的预测结果,总体预测准确率如图 2-8-7 所示:全国非湖北省地区每天累计病例预测结果误差 0.8%,湖北省非武汉市地区每天累计病例预测结果误差 2.5%,武汉地区每天累计病例预测结果误差 5.0%。

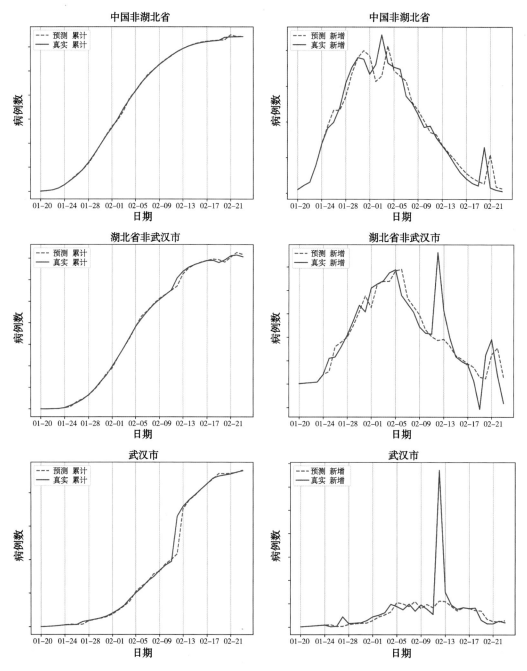

图 2-8-7　不同地区的短期动态预测结果回顾

（三）推广应用前景

1. 项目总结

（1）从疫情早期的数字来看，若不进行强有力的控制措施（关闭城市通道、戴口罩、隔离、停工、筛查）等，新冠肺炎疫情病毒 R0 比较大，约在 3~5 之间，疫情短期内将会在全国暴发。

（2）从回顾性数据来看，全国各地的防控措施有力遏制了疫情的发展，将最终疫情基本传播数降低至 0.2 左右，即在疫情末期 5 个传染期患者能有效传染 1 个正常人。说明公众的防控意识（戴口罩、宅家里、少聚会）和政府的防控措施（关闭城市通道、停工、隔离）等对控制疫情传播效果显著。

（3）全国非湖北省地区在疫情暴发 1 周左右（2020 年 1 月 27 日）防控措施就显现出效果，因此在疫情早期我们的 D-SEIQ 模型能够对长达近 1 个月的疫情趋势进行比较准确的预测，截至 2020 年 3 月 10 日累计数字仅相差 3.8%，疫情拐点与真实情况完全一致（2020 年 2 月 1 日左右）。

（4）湖北地区由于 2020 年 2 月 12~14 日诊断标准的改变，导致前期 D-SEIR 模型学习到了误差较大的参数。2 月 14 日之后通过对新增病例的调整，D-SEIR 模型仍然能够比较准确地预测疫情长期趋势。

（5）武汉地区处于疫情暴发中心，病例多、早期检测试剂短缺、医疗资源相对不足等原因导致武汉地区的病毒基本传播数远大于其他地区（R0=5 vs R0=3~4），传染期也大于其他地区（3 天 vs 1 天），拐点出现较晚（2020 年 2 月 9 日左右）。

（6）长期趋势与短期趋势结合的窗口动态模型可以准确地预测近期病例数，回顾性分析结果显示，每日预测误差在 0.8%~5% 之间（武汉地区结果较差）。

2. 推广与应用　在疫情暴发早期对其长期趋势进行预测，可以对病毒传播的基本参数有比较准确的估计，也可以为相关防疫措施的必要性提供数据与模型支持，从而辅助政府相关决策的制定。在疫情病例相对较少的湖北省以外地区，由于各地医疗资源相对充足，官方报告数字较能反映出真实情况，在疫情早期就可以有效地进行建模预测长期趋势。如果以后有另外一种传染病发生，我们的模型就可以进行早期预测和建模，从而估计疫情的严重程度、暴发可能性、病毒的传播能力、疫情的拐点等来指导相应级别的防疫措施。

专家点评

　　该项目基于公开发布的新冠肺炎病例数据，使用 D-SEIQ 传染病动力学模型预测新冠肺炎发病长期趋势，使用指数函数和长短期记忆模型（LSTM）相结合的集成模型预测新冠肺炎发病短期趋势，并根据每日新增病例数更新模型参数，预测全国除湖北省、湖北省除武汉市、武汉市 3 个区域的新冠肺炎病例数变化。结果显示模型拟合与实际发病数较接近，通过模型预测可估计疫情严重程度、病毒传播能力、暴发可能性、病例数变化趋势等，为适时采取防控措施提供数据支撑。该案例使用公开数据预测病例数变化趋势，与公共卫生和疫情防控工作结合较紧密，在模型应用上有一定创新性。建议充分考虑采取防控措施对疾病发生发展的影响，以及各种模型的适用前提条件，进一步提高模型预测精度。

案例九　中国联通疫情防控人口大数据平台

星　　级：★★★★☆
单　　位：联通大数据有限公司
推荐单位：联通大数据有限公司

中国联通疫情防控人口大数据平台基于中国联通大数据智慧足迹平台已建立的动态人口大数据库、自主研发的位置轨迹时空搜索算法、伴随关系算法并结合多疫区 SEIR 模型，提供疫情人流监测、疫情风险预警、疫情态势预测等功能，通过可视化的形式直观展现，有力支撑政府对于疫情的防控、研判、分析决策等数据需求。

面对新冠肺炎疫情，联通大数据有限公司（简称联通大数据）充分发挥积累的数据智能优势，积极利用运营商手机信令人口大数据服务疫情防控工作，在极短时间内开发出了基于人口流动的疫情辅助决策和应急指挥平台，即中国联通疫情防控人口大数据平台。

一、背景简介

2020 年春节前夕，新冠肺炎疫情暴发，党中央、国务院高度重视。2020 年 1 月 20 日，习总书记指示，必须高度重视此次疫情，全力做好防控工作。疫情就是命令，防控就是责任。

联通大数据依靠自身数据优势和技术积累，通过场景思维，从疫情扩散、轨迹伴随等多个维度，不同阶段采用不同的人口大数据服务支撑国家部委和各地卫生健康委的疫情防控分析工作，并建设中国联通疫情防控人口大数据平台和"极目大数据新肺炎风险预报"移动端小应用，满足政府和人民不同的疫情防控需求。

二、实施目标

平台建设主要目的是为疫情防控提供有利的工具和保障，主要支撑分析和展示如下：

1. 利用手机信令大数据综合分析武汉市、湖北省漫出到全国各省、市等人口统计。

2. 利用手机信令大数据综合分析敏感人群运动轨迹,获取密切接触者人群,分析其运动轨迹。

3. 利用手机信令大数据结合疫情新增确诊、疑似、死亡病例数分析疫情风险指数,达到疫情风险预警目的。

三、项目实施情况

（一）项目总体架构和主要内容

1. 平台技术架构　通过中国联通大数据智慧足迹平台运行出的人口实际驻留、出行、轨迹、属性、偏好等标签的研究,确定指标体系、扩样方法及数据采样时间,形成覆盖 334 个城市、2 800 多个区县的全国动态人口大数据库,结合国家公开敏感人群数据,利用伴随研判、时空碰撞、风险预警等数学模型,在可视化中台的基础上,搭建支撑全国各地人口流动研究的疫情防控人口大数据平台,如图 2-9-1 所示。

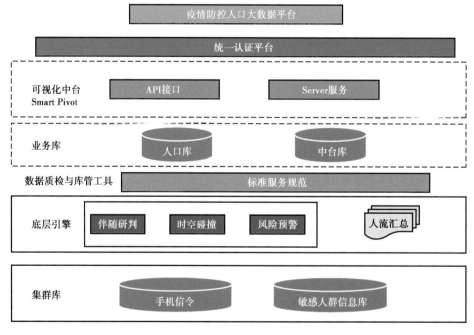

图 2-9-1　中国联通疫情防控人口大数据平台架构

2. 实现功能

（1）疫情人流监测:利用手机信令大数据分析武汉市、湖北省漫出到全国各省、市等人口统计,及时了解掌握疫情扩散情况,做好重点区域的防控。

人口漫出漫入展示: 平台主要统计从武汉市、湖北省疫情严重区域漫出到全国各省市的人口情况, 从总人数、人口排名、漫出趋势方面进行展示; 统计从其他省漫入重点城市, 如北京、上海、广州等的人口情况, 从总人数、人口排名、漫出趋势方面进行展示。

（2）人群轨迹追踪: 在符合国家相关法律规定的前提下, 利用手机信令大数据分析敏感人群运动轨迹, 获取密切接触者人群, 分析其运动轨迹, 协助做好潜在感染人群的防控, 如图 2-9-2 所示。

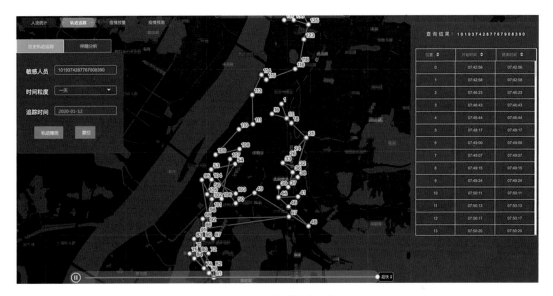

图 2-9-2　人群轨迹追踪

敏感人群轨迹分析: 由于新冠肺炎潜伏期长, 在未确诊前很多患者并不知道自己已被感染, 病毒潜伏期间在外活动轨迹也难以确认。在符合国家相关法律规定的前提下, 平台通过监管部门和患者授权, 即可实现历史轨迹追踪和伴随分析功能。历史轨迹追踪功能能够查询确诊患者的详细运动轨迹。

伴随人群数据分析: 通过确诊患者出行轨迹找到与其密切接触者, 追踪密切接触者的历史轨迹并分析其在区县、街道、社区的分布。在符合国家相关法律规定的前提下, 在已知患者活动轨迹（红色轨迹）的基础上, 采用"智慧足迹位置轨迹时空搜索算法", 快速运算出伴随关系者人群（蓝色轨迹）, 将联通所有用户轨迹按照与患者同行时长 1 小时运算出伴随关系者及全国分布分析, 如图 2-9-3 所示。

（3）疫情风险预警: 结合政府公开的确诊、疑似病例数据以及平台计算出的密切接触者群体轨迹数据, 分析风险值较高区域, 实现对城市、县域、街道、社区的风险预警。

（4）疫情发展态势预测: 在 SEIR 传染病模型的基础上, 构建了多疫区 SEIRDC 模型, 基于手机信令和通话数据, 引入社会关系等数据, 在准确恢复传染链的基础上, 较为精确地模拟传染模型的再生数, 并对武汉市关闭离汉通道后全国各地的疫情动态过程进行了高精准拟合。实现对全国（除湖北省）、湖北省以及重点城市的疫情进行预测, 确定未来 30 天每日密切接触者、疑似者、确诊者和死亡者四类人群的数量。

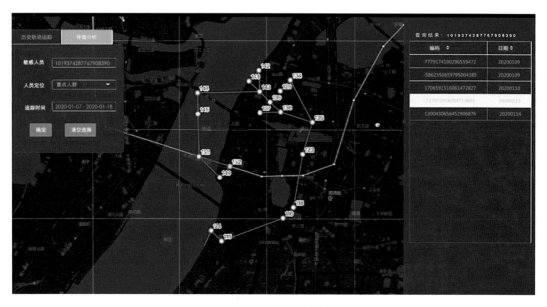

图 2-9-3　人群轨迹分析

（二）技术路线

1. 系统技术架构　本系统采用开源 PostGIS 技术，基于集群模式部署，在充分考虑与其他信息系统的开放互联、多源数据接口、数据之间的关联以及网络环境开放性的基础上，形成以完备的地理信息数据库为基础、以开放的专题地理信息服务平台为依托，基于具有空间分布特征的人口信息进行各种人口指标的统计、建立相应的数学模型、进行各种分析操作、为人口管理的日常业务和决策制定提供依据和支撑，建成信息化建设的重要空间基础地理信息服务平台。

2. 面向服务的软件架构（service-oriented architecture，SOA）的应用　根据平台公用性和基础性的特点，系统软件架构将尽可能采用 SOA 架构。系统设计与开发过程中尽可能将提供对外服务的应用程序功能封装和发布为 Web 服务，通过服务注册和服务目录，向服务消费者（各种组件或部门的应用系统）提供 Web 服务，使系统功能可以采用松耦合的方式实现集成，并使平台提供的功能服务具有可扩展性。

3. 基于 Web 端开发地图展示　综合考虑客户机和服务器的计算能力和网络通信量，适当地在服务端和用户客户端发布 GIS 的任务，以充分使用客户机和服务器的计算功能，提高交互操作性和系统性能。例如，对平台地理空间框架数据库的查询、地理空间数据管理和复杂的空间分析功能将由服务器实现；用户的交互操作和控制，对 Web 页面的局部空间查询、专题分析、本地叠加分析等放在客户机上进行。这样，客户机和服务器协同完成 GIS 的任务，提高了系统性能。

（三）应用场景

中国联通疫情防控人口大数据平台已经为全国多个省市相关政府单位提供大数据服务，通过及时、准确的疫情大数据分析,为疫情防控的精准分析、精准施策等提供了数据支撑。

1. 进行疫情人群流动监测:动态监测从重点疫情区域流入到全国各个省市的人口数量、人口热力、人口分布,为政府相关部门掌握当地疫情发展状况、制定更加精准的疫情防控政策提供支撑。

2. 进行疫情风险等级预警:方便政府部门实时可视化地了解当地疫情风险级别,预测疫情发展趋势,为精准部署防控措施、避免疫情扩散提供重要支撑。

四、创新点与实施效果

（一）项目先进性及创新点

中国联通疫情防控人口大数据平台,采用了多项自主研发的数据智能模型,包括:

1. 智慧足迹位置时空轨迹算法——计算伴随人员或密切接触者　在符合国家相关法律法规的前提下,根据患者信息分析其前15天出行轨迹及驻留场所,建立轨迹热力图,分析潜在传染源及可能的传播路径。标注超过一定驻留时长的位置点作为疑似再次传染点,进行重点布控并分析区域内人口流动。

将在患者驻留点（伴随人员或密切接触者）与患者有1小时轨迹重合的人打上风险标签,并计算此类人员的轨迹。

2. 智慧足迹位置时空轨迹算法——疑似患者热力分布　在符合国家相关法律法规的前提下,通过已知患者轨迹、驻留信息建立模型,分析伴随者高危人群热力分布图,指导重点区域布控。

3. 多疫区SEIR模型——疫情预测　在SEIR模型基础上构建多疫区SEIRDC模型,分别预测未来一段时间全国、省、市每日密切接触者、疑似者、确诊者和死亡者4类人群的数量,如图2-9-4所示。

SEIR模型,其思想是把疫区里的人口分为4类:易感人群S、潜伏人群E、感染人群I和移出人群R。对于一个健康个体,最开始是易感的,因此属于集合S易感者;当易感者暴露于病毒环境并被感染后,变成潜伏者,转入集合E;在经过一段潜伏期后,潜伏者开始出现症状,于是转入集合I,变为感染者,开始对周围其他易感个体进行传播感染;经过一段时间传染后,感染者又被检出、隔离、康复或死亡,移出传播系统,转入集合R,变为移出者。随着时间变化,疫区中的四类人群S→E→I→R相互转化,如图2-9-5所示。

（二）实施落地情况

中国联通疫情防控人口大数据平台已经为全国多个省市相关政府单位提供大数据服务,如在贵州、山东、河南省已部署完成,宁夏、山西、四川、南京、中山、深圳等省市也正在对接中。

平台基于疫情人群流向监测,助力政府及时了解相关地区疫情风险态势。通过对疫情确诊、疑似患者密切接触者的追踪,助力精准部署防控力量,遏制疫情扩散;通过疫情预测,掌握地区疫情发展趋势,为复工、复产、返校等相关政策的制定提供有力支撑;通过及时、准确的疫情大数据分析,为疫情防控的精准分析、精准施策等提供了数据支撑,满足疫情防控新时期的新需求。

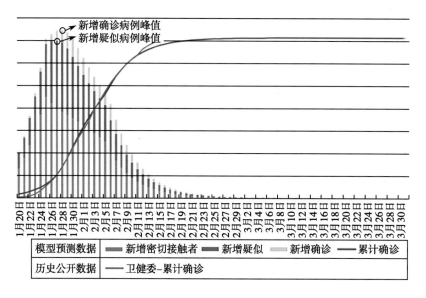

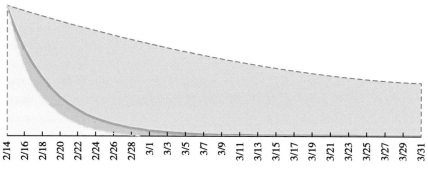

图 2-9-4　智慧足迹疫情风险预测模型结果

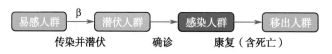

图 2-9-5　SEIR 模型示例

（三）推广应用前景

随着疫情的逐渐向好和复工、复产、复市来临,各地政府对确诊、疑似和密切接触人员完成基本控制。疫情是临时的,但是充分说明了人口监测的重要性。卫生部门应该建立人口大数据监测平台,对流动人口进行管理,进一步对疫情溯源、患者轨迹追踪,科学防控疫情发展。政府需要建立长效的人口监测机制,及时掌握外来人口迁入、市内人口迁徙、返程复工、返校等人口流动状况,制定相应的政策措施为人民的生活、出行、教育、医疗等方面提供便利,支持企业发展,恢复经济活力。

专家点评

　　该案例是在收集联通手机信令的基础上,利用大数据分析武汉漫出各省的手机信令,结合传染病传播动力学模型对人口流动做风险预测和轨迹查询。目前该平台已在 3 个省成功应用。该案例是利用大数据技术,结合传染病 SEIR 模型对人口流动造成的传染病风险进行预测,另外可对确诊病例、疑似病例和密切接触者等的活动轨迹进行判定,为传染病防控提供数据支持和依据。该案例与传染病时空分析及人员轨迹研判应用结合得比较紧密,是针对新冠肺炎疫情期间联通手机信令人口大数据开发的应用,希望研究开发单位考虑与其他手机网络运营商合作,进行综合分析,使产品展现出更广泛的应用价值。

案例十　通信大数据支撑疫情防控精准施策

星　　级：★★★★☆

单　　位：中移动信息技术有限公司

推荐单位：中移动信息技术有限公司

　　本项目通过建设人口大数据分析平台，实现全国和各省市区域动态人口流动监控和预警，有力协助政府各部门对疫情期间人员流动的管控。通过构建疫情风险评价模型体系，实现重点人群、重点区域风险洞察、预警及网格化管理，助力各行业复工复产，推动经济复苏。通过免费提供多元化的自助实用工具，为疫情期间民众防控安全和生活服务提供了便利。

　　2020年初，国内外新冠肺炎疫情错综复杂，为内防扩散、外防输入输出，坚决落实习近平总书记关于部署落实常态化疫情防控举措、全面推进复工复产等一系列的重要指示精神，按工业和信息化部的统一安排，中国移动践行央企责任，积极发挥移动通信大数据真实准确、覆盖面广、动态更新等优势，利用自身 IT+ 大数据能力，于2020年1月23日起，面向政府、企业、民众提供了一系列的产品和服务。

一、背景简介

　　新冠肺炎疫情暴发以来，中国移动积极发挥自身网络规模大、客户数量多，用户数据覆盖面广、动态更新、真实准确等优势，结合成熟的用户标签体系，着力加强大数据分析，开展人员流动统计及疫情溯源、监测和分析，建设了一套基于通信大数据支撑疫情防控、精准施策的解决方案。解决了传统调查难，不能实时动态监测、预警的问题，防止出现用户隐瞒、内部扩散、外部输入的情况，为各级政府及一线疫情联防联控工作提供了强有力的支撑。面向公众开放推出的"防疫复工工具集"软件应用系统，包含"个人动态健康码、企业动态复工码"等十余项主要功能。

二、实施目标

1. 人口流动监测分析　实现湖北、武汉等重点省市人员流出情况、通勤情况的监测分析，支撑各级政府有效开展科学防控。

2. 复工复产监测分析　开展校园、工业园区、重点商圈的人口流动监测，对快递、餐饮等重点行业的活跃度进行分析，辅助各级政府统筹复工复产工作。

3. 重点区域风险评估　融合通信、医疗卫生等大数据，基于历史时空轨迹，精准化评估分析个体疫情风险，实现高精准度复工复产风险评估和关键地域场所风险评估。

4. 特定用户溯源及伴随用户分析　提供病源溯源、疫情预警、热点区域和特定人员实时监测服务，助力各地联防联控部门精准施策。

5. 疫情态势推演预测　通过人口流动及人员接触建模分析，实现易感染人数预测、疫情发展区域预测、疫情传播态势预测，辅助提前防范、科学决策。

三、项目实施情况

本项目基于中国移动集中化大数据平台，全面建设提升大数据疫情防控能力，快速有效支撑各级政府科学管理决策，多举措助力疫情防范和管控工作科学精准决策施策。

（一）项目总体架构和主要实施内容

1. 功能架构　本项目旨在通过大数据平台提供多种功能，如图2-10-1所示。

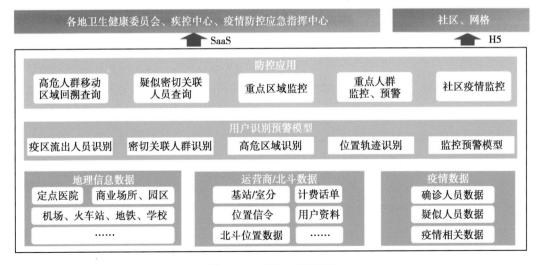

图 2-10-1　平台功能架构图

（1）针对客户防疫场景，通过软件即服务化产品（Software-as-a-Service，SaaS），为使用方提供高效便捷的大数据应用工具，使用方可以免掉平台部署的烦琐，直接通过链接和分配的独立账号授权，快速进行平台使用。

（2）基于成熟的大数据处理和模型算法能力，实现对人群实时感知分析和预测能力。

（3）通过大屏、个人计算机、H5 等多元化的展示手段满足不同环境下的使用需求。

2. 技术架构　以中国移动用户话单、信令数据为数据源，基于网络位置信息、客户全息特征数据，经过数据采集、加工、处理分析等各环节，采用安全加密脱敏等技术措施，使用 AI 和数据挖掘等技术，形成客户位置、移动区域、特征等多维度分析能力，并进一步加工成为各类标准化数据服务，面向政府、企业等业务诉求，提供嵌入式或通过 API 调用的场景化应用，如图 2-10-2 所示。

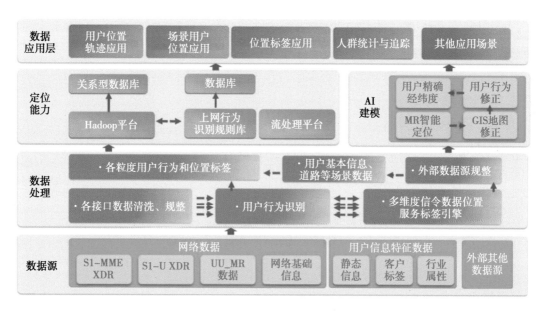

图 2-10-2　平台技术架构图

3. 主要实施内容　围绕核心应用场景，通过模型构建及可视化应用展现，实现人口流动实时动态监测分析、疫情风险评价模型体系多场景应用及多元化的实用工具便捷民众防控。

（1）大数据能力实时动态监测人口流动：人口大数据以丰富的用户数据为基础，以人为主体分析用户行为特征，并通过数据脱敏技术处理，基于人口统计模型算法进行多维人口特征分析，进而使人口流动趋势呈现直观可视化的监测效果。重点支撑疫情高发区用户人口流动数据监测，积极响应疫情防控工作需要，开展人口流动监控信息和各类统计报表上报。

平台可分层构建全国疫情监控系统和各省市疫情监控系统。

全国疫情监控系统平台：主界面流出分布图主要展示武汉市昨日离开人数及全国分布图；重要省市

流入情况主要展示不同省份人员流入趋势变化情况；湖北省流出情况主要展示湖北省流出人员目的地省份及排名；特定对象分析主要展示确诊、伴随、疑似、阳性检查、临床诊断人员分布及确诊人员趋势；行业复工情况主要展示重点行业的全国各省复工率及变化趋势。

各省市疫情监控系统平台：各省市、区县区域展示；街乡镇网格切分；区域人员分析主要展示区域人口排名及常住人口户籍分布情况；区域人员驻留分析主要展示区域人口不同驻留时长的分布及近24小时、1周、1个月人员趋势；漫入人员分析主要展示外省漫入、外省重点城市漫入、国际及港澳台人员分布情况；人员画像；其他功能界面主要展示社区服务、语音外呼、深度分析、信息传达、聚集预警入口。

（2）疫情风险评价模型体系多场景应用

1）同轨、伴随模型快速发现疾控重点人群：关注疾控重点群体，开展身份查验、轨迹追踪溯源及伴随用户分析，支撑特定用户轨迹查询和身份核验等紧急需求，完成特定用户的位置核验。依据火车、汽车等同乘人员信息，开展身份核验识别密切接触者用户号码，提交至工信部、国家卫生健康委，支撑各地联防联控机构开展疫情防控工作。建设伴随用户分析模型，输出与特定用户密切接触的用户信息，结合国家卫生健康委、公安部（同住、同户等）、铁路、公路等密切接触用户数据，对其位置轨迹进行拍照，支撑政府部门开展疫情联防联控工作部署、轨迹追踪和疫情预警。

基于运营商通话信息、客户资料、位置信令、北斗位置数据构建疫区流出人群和密切关联人群识别模型，实现对疫情重点人群的识别和及时更新，如图2-10-3所示。

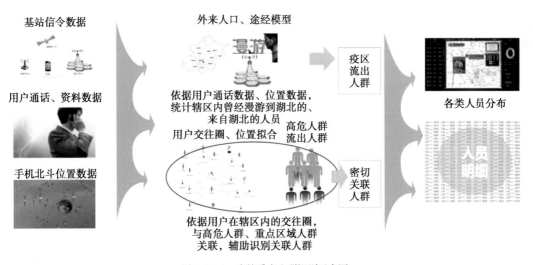

图2-10-3　疾控重点人群识别示意图

A. 同轨分析模型：通过同轨分析模型，基于人员关系、行为轨迹、交通出行与到访疫情场所数据，构建出高危、敏感人群的疫情风险图谱。由图谱可直观了解多方位的信息，可帮助政府、医疗机构等快速定位／排查可疑、敏感人员。

B. 伴随分析模型：通过伴随分析模型，对于发现的确诊患者，结合已知的其乘坐的某班次高铁 / 航班信息和交通信息图谱，利用图谱关系挖掘算法快速分析出直接同行人（一度传播人群）以及潜在的二度、三度接触人群。通知同行人所在地防疫部门追踪这些高危人群后续的行为移动区域，精准联系到其密切接触的具体人员，完成接触者识别和跟踪。如图 2-10-4 所示。

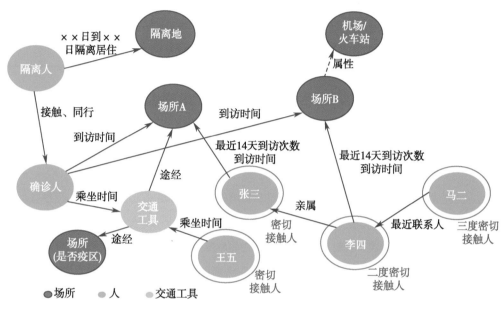

图 2-10-4　同行关系图谱

2）区域风险洞察、人员聚集预警和精细化网格管理

A. 区域风险洞察：围绕疫情防治管理目标，通过对区域内高风险人群规模、结构、驻留、密度及画像等分析，实现对区域内高风险人群特征的洞察，包括：人群基本构成情况、高风险人群来源情况分析、高风险人群驻留情况分析、高风险人群密度分布、高风险人群画像。

B. 区域人员聚集预警：针对区域范围内人员激增或特定人群进入等疫情防控场景，通过对指定管辖区域的客流分析，实现对地区异常人口流动、人口聚散及时发现和预警。核心功能包括：重点区域 / 关键时点人口流动实时监测、人群驻留 24 小时趋势、人群驻留时长分布、关键地区人员聚焦事件通知等。

C. 重点区域网格化精细管理：面向社区、学校、医院等重点区域实现精细化网格管理，对区域人口分布进行 100×100 的网格化划分，通过对街道社区的下沉，从人员结构、驻留、密度及画像等维度分析，精准定位社区内重点人群，如图 2-10-5 所示。

3）预测疫情发展趋势：建设疫情风险评价体系模型，基于运营商基站用户位置数据和特定用户信息，结合各地区经济水平、人口密度、卫生条件、管控力度、天气指数等变量因子，形成综合性评价及预测体系。该体系能结合各地差异及最新数据，通过自主学习，有效推演出未来 15~30 天的疫情发展情况。

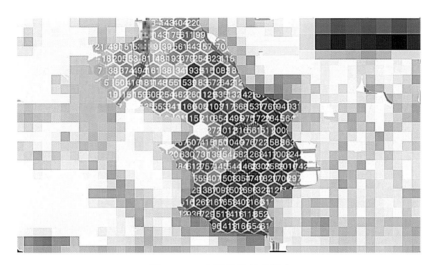

图 2-10-5　网格化管理示意图

　　针对个人用户,基于特定用户过去位置轨迹数据,及时了解用户本人与特殊人群的接触情况,提前做好防范工作,提供出行风险预测。针对人员流动密集型场所,为被检测人员提供精细、准确的安全风险检测,有效降低潜在的二次疾病传播风险。基于全量用户信息,挖掘潜在易感染人群、高危人群,尤其是对二次传播人群的挖掘,为各地方政府提供第一手的疫情管控信息;提供各地区疫情风险指数研判,为复工、复产、复课等提供有效的数据决策依据,助力推进分级分区精准复工。该体系可基于微信、手机客户端、PC 端等轻量化产品实现快速部署与落地应用,同时又能结合各类用户的实际使用数据以及社会当下最新的数据进行自我学习与迭代,有效保障各类用户使用结果的准确性。

　　通过对重点人群的识别,对其流动情况进行动态跟踪分析、居住地返回情况监测等,实现对重点人群回流分析及预测;通过对疫情期间的人群流动分析及回流监测,为疫情管控压力评估提供有效参考,如图 2-10-6 所示。

　　(3)多元化的实用工具便捷民众防控生活

　　1)智能问答系统:新冠肺炎 AI 智能问答系统功能涵盖日常生活防控注意事项、新冠肺炎相关特征、新冠病毒传播途径、辟谣、疑似病例、诊断筛查、防疫工具等多方面自助问答及新冠肺炎自测功能,随时随地免费为广大用户答疑解惑并提供信息查询功能。

　　2)复工复产工具集:系统面向民众提供复工复产工具集服务,核心服务是通过大数据技术进行统计分析,提供疫情防控所需的人员分布、流动和区域预警等信息。服务功能包括:疫情期间行程查询、密切接触风险查询。

　　3)面向民众提供自助便民服务

　　A. 流控宝:流控宝是基于中国移动自身的 IT 和大数据能力,为购物商场、餐饮酒店、公园景区、电影院线、运动场馆等人员密集场所量身打造的人员流量控制产品。可实现健康码生成与扫描、各类场所管

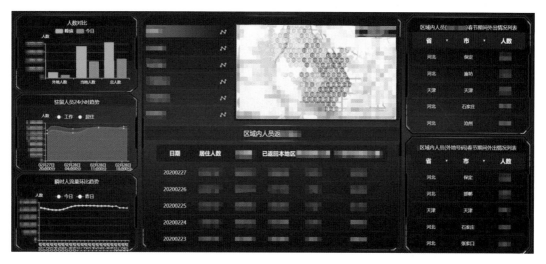

图 2-10-6　人口流动监测平台

理、入场人员动态监控、入场人员自助排队、短信提醒等功能。实现全程无接触出入场、无纸化登记、云端电子化管理。助力企事业单位安全、高效、有序复工复产。

流控宝产品可满足企业进行员工管理、顾客入场管理及场所内人员信息实时管控,是一款智慧的人员密集场所信息化管理工具。流控宝产品设计并搭建个人版及管理版,个人用户使用个人版,可自主选择到访场所进行自助排队,系统实时动态更新信息,适时短信提醒排队进展,方便快捷。流控宝产品登记的人员进出信息均以加密形式上传记录在云端,若出现确诊人员信息,可根据有关部门的要求解密后台数据,追溯场所进出人员变动、排队人数等人员密集指数,实时动态监控。一旦出现确诊用户,能快速获得确诊人员及其密切接触人员信息,方便各地政府对于疫情进行精准快速管控。

B. 信令蓝牙 GPS 的疫情防控智慧应用:是一款基于中国移动自身的 IT 和大数据能力为精准防疫打造的 APP,可实现个人行程信息追溯、确诊人员行程信息展示、密切接触用户信息收集、疫情辟谣榜等功能,助力个人用户降低疫情风险,配合各地政府精准、快速、高效防治疫情。

(4)助力各行各业复工复产

1)企业复工复产数据分析报告项目:从全国整体、重点城市、重点产业园区、重点行业 4 方面数据统计分析复工复产情况。2)企业复工复产工具集:"防疫复工工具集"是由中国移动自主研发的防疫复工工具集应用,集权威与全面的疫情防范和复工辅助功能为一体,依托中国移动 IT+ 大数据能力,为企业提供数据查询、信息收集、风险评估、精准分析、防护保障等能力的一站式解决方案。针对企业"防疫复工工具集"提供动态健康码、企业复工码等功能。

A. 个人动态健康码

功能介绍:用户可在授权情况下,通过填报个人健康信息 + 手机号码查询本人行程信息,并以红、黄、绿三色视觉区分风险等级。红码代表近 15 日内曾到访过湖北,或个人健康情况填报时有异常;黄码代表用户 15 天内未到访或途经过湖北,但 15 天内到访省数量≥2;绿码代表用户 15 天内未到访或途经过湖北,15 天内到访省数量 =1,且个人健康情况填报无异常。

数据来源:中国移动大数据疫情防控分析平台 + 个人健康信息填报。

应用场景:企业复工,员工出示"移动健康码"作为近期未到访、经停疫区和个人健康情况的证明;复工人员返程回到住地社区,向社区服务人员出示"移动健康码"作为返回社区的电子健康证明,如图 2-10-7 所示。

B. 企业动态复工码

功能介绍:通过中国移动大数据疫情防控分析平台对企业员工填报数据、身体健康状况数据进行比对校验,综合分析快速生成个人专属复工码,助力企业高效、便捷掌握员工健康状况和生活轨迹信息,为广大企业复工复产和疫情防控管理提供支持。

数据来源:中国移动大数据疫情防控分析平台 + 个人健康信息填报。

应用场景:面向企业复工提供疫情防控支持,对返工复产前员工健康自报情况进行比对,掌握和筛查员工疫情风险情况,如图 2-10-8 所示。

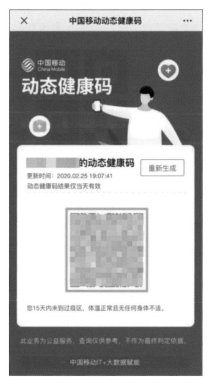

图 2-10-7　动态健康码示意图

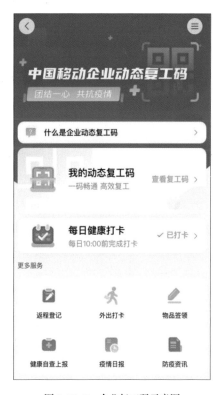

图 2-10-8　企业复工码示意图

（二）应用场景

典型场景丰富、应用效果明显，为社会和企业带来经济效益和社会效益。

1. 人口流动分析有效支撑政府科学防控疫情　通过对驻留和到访武汉市、湖北省的客户进行流动分析，将数据提供给政府相关部门，为政府部门做好疫情防控提供决策支撑，如图 2-10-9 所示。截至 2020 年 2 月 29 日，支撑各地政府部门的疫情防控需求共计 481 个，提供疫情防控报表 7 434 张。

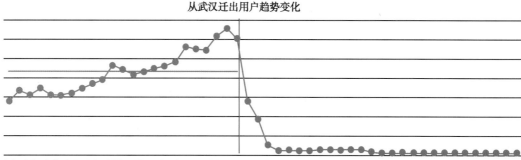

图 2-10-9　人口流动分析示意图

建设移动用户常驻地模型，对 2019 年各省常驻用户开展轨迹监测分析，实现湖北、武汉等重点省市人员流出情况、重点城市通勤情况的监测分析，按周生成各省、重点城市返程周报，监控 31 个省（自治区、直辖市）和新疆生产建设兵团、32 个重点城市春节后返程人数变动情况，预测区域返程压力。截至 2020 年 2 月 19 日，全国总体返程率为 81.99%，山东、贵州、四川等地返程率较高，浙江、上海、河南等劳务用工大省返程率较低，后续返程压力较大。

依据用户日间、夜间常住地位置信息，计算日间、夜间常住地距离，开展全国 338 个地市每日通勤情况监控分析。通过通勤距离、人数的变化评估疫情期间人口流动管控效果和复工情况。

2. 打造重点区域疫情防控风险评估能力　融合通信、医疗卫生等大数据，基于历史时空轨迹，精准化评估分析个体疫情风险，针对关键地域场所实现高精准度风险评估。

典型应用场景一：针对某工业区疫情防控专题分析，从规模、流转、返岗等角度研判春节及疫情防控期间工业区人口流动情况。

典型应用场景二：面向街乡镇的疫情防控人口专题，对各个区县街道的用户分布、流动趋势等提供更细颗粒度的分析。

典型应用场景三：疫情防控交通通道专题分析，侧重于分析重点省市进入、返回人群每日乘坐地铁情况，掌控疾控高风险人群在地铁线路的通勤规模和范围。

3. 复工复产分析助推经济发展和区域化精细管控　面向校园、快递、工业园、旅游业、餐饮外卖、城市出行等各行各业开展复工复产分析,借助数字化手段,全面评估行业复工复产情况,助推政府部门评估疫情对经济的影响,提升区域化经济精细管控能力。

四、创新点与实施效果

（一）项目先进性及创新点

1. 技术创新　将运营商的 O 域、B 域数据相结合,构建全面的人口统计分析模型。基于 O 域的信令数据,获取用户在不同基站位置的驻留时间,汇总统计形成用户的历史实时位置数据。并通过职住、返城、复工、伴随等模型算法,增加职住位置、返城、复工、同行等标签。结合 B 域数据为该用户补充身份信息、通话信息、密切关联人信息等标签,最终形成人口分析产品支持洞察重点人群及其密切关联人群,并掌握重点人群实时动态。

基于中国移动逾百亿 PB（Petabyte）数据,实现超大规模数据实时处理,平台规模超 2 万台,物理集中,提供采集、处理、服务、可视化、安全运维等 20 多种大数据服务工具,实现大数据及 AI 研发运维支撑一体化。

2. 模式创新　运营大数据开展复工复产分析,与政府管理决策紧密结合。依托大数据平台,强化疫情防控大数据分析,基于用户位置数据建设用户常住地模型,通过位置、轨迹信息等大数据手段,重点监控并开展武汉市 / 湖北省等区域人员流出情况、31 省（自治区、直辖市）和新疆生产建设兵团和重点城市返程情况与大数据画像,支撑政府有效开展疫情防控,积极采取合理措施预防控制返程风险,评估疫情期间各城市人口流动管控效果和复工情况。

通过手机 H5 页面的方式免费为企业提供复工复产小助手服务,包括:企业动态复工码、短信小程序、流控宝等功能服务。原创"小程序一键转码"技术拓展用户触点,实现敏捷高效、即用即走。

3. 管理创新　从面到点建立从宏观分析到重点管控的管理闭环,向疫情防控的各层级、各环节提供产品。针对各地卫生健康委、疾控中心、疫情防控应急指挥办公室等疫情防控指挥部门提供疫情地与本区人口流动实时监测预警、疫情地与本区人口流动分析预测等服务;针对街道、社区、网格提供街道社区疫情监测及深度分析、社区疫情联动信息通知和互动等服务;针对企业单位、个人提供本人移动区域查询、风险评估、上报等服务。通过数据串联各服务环节形成从面到点、从宏观到重点管控的管理闭环。

4. 服务创新　搭建起灵活高效的应急管理响应服务机制。本项目采用 SAAS+H5 的线上服务方式,无需本地部署或等待注册账号激活,可立即提供服务。并提供专人技术对接、7×24 小时贴身服务,第一时间解决使用过程中遇到的技术问题,使产品灵活小巧易于使用推广,面对突发的紧急需求可在最短时间内提供服务。

5. 应用创新　构建疫情风险评价模型体系,精准预测疫情发展趋势。疫情风险评价模型体系核心算法是基于用户历史及当期的行为轨迹,与特定用户两两轨迹碰撞,并结合各地区经济水平、人口密度、卫生条件、管控力度、天气指数等变量因子进行的推演，并将模型实际应用于北京高校返校、复课、学校就餐等情况统计。产品可基于不同情况改变算法中的各类变量因子，以形成特定场景下的应用产品。

（二）实施效果

1. 实现人口流动监测分析　建立面向多层级多主体的防疫决策辅助系统，提升管理效率。疫情防治人口大数据平台充分发挥了中国移动大数据优势和 ICT 实施经验，通过对运营商的信令数据、计费数据、用户信息数据进行分析，有效辅助各级管理部门进行相关防疫决策制定。

（1）实现全国人口流动分析能力，从宏观决策层面分析各省间人口和特殊人群的输入输出状态。例如，针对此次新冠肺炎疫情，能够回溯涉疫人员历史迁徙路线并预判春节后的人口回流趋势。

（2）将人口流动分析能力输出到省一级，从执行层面帮助各省强化市县、街乡的网格化治理能力。以此次新冠肺炎疫情为例，社区管理人员可以结合颗粒度更细的人口流入分析第一时间把握和掌控本社区的重点疫情地流入人口，科学布局疫情防控工作。

（3）充分发挥运营商通信能力覆盖面广、到达率高的特点，提高应急处置事件的信息宣传报道和服务能力，打通应急管理工作的最后一公里。

为了进一步发挥运营商数据资源优势，提升用户覆盖全面性，中国移动计划启动三网数据融合的相关工作，通过集团层面鼓励各省与其他运营商开展融合合作。通过建立规范的数据接口，按照统一的统计口径进行数据汇总，在保证三方数据安全的基础上，搭建准实时、自动化的后端数据传输通道，实现全网数据的有效融合和统一呈现，提升平台的可应用性。

2. 疫情风险评价模型体系　可通过微信、客户端等途径，快速部署至全国高校、医院、企业、社区、商场、交通、社交等各类场景中使用，预计能节约疫情期间全国各类场景下的监测人员约 180 万人；降低民众 20% 的出行风险；支撑全国各类行业复工复课率达 60%。

目前用户数据均为各部委及运营商数据，数据安全均有严格管控；同时本产品仅向用户展示结果数据，用户轨迹等隐私数据均不对外进行展示，故无用户隐私泄露风险。

3. 多元化的实用工具助力疫情期间便民服务　足不出户即可办理手机和宽带相关业务服务，还可通过创新营销服务工具使广大企业职工快速复工，使用流控宝工具生成健康码为人员密集场所控制人员流量；实现全程无接触出入管理；助力企事业单位安全、高效、有序复工复产。信令蓝牙 GPS 工具可实现个人行程信息追溯、确诊人员行程信息展示、密切接触用户信息收集、疫情辟谣榜等功能。降低了个人用户的疫情风险，也便于配合各地政府精准、快速防治疫情。

（三）推广应用前景

本项目充分利用运营商现有 O 域、B 域、POI 等数据，打造重点人群洞察管控平台。可基于人员行为特点、通讯特点、网上行为特点、身份类别等标签精准识别重点人群，并针对已识别或录入的重点人群进行实时监测、管控和人员流动分析。同时实现对包括高校在内的各行各业复产复工情况的监控分析。

1. 推广价值　短期来看可针对疫情管控,提供疫情地与本区人口流动实时监测预警、疫情地与本区人口流动分析预测、街道社区疫情监测及深度分析、社区疫情联动信息通知和互动等服务。目前已在各领域取得了可观的成绩,长期来看可应用于公共安全及应急管理处置等场景,具有较高的推广价值。

疫情风险评价模型体系目前已应用于北京高校返校情况的监控和分析,后续可推广至各地高校用于疫情及其他监控。

2. 推广可行性　在数据层面可针对全国范围内的人群进行分析。平台部署在云端,在模型层面数据统一处理,无地域区别,并采用 SAAS 及 H5 的线上方式提供服务,提供专人技术对接,7×24 小时贴身服务,第一时间解决使用过程中遇到的技术问题,使产品可以快速应用于全国每一个社区,面对突发的紧急需求可在最短时间内提供服务。此项目在疫情防控期间已落地实施,技术 / 运营层面均具备推广可行性。

3. 推广范围　本项目可识别重点人群并对其进行实时监测管控,为政府控制疫情提供科学数据。且在疫情后可开展各区域各行业的经营生产、消费类活动活跃度分析,为各级政府和企业提供规划、咨询类服务。

（1）支撑政府疫情防范,开展科学管理决策:依托大数据平台,强化疫情防控大数据分析,持续开展重点人群、重点省份、重点城市人口流动和迁移数据监控,为政府部门做好疫情防控提供决策支撑。积累日常报表,开发可视化平台,多维度全面展示疫情发展趋势、重点人群流动趋势、城市通勤情况、返程情况、特殊人群轨迹等信息,确保各级政府部门在疫情防范、疫情发展、重点人群监控等方面开展科学管理决策。

（2）多维度深化复工复产分析:结合工商、社保等数据,进一步融合多维度数据,深化开展各行业复工复产数据监控和分析,力争定量、定性、周期性输出系列性专业分析报告,一方面助力政府科学评估疫情对经济的影响,另一方面通过数据分析引导社会对重点行业开展帮扶,在确保安全的前提下,指导企业尽快复工复产,如图 2-10-10 所示。

（3）本产品除疫情管控外还可针对公共安全,管控涉毒、涉盗、涉骗人群;应急管理,汛期追踪危险地区人群;城市治理,掌握被疏解人群流向;科技发展,引导高科技人才就业发展、流行病学研究、异业合作、数据融合等多个领域。构建智慧化的社会治理中心。

（4）开展流行病调查及管控专题合作:对调查对象进行 AI 实名制认证,支持人脸识别、活体识别;AI 调查问卷稽核验证。语音转文字、问卷自动稽核;密切接触客户自动查询(信令 +GPS+ 蓝牙),筛查安全社交距离内风险人员;结合专业知识和算法,实现自动统计分析、提升风控准确性。

（5）开展更多领域异业合作,建立健全合作生态:参与更多政府机构、相关部委项目研究;尝试跨行业大数据应用合作;与高校等研究机构建立联合实验室,提升技术水平。

（6）运营商形成合力,联合共建大数据服务能力:大数据技术层面三家运营商适度开放经验,标准化技术水平;与卫生健康委数据有机融合,合力增值效益和社会效益;开展常态化合作机制。

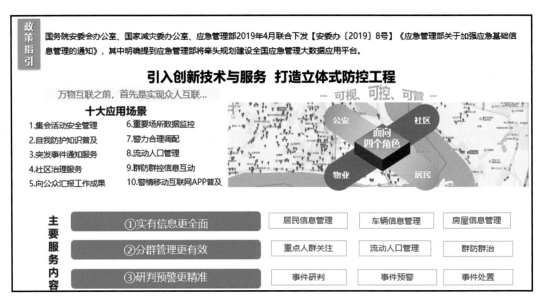

图 2-10-10　项目应用场景

专家点评

　　本案例充分发挥了中国移动网络规模大、客户数量多的优势,深入开展大数据分析,开展了人口流动、疫情溯源、重点区域风险的监测、分析、评估和预测,提供了一套基于通信大数据支撑新冠肺炎疫情防控精准施策的解决方案。主要有以下几个方面的特点:①结合空间位置信息与客户身份信息、通话信息,构建了全面人口流动统计模型;②通过人口流动情况,结合重点疫区人员与确诊、疑似病例流动情况,开展区域风险评估;③开展工业园区、重点商圈、学生返校的人口流动监测,对快递、餐饮等重点行业的活跃度进行分析,对各级政府统筹复工、复产、复学有一定的辅助支撑作用。

　　该案例基于人口流动情况,在重点区域风险评估与管控、复工复产方面能够发挥一定的作用,可为各级政府的疫情防控工作提供有力支撑。建议该案例在病例溯源与密切接触者排查方面进一步优化精准度,发挥移动大数据的优势,重点做好区域风险评估及复工复产分析,助力地方政府推动经济复苏。

案例十一　新冠肺炎疫情分析研判系统

星　　级：★★★☆

单　　位：安徽省疾病预防控制中心、安徽四创电子股份有限公司

推荐单位：安徽省预防医学会

　　本案例主要探索了大数据、AI技术在新冠肺炎疫情联防联控和精准防控过程中的应用。通过多源数据融合分析技术实现了对安徽省疫情数据的逐级汇聚接入，构建安徽省疫情数据资源池，实现了新冠肺炎疫情可追溯、可视化、可量化；基于大数据智能建模技术，构建了疫情传播趋势、疫情态势、疫情趋势预测以及防控效果评估等多个疫情数据分析模型，为政府部门和专业机构精准抗疫提供了数据决策支撑；构建了一个适用于各类传染病数据管理和分析的传染病疫情数据分析通用平台，实现了研究成果向其他传染病的推广应用。

　　为了更好地防控新冠肺炎疫情，各级政府和部门纷纷组建了疫情防控应急指挥体系，开展疫情数据收集、疫情态势监测与评估、疫情防控指挥等工作。疫情初期，大部分的疫情数据还是基于手工采集的模式，由各地区不同单位上报，存在数据格式不一、标准不一、数据重复、质量不高等问题，且数据格式不兼容，不利于防控各部门的数据共享。自2004年起，疾控体系采用了大疫情网数据，但由于统计方式的不同，经常出现与卫生健康部门数据、媒体披露数据不一致的现象。当疫情发生时，如何快速获取到最权威、最有效的疫情数据，是做好疫情防控决策的重要支撑。因此急需建立一个疫情大数据平台，实现各级疫情数据的采集、汇聚、交换和共享，搭建安徽省统一的疫情数据资源池。疫情防控必须做到区域可控、切断传播路径，基于GIS地图的实时病例数据分布功能成为疫情防控指挥工作的有利手段，可方便对疫情高发区域和其他相关区域进行适时甄别判断，采取有效措施阻止疫情在本地区的扩散蔓延。因此，做到数据汇聚与整理、可视化展示和地图应用是疫情防控工作的迫切需求。本案例基于对安徽省疫情大数据的分析，利用AI与数据挖掘技术，实现疫情风险评估、态势研判、防控效果评估、疫情趋势研判、确诊病例关系图谱等功能。

251

一、背景简介

新冠肺炎疫情给我国人民群众健康安全和社会经济发展造成了严重的冲击。安徽省于 2020 年 1 月 22 日首次报告确诊病例,后病例快速扩散至安徽省 16 个市。自 2020 年 1 月 24 日起,安徽省启动重大公共卫生事件一级响应,全力应对疫情。

自发生新冠肺炎疫情以来,安徽省疾病预防控制中心依据自身职责,积极发挥行政参谋作用,认真开展安徽省疫情的分析总结、趋势研判、预测预警,针对安徽省不同阶段的疫情特点,提出有针对性的防控建议,为安徽省疫情防控提供科学支撑,在疫情防控工作中发挥了重要作用。为快速有效开展疫情分析研判工作,充分发挥大数据、AI 等先进技术在疫情防控中的作用,安徽省疾病预防控制中心联合安徽四创电子股份有限公司,迅速组织大数据志愿者攻关团队基于网页页面开发省、市两级新冠肺炎疫情分析研判系统,实现疫情风险评估、态势研判、防控效果评估、疫情趋势研判、确诊病例关系图谱等功能。该案例以整合的安徽省 16 地市 100 多个区县 2 万多条数据为基础,以大数据、AI 基础能力平台为支撑,通过多源数据融合分析技术实现对安徽省确诊病例、疑似病例、聚集性疫情事件以及密切接触者的数据进行融合分析,实现新冠肺炎疫情可追溯、可量化;基于大数据智能建模技术,构建疫情传播趋势、疫情态势、疫情趋势预测及防控效果评估等十几种疫情数据模型,为相关部门精准抗疫提供数据决策支撑,助力安徽省各市、区县疫情精准防控。案例有效提升了疾控单位工作人员的工作效率,减轻因重复填写、多头报送带来的工作负担,同时为疾控单位准确研判疫情走势提供了极大的帮助,充分展现安徽科技力量在抗击新冠肺炎疫情中的使命与担当。

二、实施目标

本案例以安徽省新冠肺炎疫情数据分析业务为需求,建立省、市两级疫情分析研判系统。该项目不仅仅局限于新冠肺炎,还可以向流行性感冒、人感染禽流感等其他传染病进行推广应用,分析传染病的流行病学特征和发病趋势,为制定传染病预防控制措施提供科学依据,从而降低传染病发病率,提高全民健康水平,增进社会稳定与和谐。项目实施目标如下:

1. 研制一套新冠肺炎疫情分析研判系统。

2. 构建一个传染病疫情分析研判通用平台。

3. 在安徽省及若干地市进行示范应用,形成具有核心竞争力的产品。

三、项目实施情况

(一)项目总体架构和主要内容

1. 总体架构设计　新冠肺炎疫情分析研判系统主要采用面向对象的架构(J2EE 和 .net)进行

设计,可以跨越操作系统平台(Windows、Linux、Unix 等)运行,并支持多种数据库(SQL Server、Oracle、DB2、MySQL 等),该系统对安徽省疫情业务数据进行汇聚、整合、规范化处理,实现新冠肺炎疫情数据资源全融合;以大数据、AI 技术为支撑,构建疫情传播、病例趋势、疫情防控措施有效性等多种模型,实现对业务数据的深度挖掘和研判分析。技术架构如图 2-11-1 所示。

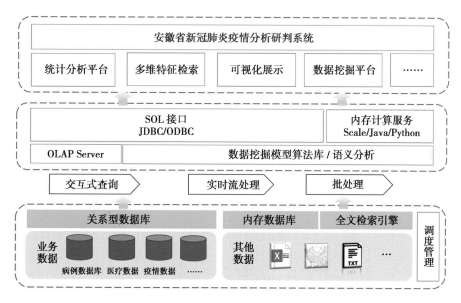

图 2-11-1　技术架构图

2. 主要内容　本案例基于大数据分析与 AI 技术,研发了疫情风险评估、态势研判、防控效果评估、疫情趋势研判、密切接触者关系图谱等功能模块,为疾控单位分析病例特征、调查疫情扩散情况、进行疫情态势研判提供了强有力的数据支撑。主要研究内容如下:

(1)疫情风险评估:在地市 – 县区 – 乡镇(街道)三级行政区域内,根据风险评估预警体系将疫情风险划分为极高、高、中、低、较低五个等级,切实把"内防扩散,外防输入"的总体要求落实到重点区域、重点人群、重点场所、重点任务当中,实施差异化、精准化防控。

(2)疫情态势分析:构建安徽省疫情一张图,实现疫情传播可视化总览,在地图上通过热力图及其他方式重现新冠肺炎疫情的传播扩散情况,利用疫情传播模型分析预测未来安徽省疫情传播趋势。

基于病例数据,进行安徽省、各地市、各区县新冠肺炎疫情三间分析(时间分析、地区分析、人群分析)、流行病学分析、聚集性病例分析、临床和诊疗特征分析(临床特征分析、首诊医疗机构分析、临床症状分析、关键时间节点分析)等数据分析,同时还提供按日、周的对比分析并通过图像化的方式进行展示,实现安徽省疫情可追溯、可视化、可量化,为安徽省疫情态势研判提供数据支撑。

(3)防控措施有效性评估:基于防控措施有效性模型,分析出在自然情况下(非政府干预的情况下)疫情的变化趋势,以及政府防控措施(如隔离、关闭城市通道 / 封路 / 封小区等)的持续性对疫情变化的影响；判断出政府防控措施的有效性，从而指导防控部门及时调整防控措施，从而最大程度地控制疫情。

（4）疫情趋势预测：根据病毒的特性（如潜伏期长度、病程等）、政府防控措施（如关闭城市通道、封路等）、确诊病例的基本信息（如密切接触者人数、现居住地址、暴露史等信息）及企业复工情况，结合病例未来发展趋势模型参数的确定，对安徽省确诊人数、新增人数变化数据进行拟合，并预测其未来的发展趋势。

（5）密切接触者关系图谱：对确诊病例、聚集性事件、密切接触者等信息进行比对、分析，形成传播链，并通过图形化方式进行展示，实时对密切接触者进行追踪。

（二）技术路线

本案例技术路线如图 2-11-2 所示。

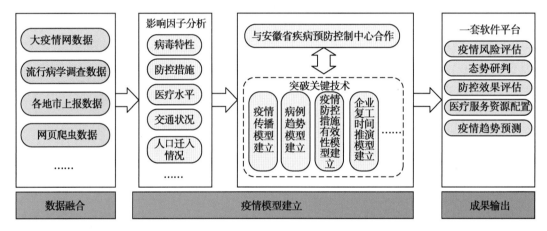

图 2-11-2　技术路线图

1. 多源异构数据的融合分析方法　采用多源异构数据融合分析技术，实现对安徽省 16 个地市、100多个区县的疫情业务数据汇聚、整合、规范化处理，构建了包括数据采集、清洗、融合、共享与质量管理的完整数据中心体系，汇聚了安徽省 100 多种数据项、2 万多条数据，提高疫情数据的质量（准确性和完整性），实现数据资源安徽省、各地市、各区县部门共享。

2. 基于大数据和 AI 技术，构建相关疫情模型　以安徽省实际情况为基础，通过传染病动力学、统计学、机器学习、时间序列分析等方法建立风险评估预警、疫情传播、病例未来发展趋势、防控措施有效性、企业复工时间推演等多种分析模型，通过 AI 基础系统实现运算智能，从而有助于疫情防控决策，为政府医疗服务资源配置提供重要的参考价值，帮助政府指导企业科学复工复产，进而实现经济的平稳运行。

3. 基于空间地理信息的多维数据及动态时序图谱可视化展现技术　将疫情相关的模型、可视化技术与地理信息系统进行结合，增强地理信息系统对时空多维数据的显示、处理功能，实现基于空间地理信息的多维数据可视化展现。利用动态时序图谱展示确诊病例、密切接触者、居住地址、医院等实体数据的关联关系，从而对密切接触者进行实时追踪。

本案例研究内容主要应用于各级疾控系统对传染性疫情的防控工作。研究内容支持多源疫情数据的整合汇聚，构建安徽省统一的疫情数据资源池；支持疫情数据自动统计与多维度对比分析，为疫情走势研判提供有力的数据支撑；支持针对疫情大数据的分析建模能力，实现疫情风险评估、防控措施有效性评估、疫情态势研判、疫情趋势分析等预测功能。

四、创新点与实施效果

（一）项目先进性及创新点

该案例主要是探索大数据、AI 在新冠肺炎疫情联防联控和精准防控过程中的应用。案例通过多源异构数据融合分析技术实现对安徽省确诊病例、疑似病例、聚集性疫情事件及密切接触者的数据进行融合分析，实现新冠肺炎疫情可追溯、可量化；基于大数据智能建模技术，开展大量的疫情相关数据模型设计与分析工作，进行疫情态势、疫情趋势预测以及防控效果评估，为相关部门提供精准的决策支撑，助力安徽省、各市、区县疫情精准防控；同时构建了一套适用于各类传染病数据管理和分析的传染病疫情数据分析通用平台，实现了研究成果向其他传染病的推广应用。技术先进性及创新点体现在以下三个方面：

1. 采用多源异构数据融合分析技术，构建安徽省统一数据资源池，实现数据纵向贯通、业务横向协同

针对不同平台、不同场所产生的海量新冠肺炎疫情数据，如安徽省视频、图片、体温、人车通行记录、电子地图等非结构化、半结构化、结构化数据，构建多源疫情数据采集适配器，采用多源异构数据接入、各类数据之间的转换等技术解决安徽省异构疫情数据接入的难题，构建安徽省统一疫情数据资源池，实现自适应接入海量异构疫情数据、亿级数据高效存储与检索等功能。通过统一平台查看安徽省疫情情况，避免各部门之间通过人工上报的方式获取疫情情况。统一标准的数据资源池打通了政府部门及各防控节点之间的信息流，实现了省－市－县区纵向数据贯通，疾控中心、卫生、公安等多部门横向业务协同。数据共享成为助力新冠肺炎疫情防控的重要手段。

2. 采用新冠肺炎传染病疫情模型分析技术，大数据助力精准抗疫　为了能够更加精准地判断疫情发展过程中的重要防控关卡和各个关键时间节点，利用大数据架构，深入研究数据挖掘建模技术，借助流行病学模型和 AI，并结合临床和诊断特征、病例来源、聚集性事件、防控措施、医疗配置情况等因素，建立疫情预测、传播、风险评估等模型，用统计学指标来评估结果的误差，评估效果较好的模型则用于对疫情发展趋势做短期预测和中长期预测、给出企业／学校复工／复学的重要时间节点、分析疫情防控过程中重要防控措施的有效性，从而有助于疫情防控决策，为各级单位分等级、分区域采取疫情防控措施提供决策支持，帮助政府指导企业科学复工复产，帮助企业园区、监所、军营等单位实现场所安全监测和人员安全管理。

3. 构建了传染病疫情分析的通用平台　以新冠肺炎疫情大数据分析系统为基础，构建各类传染病疫情分析的通用平台，实现对各类传染病疫情的管理分析。该平台不仅适用于本次新冠肺炎疫情的分析，还

可用于流行性感冒、人感染禽流感、手足口病等其他传染病的疫情数据分析。

（二）实施落地情况

2020年3月初项目已初步形成一套新冠肺炎疫情研判分析系统，服务于安徽省疾病预防控制中心业务部门。该系统已汇聚了2万余条数据、涉及上百个数据项，实现确诊病例基本信息、暴露史等20余种类的数据共享，提供20多项统计报表、10多份数据分析报告等内容，有效提升了疫情防控人员工作效率，减轻因重复填写、多头报送带来的工作负担，同时助力省、市、县（区）疫情精准防控，提升防控疫情扩散的预警能力，充分展现科技力量在抗击新冠肺炎疫情中的使命与担当。

（三）推广应用前景

应加大该项目推广应用力度，使其更快地应用到各省和各地市的新冠肺炎疫情防控一线，帮助有关部门提高疫情防控的反应速度，提升防控疫情扩散的预警能力，为用户提供更加优质的信息化服务，为疫情防控提供科技支撑，助力打赢疫情防控阻击战。

加快向疾控其他工作业务领域的推广应用，发挥现有科技成果在其他疾病防控中的作用。利用AI和大数据更加精准地预测传染病疫情，如提前预测流感、手足口病等传染病的发生情况，指导民众进行疾病预防，未来还可以将现有的研究成果推广到慢性病筛查中。这些研究成果不仅提升了疾病防控的理论研究和技术水平，还能够真正应用于民生，帮助疾控机构进行传染病预测和防控。

专家点评

该项目基于Web页面开发了省、市两级新冠肺炎疫情分析研判系统，实现了疫情风险评估、态势研判、防控效果评估、疫情趋势研判、确诊病例关系图谱等功能。应进一步增强项目的时效性，有效开展推广应用。

案例十二　新冠病毒基因测序数据分析云平台建设

星　　级：★★★★☆
单　　位：南京医基云医疗数据研究院有限公司
推荐单位：南京医基云医疗数据研究院有限公司

　　　　新冠肺炎确诊需通过基于 RT-PCR 技术的核酸检测或病毒基因测序。南京医基云医疗数据研究院有限公司建设的针对新冠病毒测序数据分析云平台，可通过分析样本测序数据来有效地检出新冠病毒，将有助于推动把更高准确度的病毒测序技术作为实验室检测的重要手段。不仅如此，在取得必要授权同意的前提下，对获得的病毒基因组序列进行大数据挖掘，还能够分析新冠病毒在患者群体中的传播途径并对其传播过程中的基因突变状况进行实时监测，为应对有害突变提供数据基础，为新冠肺炎抗疫提供提前预警。

　　根据国家卫生健康委新冠肺炎诊疗方案，新冠肺炎确诊需通过核酸检测或病毒基因测序。然而，核酸检测技术由于本身灵敏度相对较低、流程操作复杂、易受操作误差影响等特点，以及疫情早期医疗资源供不应求的现状，导致了在疫情早期高比例的确诊假阴性。病毒基因测序是一项灵敏度更高、更稳定、证据等级相对更高的检测方法。

　　本项目计划建设的针对新冠病毒测序数据分析云平台，可通过分析样本的测序数据有效检出新冠病毒；不仅如此，对获得的病毒基因组序列进行大数据挖掘，还将对新冠病毒在患者群体中的传播途径及在传播过程中的基因突变状况进行实时监测与分析，提早发现有害突变，为疫情预警提供数据基础。

一、背景简介

　　新冠肺炎的防控和治疗是疫情控制最关键的任务，落实患者的早发现、早诊断、早隔离和早治疗，提升确诊诊断的精准性对疫情防控至关重要。2020 年 2 月 5 日，国家卫生健康委发布了《新型冠状病毒感染的肺炎诊疗方案（试行第五版）》，进一步明确需要通过临床诊断或实验室检测来对新冠肺炎疑似患者进行确诊，以实现合理安排医疗资源、及时救助确诊患者。方案指出，对于疑似患者的实验室确诊，需对患者呼吸道标本或血液标本进行实时荧光 RT-PCR 新冠病毒核酸检测,得到阳性结果;或者进行病毒基因测序,其序列与已知新冠病毒高度同源。

核酸检测成本相对低廉,检测周期相对较短,一般检测实验室即可操作;病毒基因测序成本相对较高,检测周期约在 2 天左右。因此,在疫情早期,新冠肺炎实验室确诊大多采用 RT-PCR 技术的核酸检测。

但据报道,在疫情早期,对于真正感染新冠病毒的患者,核酸检测的阳性率约在 30%~50%,假阴性问题非常严重。假阴性造成了约有半数真正感染新冠病毒的患者不能被正确确诊与及时治疗,同时也会让这部分感染患者在社会上流动,增加其他健康人群的感染概率。

病毒基因测序作为实验室确诊手段,具有独特的技术优势和检测灵敏度。病毒基因测序通过高通量测序技术,对样本中所含新冠病毒的基因组进行全序列测序,因此不存在 RT-PCR 的取样区域误差,可检测出低至个位数病毒含量的样本。不仅如此,通过对病毒基因组测序,可获得感染患者的病毒基因组全长序列,在取得必要授权同意的前提下,通过大数据分析技术来对不同患者个体的病毒基因组数据进行挖掘,还可以分析新冠病毒在整个患者群体传播过程中的基因突变和进化状况,实时监测有害突变的发生,为抗击新冠肺炎疫情进行提前预警。

然而,病毒基因测序数据分析技术需要专业的生物信息学分析能力,这也成为此技术快速推广的主要障碍之一。为此,本项目建设针对新冠病毒测序数据分析的云平台,推动把更高准确度的病毒测序技术作为实验室确诊手段;并为科研工作者提供公共服务平台,跨越生物信息技术瓶颈,把宝贵的时间用在更重要的抗疫工作之中。同时,我们可以通过对病毒基因突变位点深入研究分析,提前发现有害突变,为国家公共卫生部门预警疫情发展趋势提供数据技术支持。另外,通过病毒基因大数据挖掘和疫情分析,还可为冠状病毒感染和疾病传播建立模型、积累知识。

二、实施目标

本项目将建设新冠病毒基因测序数据分析服务云平台。通过病毒基因检测来确诊新冠肺炎或进行科学研究,将直接解决确诊中的假阴性问题,并可避免多次重复交叉核酸检测的费用支出,节省医疗资源。

三、项目实施情况

(一)项目总体架构和主要内容

本项目采用自主开发的 nCoV-Det Docker 基因数据分析算法技术,与业界其他产品相比,具有在极低的资源需求(单样本计算 <1G 内存,<3G 存储)前提下,快速反应(计算时长 <30 分钟)的技术优势。并且无需用户具有生物信息数据分析背景知识,数据分析结果简单明了。

项目软件平台具体建设内容如下:

1. 用户操作设计　平台用户无需生物信息数据分析背景知识,只需根据授权通过网页端提交合规原始数据即可触发无监管的数据分析。本平台将对用户提交数据格式进行校验和质量控制,分别进行数据过滤、比对和变异检测等病毒基因大数据分析。并自动展现数据质控结果、新冠病毒序列比对结果与病毒基因突变分析结果。

2. 病毒基因测序数据分析流程　病毒基因测序一般需要对病毒 RNA 提取并测序。因此,本项目设计的分析流程通过将病毒基因测序数据对比到新冠病毒参考基因组来确认所测样本是否含有新冠病毒。

由于新冠病毒在人群之中传播速度极快,我们需要对病毒基因组的变异、进化进行实时监测,一旦发现有害变异,即可通知相关公共卫生部门提前准备。因此,在此平台上,我们将开发和部署针对病毒基因组突变的计算方法,在为用户提供病毒检测的同时,提供病毒基因组突变的结果。

3. 数据存储和备份　为了应对可能的高并发数据分析和存储需求,本新冠病毒测序数据分析云平台将采用分布式存储的方式集中管理数据。数据平台采用 MongoDB 数据库,平台使用方可在底层存储保留 2 份拷贝数据,实现数据的有效备份。

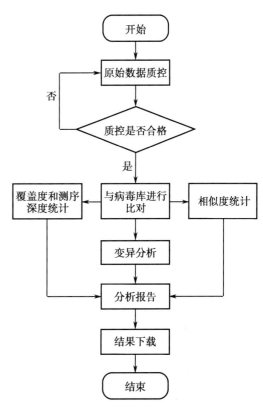

图 2-12-1　新冠病毒测序数据分析云平台业务逻辑图

（二）技术路线

本项目技术路线如图 2-12-1 所示。

（三）应用场景

本平台可建设成为对外开放的冠状病毒测序数据分析云平台,对医疗和科研用户开放使用,可为疾控中心、医疗机构、监管机构和其他涉及检测业务的机构提供数据分析服务。

四、创新点与实施效果

（一）项目先进性及创新点

本项目采用自主开发的 nCoV-Det Docker 基因数据分析算法技术,此技术已经完成了技术验证和性能分析,可保证数据分析的技术准确性。与业界其他产品相比,具有在极低的资源需求（单样本计算（<1G 内存，<3G 存储）前提下，快速反应（计算时长 <30 分钟）的技术优势。相对业界其他数据分析，本项目还具有将病毒序列检测和病毒序列突变分析融为一体、无需用户具有生物信息数据分析背景知识、数据分析结果简单明了的产品特点。

病毒基因组突变检测包含 SNV 和 INDEL 两大变异检测的核心功能。病毒序列检测和病毒基因突变检测通过用户数据提交来自动触发，无需用户创建分析项目、配置参数或其他相关生物信息技术背景。分析结果将以用户数据质量控制、测序数据在新冠病毒基因组的覆盖度、病毒基因组突变类型和突变内容的模块依次展示。

（二）实施落地情况

为了抗击新冠肺炎疫情，本团队拟搭建对外开放的病毒基因检测数据分析云平台，根据授权为实验室病毒确认和科研工作者数据挖掘提供云平台服务。利用病毒基因测序技术的高灵敏度与核酸检测互补，提高患者确诊阳性率。同时，通过对病毒基因突变位点分析，提前发现有害突变，为国家公共卫生部门预警疫情发展趋势提供数据支持。另外，通过病毒基因大数据挖掘和疫情分析，还可为新冠病毒感染和疾病传播建立模型积累知识。

以下为基于阳性测试样本 SRR10971381（HU-1）、SRR10903401（WHU-1）和 SRR10903402（WHU-2），以及阴性测试样本 ERR1399369、SRR11045087、SRR10757906 和 SRR9211508 的分析性能和数据结果展示。

1. 样本中新冠病毒序列检出示例结果如图 2-12-2 所示。其中阳性测试样本 SRR10971381（HU-1）、SRR10903401（WHU-1）和 SRR10903402（WHU-2）均可检出新冠病毒；阴性测试样本 ERR1399369、SRR11045087、SRR10757906 和 SRR9211508 不能有效检出新冠病毒。

样本名	总序列数	2019-nCoV	SARS	MERS	NC_006577	NC_002645	NC_005831	NC_006213
SRR10903401	728344	27846(3.82%)	2(<0.01%)	0	0	18(<0.01%)	0	0
SRR10903402	1064596	109473(10.28%)	8(<0.01%)	2(<0.01%)	0	18(<0.01%)	0	0
SRR10971381	25828212	122939(0.48%)	220(<0.01%)	172(<0.01%)	6(<0.01%)	3448(0.013%)	238(<0.01%)	136(<0.01%)
ERR1399369	11167462	2(<0.01%)	0	0	0	1424(0.013%)	0	0
SRR10757906	19830334	1(<0.01%)	0	0	0	133(<0.01%)	0	0
SRR11045087	1350492	0	0	0	0	2(<0.01%)	0	0
SRR9211508	5736	0	0	0	0	0	0	5732(99.93%)

图 2-12-2　样本中新冠病毒序列检出示例结果

2. 样本中新冠病毒序列检测深度和覆盖度示例结果如图 2-12-3 所示。其中阳性测试样本 SRR10971381（HU-1）、SRR10903401（WHU-1）和 SRR10903402（WHU-2）均可检出新冠病毒，并能测出有效覆盖度；而阴性测试样本 ERR1399369、SRR11045087、SRR10757906 和 SRR9211508 不能有效检出新冠病毒，且不能测出有效覆盖度。

样本名	平均深度	覆盖度≥1X	覆盖度≥5X	覆盖度≥10X	覆盖度≥100X
SRR10903401	131.82	99.97	99.94	99.61	59.98
SRR10903402	514.32	99.98	99.85	99.77	97.88
SRR10971381	540.47	100	100	100	98.35
ERR1399369	0	0	0	0	0
SRR10757906	0	0	0	0	0
SRR11045087	0	0	0	0	0
SRR9211508	0	0	0	0	0

图 2-12-3　样本中新冠病毒检出序列在 2019-nCoV 基因组的覆盖度分析示例结果

3. 基于阳性样本中新冠病毒检测结果,绘制样本测序序列在新冠病毒基因组上的密度分布图,如图 2-12-4 所示。其中阳性测试样本 SRR10971381(HU-1)、SRR10903401(WHU-1)和 SRR10903402(WHU-2)均可检出新冠病毒;而阴性测试样本 ERR1399369、SRR11045087、SRR10757906 和 SRR9211508 不能有效检出新冠病毒(结果未展示)。

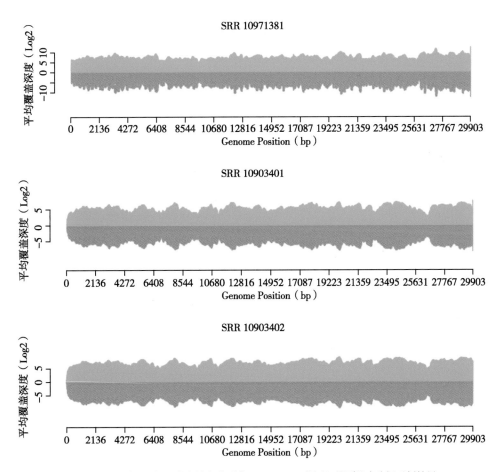

图 2-12-4　样本中新冠病毒检出序列在 2019-nCoV 基因组的覆盖度分析示例结果

4. 基于样本中检测到的新冠病毒序列,进行新冠病毒变异检测,示例样本中该病毒的变异信息如图 2-12-5 所示。所列检测样本中,SRR10903401(WHU-1)可检出两个 SNV 突变。

样本名	CHROM	POS	REF	ALT	DP
SRR10903401	NC_045512.2	19164	C	T	76
	NC_045512.2	24323	A	C	305
SRR10903402	-	-	-	-	-
SRR10971381	-	-	-	-	-
ERR1399369	-	-	-	-	-
SRR10757906	-	-	-	-	-
SRR11045087	-	-	-	-	-
SRR9211508	-	-	-	-	-

图 2-12-5　基于阳性样本中检测到的新冠病毒序列

综上所述,本平台所开发的数据分析功能具有新冠病毒检出能力,并能将结果以图表的形式展现,用户无需具有生物信息知识基础即可使用。

（三）推广应用前景

本平台为针对此次新冠肺炎疫情所开发,所使用的数据计算方法均是针对此次疫情所定制。此计算方法将为未来疫情防控积累知识和技术基础。另外,本平台所使用的通用服务逻辑、数据流管理等可复用或扩展到公司其他云服务业务方向,将会在疫情结束后进行商业化开发和运营。

专家点评

新冠病毒基因测序数据分析云平台能够为实验室提供数据校验及质控服务;自动展示数据质控结果,病毒序列比对结果及病毒基因突变分析结果;记录病毒基因突变位点,为后续病毒基因突变积累数据,并为预警提供数据依据。该平台有自主的基因数据分析算法,使用共享机制节省资源,为部分没有分析能力的机构提供帮助,并能及时发现病毒基因变异,在病毒基因测序分析技术上专业性较强。本课题立意很好,但在推广时应考虑数据的安全性,在如何吸引更多的用户使用本平台方面,建议和国家疾控中心等有专业背景的机构进行合作。

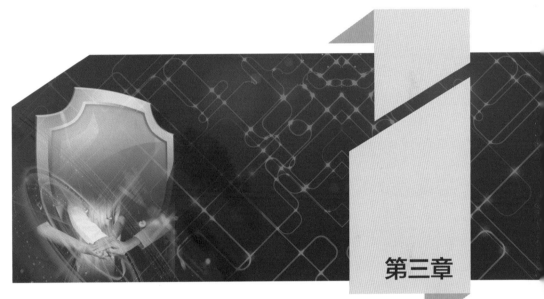

第三章

公众自我防疫

案例一 "腾讯健康"疫情专区项目

星　　级：★★★★☆
单　　位：腾讯医疗健康（深圳）有限公司
推荐单位：广州呼吸健康研究院

　　　基于疫情态势，"腾讯健康"小程序推出疫情专区，集合了权威医学科普与实时疫情统计，为用户提供一站式及时准确的疫情信息；同时基于大数据、AI与自然语言处理等技术优势，推出发热自查、发热门诊地图等20余个抗疫工具，为用户提供全方位抗疫服务。

　　基于疫情态势，"腾讯健康"小程序推出疫情专区，集合了权威医学科普、来自国家卫生健康委的权威24小时实时疫情统计、发热门诊地图等功能；向用户提供一站式及时、准确和权威的疫情信息。专区提供疫情数据实时查询（包括海外与国内动态）、疫情数据订阅、疫情动态新闻播报、疫情可视化图表等多维度、全方面的疫情信息展现。

　　同时，"腾讯健康"小程序也推出多项疫情工具，包括新冠肺炎自查工具、确诊病例详情、患者同乘交通工具、疫情小助手、心理自测、发热门诊、热门科普、疫情辟谣、免费义诊、口罩攻略、疫情消毒、疫情统计、心理热线、居家观察日记等。运用 AI 与大数据能力，为用户在疫情期间的信息查询、健康管理等多方面提供服务。

一、背景简介

　　腾讯医疗健康（深圳）有限公司（简称腾讯公司）积极参与抗疫工作，开发出可应用于疫情防控的"数字化助手"；还设立"战疫加油包"，以支持科研领域在科研攻关、公共卫生研究、医护关怀等方面的工作；与有关研究团队达成深度科研合作，成立大数据及 AI 联合实验室，涉及流行病学筛查、AI 医学影像、疫情预测预警等领域。本项目利用"腾讯健康"小程序等互联网平台，筛查高危人群并给予就医指引，联动线上医疗服务与线下医疗机构；针对新冠肺炎、常见肺炎、肺结节、肺癌等全肺胸部疾病，研究 AI 医学影像判读筛查技术；针对新冠肺炎等多种疾病，以 AI 辅助临床决策技术，建立辐射全国的疾病上报和预测预警系统。

二、实施目标

向用户一站式提供及时、准确和权威的疫情信息,如图 3-1-1 所示。

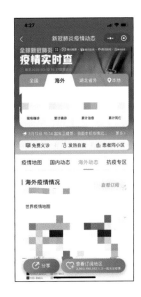

腾讯健康

疫情期间服务调用量超过**60亿次**,服务超过**3亿**微信用户
提供**20+**抗疫工具及服务,赋能**40+**疾控卫生部门,**300+**医院

疫情数据:第一时间提供疫情信息

全国实时数据	全国疫情地图	动态播报	省份详情页	历史趋势走势
海外实时数据	海外疫情地图	海外动态播报	海外新增趋势	重点国家详情

抗疫工具:全方位提供抗疫服务

免费义诊	确诊病例详情	发热门诊	心理热线	居家观察日志
心理自测	口罩攻略	疫情智能问答	疫情辟谣	手机查医保

图 3-1-1 "腾讯健康"疫情专区

三、项目实施情况

(一)项目总体架构和主要内容

"腾讯健康"疫情专区提供疫情数据与抗疫工具全方位服务,为用户提供一站式的信息获取渠道。

1. 疫情走势图表 跟进疫情态势变化,输出具有关键指标意义的图表。图表包括:以走势图展示疫情走势,并且通过不同地区对比展示疫情实际状态。

2. 地区疫情数据 展示各地区疫情详情,包括各省份、城市及海外疫情情况。直观展示各地新增确诊、累计确诊、累计治愈及累计死亡人数。提供省份订阅功能,支持用户在首页快速查看关心的省份数据及本地省份与本地城市数据,同时支持跳转进省份详情页,查看详细疫情信息,如图 3-1-2 所示。

3. 抗疫工具箱 抗疫工具箱利用 AI 与大数据技术优势,为用户提供全方位抗疫服务,如图 3-1-3 所示。

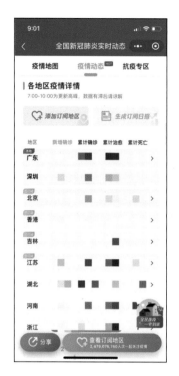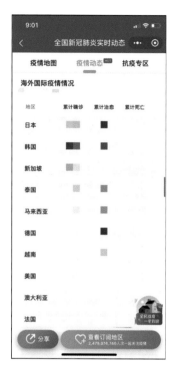

图 3-1-2　疫情数据展示

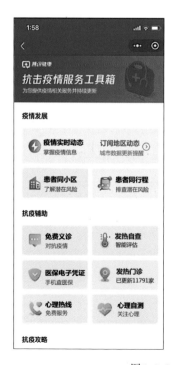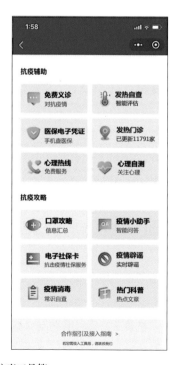

图 3-1-3　抗疫工具箱

（二）技术路线

1. 发热自查工具技术路线如图 3-1-4 所示。

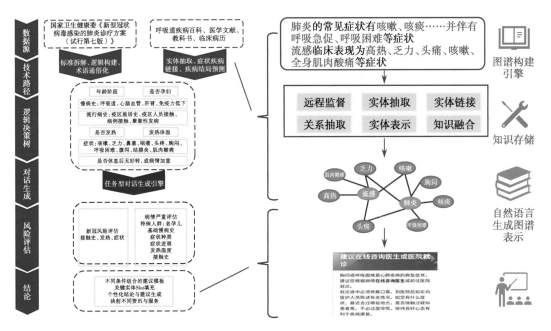

图 3-1-4　发热自查技术路线图

将专业的医学指南转换成通俗易懂可操作的对话助手。为了使评估逻辑既符合医学专业标准又兼顾用户体验，通过对官方指南的解读、逻辑拆解与对话转化，将新冠肺炎疑似病例的评判标准中用户可以自我判断的发热、症状、流行病学接触史进行抽取，制作成逻辑决策树，血液检查和影像检查等医学判断标准则放入到自查结论当中。将晦涩笼统的医学用语在意思保真的前提下转换成用户易于理解的词汇，如"聚集性发病"转换成"接触过的家人、同事或朋友多人同时出现发热或呼吸道症状"，又如"呼吸道症状"转换成"鼻塞、咽痛、咳嗽、流涕、胸闷、憋喘"等具体词汇。通过对话转换引擎将逻辑决策树转换成人机对话，对话过程中有多种条件跳转，从而使用户以尽可能少轮次的交互得到专业的风险判断。

通过自然语言处理与疾病预测模型扩大自查助手评估范围。官方指南仅对新冠肺炎进行了风险判断，针对普通感冒、流感与肺炎等没有有效的区分；且对于一般的呼吸道症状，对病情的复杂程度也没有给出具体的判断依据。为了丰富自查助手的能力，使其既能评估新冠肺炎可能性，又能对病情复杂程度给出判断和建议，首先从大量的呼吸道疾病百科词条、医学文献、教科书中通过医学实体识别、实体链接、实体关系等知识图谱技术构建出不同症状与不同类型疾病间的关联程度，如流涕、咳嗽与上呼吸道疾病如感冒关联权重更大，而干咳、胸闷等与下呼吸道疾病如肺炎关联权重更大。同时，基于呼吸科大量真实病历构建疾病风险预测模型，对人群年龄、疾病史、发病性质、症状等特征组合，观察疾病的不良结局（恶化或死亡）的可能性。将上述模型的结果整理成相关规则供有关机构审核，最后纳入有临床意义的症状、年龄阶段、基础慢性病史等因素作为病情发展严重程度的判断。

2. 发热门诊技术路线如图 3-1-5 所示。

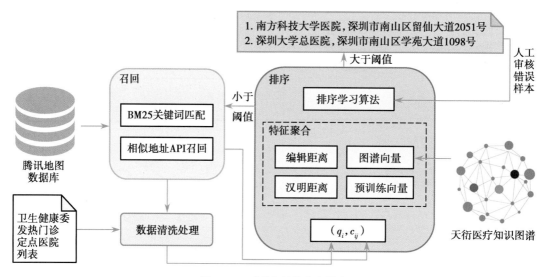

图 3-1-5　发热门诊技术路线图

实时地把卫生健康部门公布的发热门诊名单对应到具体地址存在很大的挑战。其中最常见的就是官方公布的数据名称与地图中数据名称不一致，以及格式不一致带来的数据清洗工作。如果使用人工标注的方式将会耗费巨大的人力物力，因此"腾讯健康"疫情专区采用了大数据和 AI 的方式来解决这个问题。

具体来说，先用清洗过的官方发热门诊名单去腾讯地图数据库中进行地址数据的搜索召回，其中用到了 BM25 关键词匹配和腾讯地图 API 召回来获得一组候选地址。之后需要在候选地址中找到与官方文件最接近的一个地址，因此设计了如图 3-1-5 中的排序模块，其中包括充分利用了多个特征的无监督特征聚合，例如编辑距离、汉明距离和预训练向量，聚合后的特征使得 Learning2Rank 算法可以从候选地址中选出最为接近的一个。如果排序第一的地址分数小于预先设置好的阈值，则模型会召回更多的候选地址并继续后续步骤。另外还引入了天衍实验室的知识图谱，其中包括很多医院的信息（如别名），这些信息帮助模型进行数据的扩充及消歧工作。

最终整套模型在测试数据上达到了超过 90% 的准确率和超过 95% 的召回率。整套模型的搭建也有助于实现大规模实时门诊数据更新，同时因为采用了腾讯地图的数据和 API，可以确保发热门诊位置信息的可靠和精准。自动化的流程也有助于降低人工审核的数据量。

3. 确诊病例详情如图 3-1-6 所示。

因为各地卫生健康委发布的病例信息不尽相同且格式不一，传统的基于规则的提取结构化方法会有很多局限性，此外，针对疫情的不同阶段需要强调不同的病例信息，传统方法也不够灵活。

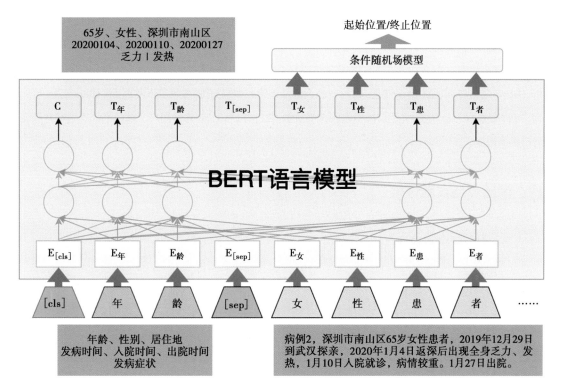

图 3-1-6　确诊病例技术路线图

为解决这一问题,"腾讯健康"疫情专区设计并实现了一套基于 BERT 的序列标注模型。其中输入被分为两个部分:问题和段落。问题就是需要提取的数据维度,如年龄、性别、居住地等;段落就是卫生健康委的官方文件。两部分的输入在经过 BERT 之后会得到两部分向量,其中段落的向量再经过一个全连接层和 CRF 层,最终得到问题在段落中对应部分的开始和结束序号。如图 3-1-6 所示,得到了病例 2 所有需要的信息。

经测试,该模型在多地的卫生健康委数据上达到了 93.5% 的准确率,并且因为模型输入的灵活性,可以通过设置不同的问题从段落中提取出不同的信息,这也有助于在疫情后期很好地过渡到对"境外输入地"的结构化数据提取。

(三)应用场景

1. 发热自查　发热自查使用 AI 技术,严格遵照国家卫生健康委办公厅和国家中医药管理局办公室联合印发的《新冠病毒感染的肺炎诊疗方案(试行第五版)》为用户提供风险评估。用户根据提示回答是否发热、出现症状、流行病学史等相关问题,即可查看智能风险评估和附近发热门诊,评测报告可直接保存至手机。

2. 患者同小区产品　患者同小区产品为市民提供确诊小区地图服务,帮助用户快速查看"离我最近"的确诊小区数量、详情等信息。通过订阅服务，可以及时收到关注地区新增小区的推送消息，实时了解身边疫情动态。

3. 确诊病例　通过 AI 引擎的结构化能力，针对深圳市卫生健康委公布的确诊病例个案详情进行分析，输出年龄分布图、居住地分布图、每日发病人数及入院人数趋势图、发病到入院时间间隔分布图；且具有详细的结构化筛选功能，为用户提供病例详情查看、筛选、排序工具，方便用户了解疫情动态信息并深度分析病例数据。

四、创新点与实施效果

（一）项目先进性及创新点

1. 技术创新　意图识别模型、预测模型等的创新。疫情工具中，问答工具、发热自查等工具基于强大的 AI 引擎能力，提供高效便捷的智能服务。疫情问答产品建立了用户意图体系，一级意图包含口罩、预防、疫情等 9 个意图，细化的二级意图包含口罩购买、口罩选择、预防概述等 57 个意图，此外再结合槽位信息建立了三级意图 329 个，涵盖了用户使用智能问答系统时所需要的绝大部分意图。结合用户的查询语句，进行了训练数据标注，并使用 BERT 的蒸馏模型 LTD-BERT 进行分类，以满足上线对响应时间的要求。由于疫情的发展，往往会有新的意图出现导致标注的训练数据总是相对不充分，为解决这一问题，"腾讯健康"疫情专区创新性地使用了主动学习的方法，使用模型在未标注数据中自动选择出需要标注的数据并自动进行标注，再通过少量的人工检测工作对这些自动标注的数据进行校验后用来增强模型的性能，如图 3-1-7 所示。该方法有效地将模型的准确度提高了 3%。除此之外，由于类别过多且数据不平衡，采用数据增强和焦点损失（Focal Loss）进行模型训练，使模型在不同类别上准确率提升了 1%~5% 不等。

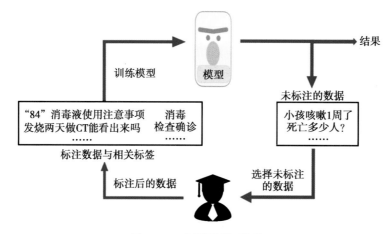

图 3-1-7　意图识别模型架构

2. 产品交互创新 "腾讯健康"小程序提供丰富的产品交互形式,创新地展示治愈人数地图、可视化图表、AI 智能对话机器人等,在展示信息的同时也提供了丰富的交互方式,用户可以在界面中便捷查询所需信息,同时进行多维交互。

3. 项目先进性 腾讯公司利用领先的医学 AI、自然语言处理技术,对海量的疫情/医学书籍、指南、资讯等数据进行处理,智能筛选、提炼有益知识,推动了医学科普向更快、更广、更专业的方向发展。

(1)极大地提高了数据处理效率。医学 AI 技术的有效应用,可以快速处理海量的疫情信息、医学知识数据,并通过大数据分析提炼出用户最关注的疫情相关问题,从而打造科学、丰富的疫情问答知识库。

(2)有效地节约医学专家资源。利用医院 AI 技术,知识库的构建可基本依赖机器,再由专家审核校验即可完成;而不需要大量的医学专家人工整理、勘误,从而在关键时刻有效地节约了专家资源。

(3)优秀的产品体验。AI 疫情问答工具是以 AI 问答机器人的产品形态承载,理解用户的口语化问题,并智能给出解答。这种一问一答的轻量交互,让用户能更低门槛地获取自己最关心的疫情知识,"寓教于乐"。

(4)快速扩大传播力度及影响力。AI 疫情问答助手利用腾讯公司及各合作渠道的流量,快速辐射各卫生健康委、疾控中心、医院公众号,从而触达用户,在最短的时间内进行全民科普。

(二)实施落地情况

腾讯医疗健康于 2020 年 1 月 20 日上线疫情专区板块,联动相关卫生健康委、疾病预防控制中心等单位,向全球用户提供疫情病例数据、疫情动态、发热门诊、疫情自查、小区疫情等服务,截至 2020 年 2 月 27 日,累计服务 3.9 亿人次,累计访问量超过 67 亿次。

1. 发热自查 该产品在疫情暴发后一周即开发上线,中间反复迭代数十个版本,已经帮助 1 400 多万人完成了新冠肺炎的风险评估与筛查,其中高风险用户约 50 万(有流行病学接触史且伴随相关症状),部分高风险用户通过发热门诊指引前往附近发热门诊进行了进一步的检查与治疗。

该产品已经建立起了广泛的用户群:

(1)已服务 17 个省(自治区、直辖市)的 40 家卫生健康委和疾控部门,公众可通过相关卫生健康委或疾控部门的微信公众号、小程序等使用 AI 自查服务。

(2)已服务 300 余家医院,公众可通过医院微信公众号、小程序等进入"腾讯健康"疫情专区使用 AI 自查和问答服务。

(3)腾讯"新冠肺炎 AI 助手"已被 200 余家媒体平台发布和转载。

(4)产品服务千万用户,留下了宝贵的流行病学调查数据,如年龄、孕期、基础慢性病史、症状、发热等信息,已经与有关研究团队基于这些数据展开了疫情攻关科研合作项目,有望为流行病学调查和分析提供数据基础。

(5)英文版已向全球开源,提供给全球开发者及医疗机构免费使用。

2. 发热门诊地图　已覆盖全国 31 个省(自治区、直辖市)及新疆生产建设兵团、363 个城市、1 500 余家医疗救治定点医院和 11 000 余家发热门诊。

（三）推广应用前景

产业互联网的发展有赖于大数据、云计算、人工智能等核心技术,"腾讯健康"小程序疫情专区项目提供了科技助力信息发布的平台,探索了医疗产业和 AI 技术相结合的应用场景:把文本抽取技术、模型算法与处理互联网非结构化医疗信息相结合;把可视化技术和公共卫生信息发布、疫情防控方案拟定相结合;把移动端小程序与个性化医疗服务相结合,有利于疫情防控,受到了广大用户的认可。项目模式可复制到未来应急防范或更多类型的项目中,有助于建设医疗产业互联网生态。

"腾讯健康"将持续致力于将科技与医疗相结合,提供多维度、可持续的线上健康服务,为用户提供更好的健康管理体验,在疫情面前提供公开、透明、便捷的数据查询服务与方便实用的疫情工具,同时继续发展 AI 力量,将科技成果应用到便民服务中,共同抗击疫情。

专家点评

该案例使用互联网公开的疫情、呼吸道疾病词条数据,结合卫生健康部门发布的发热门诊名单和腾讯地图数据,综合应用大数据技术和自然语言处理等人工智能技术,构建意图识别模型、预测模型,通过可视化图表、人工智能对话机器人等应用形式,为公众提供交互式的发热自查、疫情数据查询、确诊病例所在小区查询等服务。模型预测准确率较高,应用场景丰富,具有一定的创新性和较好的推广前景,建议进一步明确用户需求,整合多源数据,集成各项服务,提供更好的用户体验。

案例二 "一网畅行"
——疫情防控与复工复产大数据系统

星　　级：★★★★

单　　位：电科云（北京）科技有限公司、社会安全风险感知与防控
　　　　　大数据应用国家工程实验室、太极计算机股份有限公司

推荐单位：电科云（北京）科技有限公司、社会安全风险感知与防控
　　　　　大数据应用国家工程实验室、太极计算机股份有限公司

　　2020年1月以来，新冠肺炎疫情防控形势持续严峻，习近平总书记高度重视疫情防控工作。为落实好习近平总书记有关"充分运用大数据分析等方法支撑疫情防控工作"的指示精神，党中央明确提出要把疫情防控作为当前最重要的工作。由电科云（北京）科技有限公司、社会安全风险感知与防控大数据应用国家工程实验室、太极计算机股份有限公司联合成立的疫情攻关专项小组，在疫情暴发的第一时间迅速启动"一网畅行"疫情防控与复工复产大数据系统（简称"一网畅行"）的规划建设，利用大数据技术和云平台方面的优势，支撑疫情防控和复工复产工作。

　　本系统以国家卫生健康委权威数据、铁路和民航等交通数据、运营商数据、互联网企业社会数据等疫情相关数据为基础，利用先进的大数据、云计算、互联网安全等先进技术，打通突破疫情趋势预测、疫情传播分析、病毒溯源等关键环节，准确识别重点人员、重点场所和重点区域，形成疫情数据采集汇聚、疫情数据资源治理、疫情数据资源调度、疫情数据共享开放、疫情数据安全保障和疫情数据运营监管等六大核心功能。系统上线后将覆盖工作、生活、交通、学校等多个场景，为政府、企业、学校、社区等各层级战"疫"工作者们提供第一手的数据和决策支撑，为广大市民提供权威、实用的信息查询渠道。

一、背景简介

　　2020年1月以来，新冠肺炎疫情防控形势严峻。利用大数据手段有效地定位密切接触人员并

及时隔离,可以防止疫情扩散,减少病毒感染者的数量,为防疫部门、医疗部门和疫情管理机构节省大量的人力成本和医疗物资;再结合相关数据的支撑,可以指导各地分批有序地返程返岗、复工复产,促进各行业早日进入工作状态,创造生产力。在这种背景下,建设疫情防控与复工复产大数据系统势在必行。

二、实施目标

本项目主要是建设"一网畅行"——疫情防控与复工复产大数据系统,是针对风险人群感知大数据统一平台,由一个智能指挥平台和 7 款 APP 组成,结合"国家重大疫情防控大数据分析平台",解决病毒来源、传播途径、传播力、传播机理以及对重点人员有效防控策略和措施等问题。系统提供密切接触者测量仪"小护士"、社区管理"小管家"、交通站点"小战士"、部门企业"小帮手"、招聘应聘"小达人"、学校管理"小班长"和疫情风险"小雷达"等应用,用于本次新冠肺炎疫情的防控决策支持、专业防控应用、公众自我防疫等应用。推动相关数据和病例资料的开放共享,形成对疫情数据的采集汇聚、资源治理、资源调度、共享开放、安全保障和运营监管等六大能力,提供疫情数据资源一体化服务。

本系统第一时间面向全国免费开放,通过信息技术手段,结合疫情防控大数据分析平台,将"一手抓疫情防控、一手抓复工复产",夺取疫情防控的"双胜利"作为关键任务和目标。该系统基于全国行政区划图,逐级展现出全国、省级、市级、县级四级管理门户,自动构建四级指挥平台,搭建了劳务输入和输出的对接平台,实现无风险人群的自由流动。

"一网畅行"对接"国家重大疫情防控大数据分析平台",基于全国行政区划图,对全国、省级、市级、县级四级疫情数据进行统计,提供针对密切接触者、患者、疑似患者、治愈者、死亡者数量及每日变化、县域风险等级的精细化管理。"一网畅行"的规划将持续支撑以"信息主导,网络中心,体系赋能"为特征的国家重大疫情应急响应领导指挥系统的建设,服务国家公共卫生应急管理体系。

本项目研发的系统平台和应用可支持 2 亿人在线,且具备查询并发量为 5 000 次 / 秒的查询能力,满足疫情条件下的联防联控需求与应对突发重大公共卫生事件的能力水平要求。

三、项目实施情况

（一）项目总体架构和主要内容

1. 系统架构设计如图 3-2-1 所示。

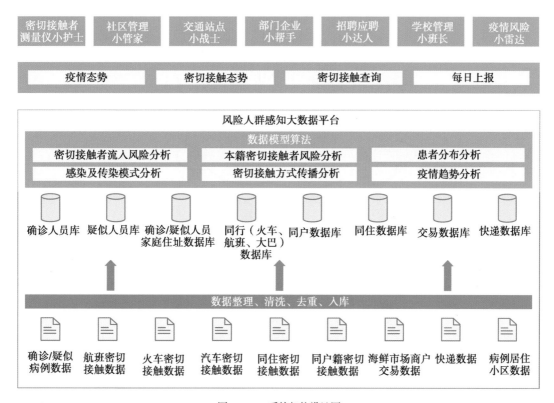

图 3-2-1　系统架构设计图

2. 系统部署设计　本项目系统按照支持 2 亿人在线查询进行设计,假定每人每天查询一次,查询时间平均分布在 12 个小时。系统需支持的并发量为 5 000 次 / 秒,即 12 小时为:12×60(分)×60(秒)= 43 200 秒 >4 万秒,2 亿次 /4 万秒 =5 000 次 / 秒;系统估算并发量大约在 5 000 次 / 秒左右。系统部署如图 3-2-2 所示。

3. 项目主要内容　"一网畅行"以中国电科云平台为基础,以"国家重大疫情防控大数据分析平台"作为核心数据的处理平台,提供对疫情数据的精准分析,项目主要包括以下内容:

(1)风险人群感知大数据中心:通过构建多源、异构数据融合、分析平台,提供对多源、异构数据的标准化整合、质量管理、属性标签生成、业务信息动态关联、映射等功能支撑,将采集、关联、导入的海量异构数据转化成符合上层业务场景应用需求的信息,形成对特定业务场景信息的融合理解能力,提升大数据质量和应用效率。

(2)围绕"密切接触者测量机制"的 7 个典型应用,分别匹配社区楼宇管理、交通运输管理、企事业单位管理、加速企业复产复工等场景,建设完善"小管家""小战士""小帮手""小护士""小达人""小班长""小雷达"7 项终端应用,通过将用户登记的注册信息与后台海量数据进行碰撞、分析,生成绿色、橙色、红色三种类型的健康通行证,快速为用户提供疫情防控管理手段与依据。

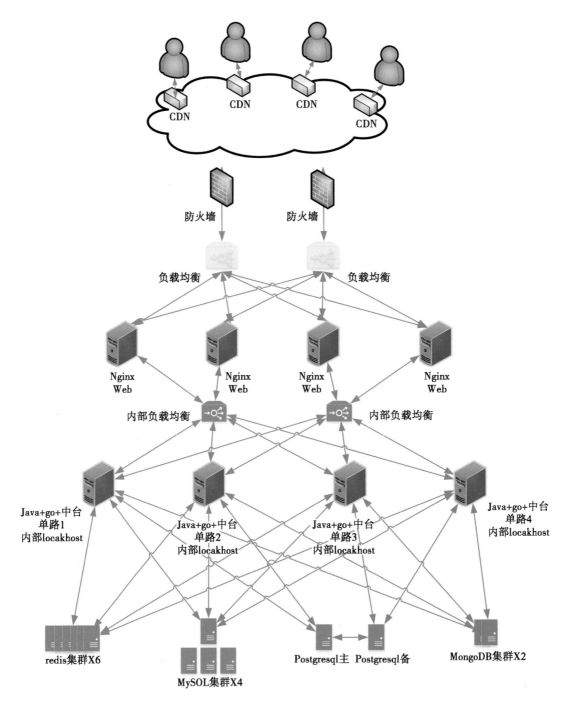

图 3-2-2　系统部署图

（二）技术路线

采用国家卫生健康、交通运输、铁路和民航等多部门 1 000 多万条的权威数据,构建国家及地方风险人群感知大数据中心,提供对多源、异构数据的数据标准化整合,将采集、关联、导入的海量异构数据转化成符合上层业务场景应用需求的信息,包括人员分类筛查、人员逐一鉴别、人员活动记录等防控措施及服务。利用现有技术沉淀及行业经验,开发密切接触者检测、社区管理、企业服务、站点卡口、用工服务等工具,形成对人、区域、活动场所、社会活动等业务场景信息的融合理解能力,提升大数据质量和应用效率。技术路线如图 3-2-3 所示。

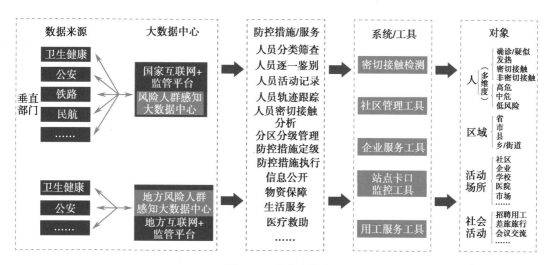

图 3-2-3　技术路线图

（三）应用场景

在"一网畅行"网站上,部署了密切接触者测量仪"小护士"、社区管理"小管家"、站点检查"小战士"、企业管理"小帮手"、招聘应聘"小达人"、学生管理"小班长"、周边疫情"小雷达"7 个 APP。

1. 密切接触者测量仪"小护士"　可以检查自己是不是密切接触者,也可以用于地方、部门、企业批量筛查风险人群,做到心中有"数",如图 3-2-4 所示。

2. 社区管理"小管家"　实现基础信息一次填报,动态变化及时填写,刷码可见个人"颜值",分为红色、橙色、黄色、绿色四色,并有刷码时"颜值"的时间记录,保证社区人员扫码即可顺利通行,如图 3-2-5 所示。

3. 站点检查"小战士"　在交通卡口及任何需要检查的地方,通过手机扫描身份证就可以感知是不是风险人群,系统自动生成个人"颜值",保证安全畅行,如图 3-2-6 所示。

4. 企业管理"小帮手"　可以帮助企业管理者生成一个部门企业码,构建一个网上企业群,员工通过扫码进群报到,既可以对返工复产前员工的风险状况进行筛查,又可以关心员工每日的健康状况和活动轨迹,员工每日一键生成个人"颜值",快捷出行,如图 3-2-7 所示。

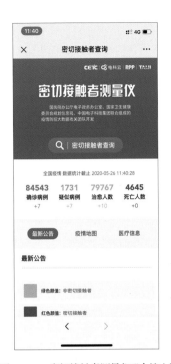

图 3-2-4　密切接触者测量仪"小护士"

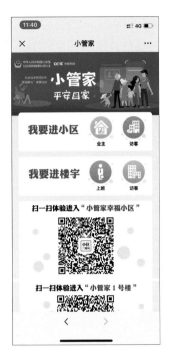

图 3-2-5　社区管理"小管家"

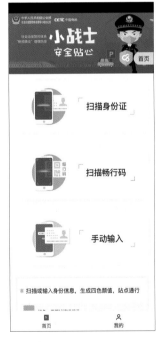

图 3-2-6　站点检查"小战士"

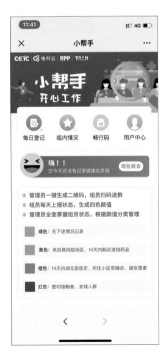

图 3-2-7　企业管理"小帮手"

5. 招聘应聘"小达人" 劳务输入地在网上提供用工岗位、用工数量、薪酬待遇、地域风险等需求信息,劳务输出地在网上提供工人信息、健康状况、职业技能等信息,系统自动生成县域用工需求和输出需求,供两地对接,两地可以依据人员流动的数量与方向,采取包车等多种形式,组织好运输管理,确保交通运输的疫情防控,如图3-2-8所示。

6. 学生管理"小班长" 提供"每日登记""颜值生成""学生状态"三种服务,具体内容分别是:学生、教师每日网上打卡填报个人健康情况与行动轨迹;生成绿、黄、橙、红四种"颜值",便捷展示,安全通行;随时掌握学生健康情况,帮助学校安全有序制订返校计划,如图3-2-9所示。

7. 周边疫情"小雷达" 可自动显示当前所在小区的风险等级,助力公众快速感知周边风险,合理规划出行方式,增强公众主动防控能力。同时,公众还可主动上报了解到的疫情信息,如图3-2-10所示。

图 3-2-8　招聘应聘"小达人"

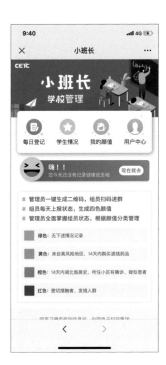

图 3-2-9　学生管理"小班长"

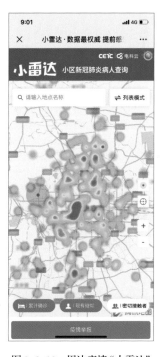

图 3-2-10　周边疫情"小雷达"

四、创新点与实施效果

（一）项目先进性及创新点

1. 技术创新

（1）风险感知大平台的建设,最大限度打破了信息孤岛,实现数据全覆盖、跨部门共享,从数据分析层面精准提升了疫情防控的决策效率和准确率。

（2）在数据多样性方面,采用多渠道的官方数据汇聚模式,保证了平台的数据生命力、准确性和权威性,同时将各个渠道获得的数据进行交汇更新,也保证了数据的实时性。

（3）为了适应"互联网＋"监管的创新业务模式,采用基于云、管、端的模式,随时随地进行动态疫情数据分析、密切接触者筛查。

（4）通过本项目开发的社区管理"小管家"、站点检查"小战士"、企业管理"小帮手"的前端应用,同时结合风险感知平台的数据分析,避免了群防群控中的各自为战,完善了疫情联防联控的网络信息体系建设。

2. 模式创新　本项目利用现代 IT 技术,结合云计算、大数据、AI、移动互联网等新兴技术,创新了在医疗领域疫情防控的模式。

（二）实施落地情况

2020 年 3 月 4 日,中国电科云公司与四家企业签署合作协议,将中国电科云公司在云和大数据方面的优势与四家企业的渠道及品牌影响力优势相结合,"云端"优势互补,全面推进"一网畅行——疫情防控与复工复产大数据系统"及系统生成的全国通用"畅行码"在出行、零售、外卖和物流快递等各类百姓生活场景中的全面应用,为合作方平台的数十亿用户提供安心服务,保复工复产、保民生方便,保障百姓生活"最后一公里"。

2020 年 3 月 18 日,"一网畅行"APP 正式版面向公众免费开放下载使用,并生成可全国通用的"畅行码",作为个人出行和复工复产的"通行证",在帮助公众快速发现疑似病例、密切接触者和确诊患者的同时,用大数据技术为每个人打造一个"护身符"。

新冠肺炎疫情暴发 3 个月时,"一网畅行"用户累计查询数为 4.4 亿人次。"小护士"服务 30 家机构,累计查询 4.68 亿人次;"小管家"服务社区 27 086 个,服务楼宇 14 434 个,累计使用 398.6 万次;"小帮手"累计服务 4 217 家企业,用户累计使用 3 348.5 万次;"小战士"累计服务工作人员 685 812 人次,已覆盖了 31 个省（自治区、直辖市）和新疆生产建设兵团,262 个地市级区域,累计查询 23.63 亿人次,累计预警 852.37 万人次;"小达人"累计服务 251 家单位,累计 1 888 人次应聘,发布 123 条招聘信息;"小班长"累计服务 27 731 个班级群组,用户累计使用 437.9 万次;"小雷达"累计用户登录 306 561 次,累计列表查询 110 万次,累计地图漫游 180 万次。

密切接触者测量仪"小护士"在新冠肺炎疫情暴发期间已接入中国政府网、"学习强国 APP""爱山东 APP""乐山市应对疫情公共服务云平台"等中央和地方政府网站和官方微信平台,并为十几个省市的机构和单位,以及中央企业提供 675 份疫情研判报告。

（三）推广应用前景

"一网畅行"平台根据现有技术积累及模型算法,通过逐步深化及合作,主要应用方向为:

1. 应用到未来可能暴发的其他国家公共医疗卫生应急事件中。疫情发生突然,针对新冠肺炎疫情所建立的数据共享交换体系、机制、平台、系统,将能够应用到未来其他公共卫生应急事件中,避免从零开始,大大提升应急水平。

2. 应用到科研创新,支撑疫情过后的复盘分析,提升我国医疗科学水平。通过本系统积累的数据、模型、算法等,为进一步研制病毒溯源、病毒传播趋势模型打好基础。

3. 进一步实践国家公共卫生应急条件下跨系统、跨部门、跨地域、跨层级、跨业务的数据共享交换机制和联动机制,为地震、森林消防等应急领域以及需要数据共享交换、跨域协同的电子政务、金融分析等其他行业应用。

4. "小护士""小管家""小帮手""小战士""小达人"等 7 个应用工具今后可作为企事业单位人员架构梳理及社区综合治理、人口普查的有力辅助工具,解决人口调研难题。

专家点评

该项目建设针对疫情防控与复工复产的大数据系统,由一个风险人群感知大数据中心、一个智能指挥平台和 7 个 APP 应用组成。该平台与公安部全国立体化社会防控治安体系全面打通。现已为浙江省、海南省等地方政府企业提供疫情研判报告 200 多份。建议进一步发挥自身数据优势,加大推广应用力度。

案例三 "防 e+ 站"APP

星　　级：★★★☆
单　　位：中国疾病预防控制中心
推荐单位：中科软科技股份有限公司

利用中国疾病预防控制信息系统中的传染病报告数据和预警信息，对全国省、市、县的新冠肺炎疫情进行风险评估，为传染病的预警防控、公众健康出行和了解疾病知识提供了支撑保障。

随着新冠肺炎疫情的不断蔓延，公众急需了解相关的疾病科普知识和周边地区的疫情态势，以进行自我防疫和方便健康出行。中国疾病预防控制中心及时在"防 e+ 站"APP 中增加了新冠肺炎病种，提供了新冠肺炎疫情风险评估、健康提示、科普知识等内容，为公众及时了解新冠肺炎科普知识和周边疫情提供了帮助。

一、背景简介

新冠肺炎疫情期间，中国疾病预防控制中心全力以赴、迅速响应，除了开展疾病预防控制等业务之外，为做好疫情的信息化支撑工作，帮助公众及时了解疫情知识和各地的疫情风险，利用中国疾病预防控制信息系统中的传染病报告数据和预警信息，对全国省、市、县的新冠肺炎疫情感染风险进行了评估，通过"防 e+ 站"APP 进行了信息发布，供公众健康出行参考。

二、实施目标

基于区（县）空间范围实现新冠肺炎疫情的动态风险评估，对 7 天和 1 个月内的流行趋势进行展示与预测，同时提供健康提示和疾病科普知识，为新冠肺炎的预警防控、疫情期间公众健康出行和了解疾病知识提供支撑保障。

三、项目实施情况

(一) 项目总体架构和主要内容

该系统采用 MVC 三层架构开发,C/S 部署,前端采用先进的 Angular JS 开发框架,后台使用 Spring MVC+MyBatis 框架开发,移动端界面采用 Ionic UI 框架,实现界面美观大方,操作简便易用。

Angular JS 是一个 JavaScript 框架。它是一个以 JavaScript 编写的库,可通过 <script> 标签添加到 HTML 页面。其核心是:模块化、自动化双向数据绑定、语义化标签、依赖注入,通过指令扩展了 HTML,且通过表达式绑定数据到 HTML,是一个性能非常出色的前端开发框架。

Ionic 是一个用来开发混合应用的代码库,基于 Angular JS 的 UI 框架,对 Angular JS 进行了优化,官方提供众多简洁、美观的 UI 组件,同时提供众多操作 API。可以优化 HTML、CSS、JS 的性能,构建高效的移动应用程序。

Spring MVC 框架属 Spring 大家族,应用广泛,是一个非常优秀的 Java 后台开发框架,实现了控制层、数据模型、视图层的分离,使开发者能够快速高效地开发产品,如图 3-3-1 所示。

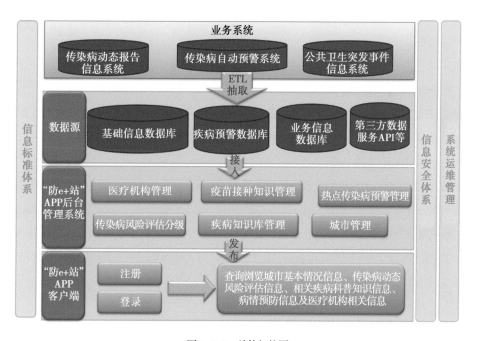

图 3-3-1 总体架构图

通过 ETL 工具将传染病动态报告信息系统、传染病自动预警系统和突发公共卫生事件信息系统相关数据上传到"防 e+ 站"APP 数据库服务;程序将现有数据进行加工,更好地应用到系统程序中。

管理人员通过"防 e+ 站"APP 后台管理系统,可以维护及管理疾病知识、疫苗接种知识等数据;

283

"防 e+ 站"APP 客户端可以查询到城市的基本情况、传染病动态风险评估信息、传染病风险评估预测信息及附近的医疗机构等；为了更好地服务公众，"防 e+ 站"APP 客户端还集成了疫苗接种门诊地图、疫情通及通信大数据行程卡。

（二）技术路线

技术路线如图 3-3-2 所示。

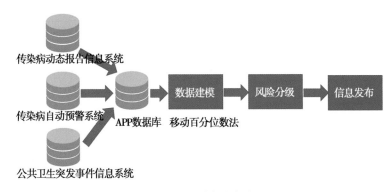

图 3-3-2　技术路线图

"防 e+ 站"APP 的数据主要来源于中国疾病预防控制信息系统中的传染病报告信息系统、传染病自动预警信息系统和突发公共卫生事件信息系统。

利用 ETL 工具 Kettle 定时将需要的业务数据从相应的业务系统中抽取到 APP 应用数据库，通过数据预处理后，利用移动百分位数法建立时间序列预测模型，对常见传染病的风险进行动态评估分级，最后通过"防 e+ 站"APP 发布结果。

移动百分位数法是一种常见的传染病预警模型，以县（区）为空间范围，7 天为一个观察期，即当前观察周期病例数为最近 7 天的病例数之和；基线数据采用 3 年期间每年同期的观察期以及前后各摆动两个观察期的病例数，即基线数据由 15 个历史数据块构成。该 APP 采用基线数据 P50 作为最低阈值，根据 P70、P80、P90 将其分为不同的风险级别，其中 P50~P70 为低风险、P70~P80 为中风险、P80~P90 为高风险，≥ P90 为极高风险。

（三）应用场景

1. 常见传染病风险评估　"防 e+ 站"APP 主要提供传染病动态风险评估功能，目前包括 17 种常见传染病，风险可分为低风险、中风险、高风险和极高风险，以仪表盘的形式展示，针对每一个风险等级均给出了相应的健康提示，同时展示与预测近一周和近一月的流行趋势。通过选择地区可了解我国近 3 000 个城市和区县的新冠肺炎风险，如图 3-3-3 所示。

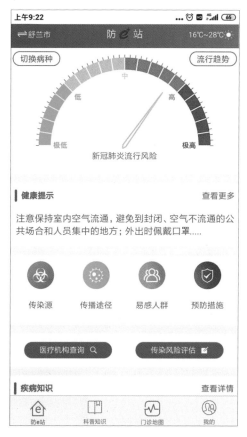

图 3-3-3　传染病风险评估

2. 了解常见传染病防控知识　"防 e+ 站"APP 提供了 17 种常见传染病（含新冠肺炎）的疾病科普知识，包括疾病的传染源、传播途径、易感人群和预防措施等，对于公众及时了解新冠肺炎、做好自我防护具有重要意义。

3. 附近医疗机构查询定位与导航　利用地图查询定位功能查找当前位置周围 10 千米内的医疗机构信息，包括名称、地址和联系电话，同时提供了百度地图导航功能，方便用户及时定位并导航到相应的医疗机构。

四、创新点与实施效果

（一）项目先进性及创新点

1. 借助移动互联网的快速传播能力向公众发布权威的新冠肺炎疫情信息。

2. 充分利用中国疾病预防控制信息系统的疫情数据、预测预警技术和专家知识库。

中国疾病预防控制信息系统及时采集我国新冠肺炎的确诊和疑似病例数据,为风险评估提供了数据基础。

新冠肺炎风险预测采用移动百分位数法进行评估,该方法为传染病预测预警中最常用的预测方法之一,在评估过程中充分考虑了数据的短期效应和传染病报告的周末效应,为新冠肺炎的疫情风险评估提供了理论基础。

（二）实施落地情况

该 APP 推出后,可通过公共卫生科学数据中心、腾讯应用宝、小米应用商店等网站进行二维码扫描下载,如图 3-3-4 所示。

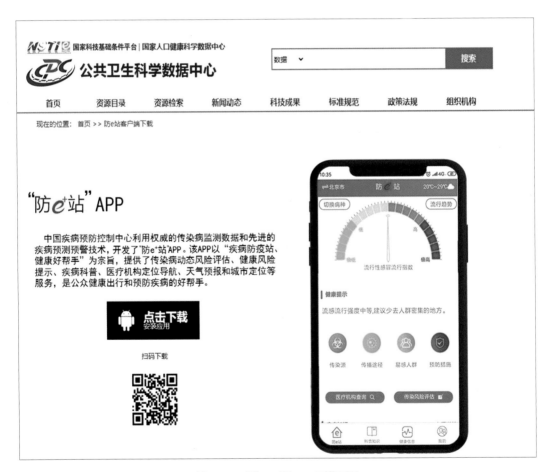

图 3-3-4　"防 e+ 站" APP 下载页面

该 APP 在各类医疗机构、疾病预防控制相关机构和公众中得到了广泛应用,为传染病的预警防控、公众健康出行和了解疾病知识提供了帮助,尤其在新冠肺炎疫情发生后为公众的健康出行提供了重要参考。

（三）推广应用前景

该 APP 为常见传染病的预警防控、公众健康出行和了解疾病知识提供了帮助，对疫情后辅助复工、复产、复学及公众健康出行具有重要的借鉴意义，具有一定的推广价值。

专家点评

该案例利用中国疾病预防控制信息系统中的传染病动态报告信息系统、传染病自动预警系统和突发公共卫生事件信息系统的监测数据，以及专家知识库，在原有 APP 的基础上，增加了新冠肺炎的风险预警、健康提示、科普知识等内容，提供到达城市的基本情况查询、传染病动态风险评估信息查询及传染病风险评估预测信息查询、附近医疗机构查询定位与导航等功能，同时集成了疫苗接种门诊地图、疫情通及通信大数据行程卡。该案例使用专业机构的大规模人群监测数据，通过构建预警预测模型为公众提供信息服务，在疾病预防控制信息服务模式上有一定创新，具有较大推广应用价值，建议更好地挖掘监测数据，利用大数据和 AI 技术开发更多模型，为公众提供更有价值的信息服务。

案例四　基于"互联网+"大数据的智慧防疫复工工具研发与推广

星　　级：★★★★☆
单　　位：中移动信息技术有限公司
推荐单位：中移动信息技术有限公司

　　为响应国家提出的利用数字化手段做好疫情防控、复工复产的工作号召,中移动信息技术有限公司(简称中国移动)主动发挥运营商大数据和IT技术优势,围绕人员社区智能防控、企业精准复工复产、杜绝瞒报、提升效率等重点问题开展了一系列自主研发创新工作。通过大数据技术、产品应用模式、敏捷研发机制和稽核比对方法等方面的创新,于2020年2月24日起,面向公众推出"智慧防疫复工工具集"公益服务。基于大量网络信令形成的统计大数据,集权威与全面的疫情防范和复工辅助功能为一体,为个人、社区、企业、校园四大类受众提供具备数据查询、信息收集、风险评估、精准分析、防护保障等功能的一站式解决方案。该工具集覆盖了疫情期间行程查询、个人动态健康码、企业动态复工码、密切接触风险查询等十余项主要功能。

　　截至2020年4月11日,累计服务2亿人次,查询服务3.1亿次,企业动态复工码覆盖企业160家,服务社区12 534个,中小学类班级180个,得到用户广泛使用,切实解决了人民群众的诉求。

在新冠肺炎疫情暴发期间,国内外疫情错综复杂,为内防扩散、外防输入,落实习总书记在中央全面深化改革委员会第十二次会议上的重要指示,中国移动积极践行央企责任、响应国家号召,利用自身"互联网+"大数据优势,围绕人员社区智能防控、企业精准复工复产、杜绝瞒报、提升效率等重点问题,主动创新开展了基于"互联网+"大数据的智慧防疫复工工具研发与推广工作。

一、背景简介

　　"智慧防疫复工工具集"是由中国移动自主研发的防疫复工工具集应用,充分利用运营商大数据的实时精准优势与面向移动互联网的数字化手段,集权威与全面的疫情防范和复工辅助功能为一体,为个人、社区、企业、校园四大类受众提供包括数据查询、信息收集、风险评估、精准分析、防护保障等功能的一站式解决方案,包括疫情期间行程查询、个人动态健康码、企业动态复工码、密切接触风险查询等十余项主要功能。在全国新冠肺炎疫情的不同阶段,面向各类生活工作场景,为精准防控判别、智慧复工生产提供有力支持,在中国移动官方 APP 和各大合作方 APP 大力推广。按使用场景将功能归集为个人版、社区版、企业版及校园版,如图 3-4-1 所示。

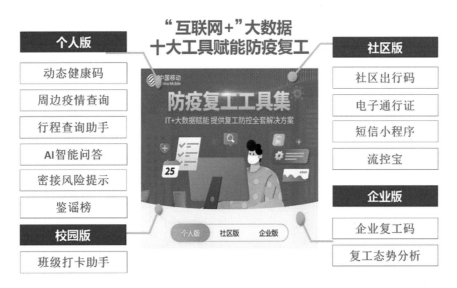

图 3-4-1　智慧防疫复工工具集

二、项目实施情况

（一）实施目标

中国移动自 2020 年 1 月,以平均 3 天推出一个应用的速度完成快速迭代,在疫情发展期与复工期等不同阶段,为个人防控、风险、复工生产提供有力的支持,助力广大企业安全、便捷、高效地完成复工工作,快速恢复生产。

（二）主要功能及应用情况

"智慧防疫复工工具集"核心服务是通过大数据技术进行统计分析,提供疫情防控所需的人员分布、流动和区域预警等信息,基于大量网络信令形成的统计大数据,各环节设计数据防攻击、防泄露、防窃取等安全防护技术手段,部署了加密机、漏扫系统、数据库审计系统等,确保相关数据安全。

核心功能 1:疫情期间行程查询

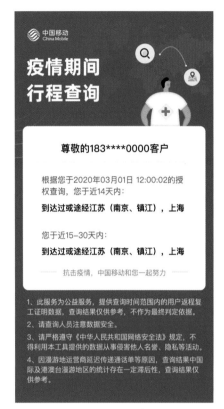

图 3-4-2　疫情期间行程查询功能

功能介绍：在保护用户个人隐私的基础上，结合中国移动大数据平台的用户精准实时信令轨迹数据，为用户提供 14 天以及近 15~30 天内到达或者途经地点的公益查询服务。输入手机号授权即可查询，便捷高效，协助用工单位、社区管理进行流动人员的行程查验，如图 3-4-2 所示。

数据来源：中国移动大数据平台实时接口。

应用场景：面向个人客户，支持自助查询；面向社区，提供查询二维码，社区管理人员可要求小区外来人员进入时扫码，查询其到访地，有效降低风险；面向企业客户，支持复工企业要求员工进行扫码自查并主动出示查询结果。新冠肺炎暴发期间，查询人次已经超过 3.1 亿次，在机场、海关、车站、社区出入口，甚至超市、理发店等场景都得到广泛应用，如图 3-4-3 所示。

核心功能 2：个人动态健康码

功能介绍：用户可在授权情况下，通过填报个人健康信息 + 手机号码查询本人行程信息，动态生成以绿、黄、红三色视觉区分风险等级的健康码。一套数据，可围绕不同地域社区场景扩展不同应用，如图 3-4-4 所示。

绿码——代表用户 14 天内未到访或途经过疫情严重地区，14 天内到访省数量为 1，且个人健康情况填报无异常。

红码——代表用户 14 天内曾到访过疫情严重地区，或个人健康情况填报时有异常。

黄码——代表用户 14 天内未到访或途经过疫情严重地区，但 14 天内到访省数量≥2。

数据来源：中国移动大数据疫情防控分析平台 + 个人健康信息填报。

应用场景：广泛应用在社区通行场景，出入门时即可快速展示。以动态健康码为基础，衍生开发了社区码等产品。截至 2020 年 4 月 9 日已在 31 个省（自治区、直辖市）和新疆生产建设兵团落地，开通社区 12 534 个，用户数超过 170 万（个人码 + 社区码），如图 3-4-5 所示。

核心功能 3：企业动态复工码

功能介绍：支持企业快速注册，员工通过手机端小程序一键填报个人健康、出行、家人状态。通过大数据对企业员工填报数据进行实时比对校验、综合分析，快速生成个人专属复工码。支持以企业、单位、楼宇为单位，通过员工"每日打卡"动态掌握员工健康状况，并与运营商的疫情期间行程大数据进行对比分析，生成员工唯一复工码。从而有效防止瞒报，更加精准智能，如图 3-4-6 所示。

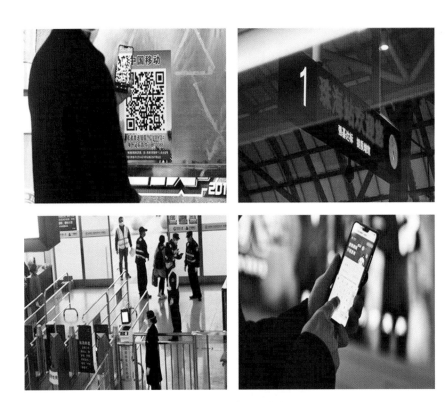

图 3-4-3　疫情期间行程查询应用场景

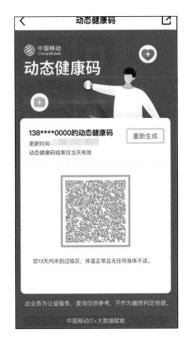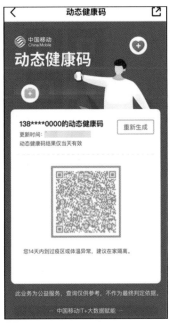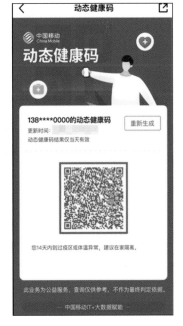

图 3-4-4　个人动态健康码功能

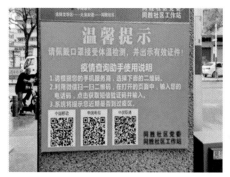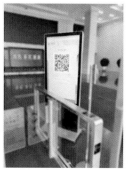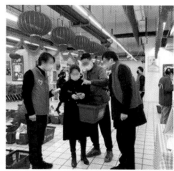

图 3-4-5　个人动态健康码应用场景

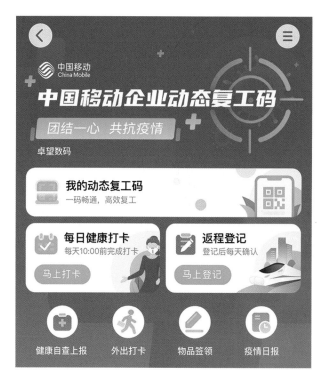

图 3-4-6　企业动态复工码功能

数据来源：中国移动大数据疫情防控分析平台 + 个人健康信息填报。

应用场景：面向企业复工提供疫情防控支持，对返工复产前员工健康自报情况进行比对，掌握和筛查员工疫情风险情况。新冠肺炎暴发期间，已有共计 160 家企业近 3 万员工使用该功能，如图 3-4-7 所示。

核心功能 4：密切接触风险查询

功能介绍：用户授权后，通过疫情防控公益服务查询本人近 14 日内的密切接触疑似病例风险概率级别，并获得对应的防护安全及风险提示，如图 3-4-8 所示。

企业自助注册　　　　员工一键申报　　　　结果智能分析　　　　管理者全面掌控

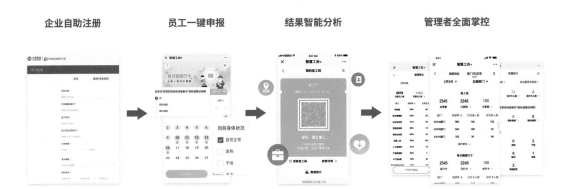

图 3-4-7　企业动态复工码应用场景

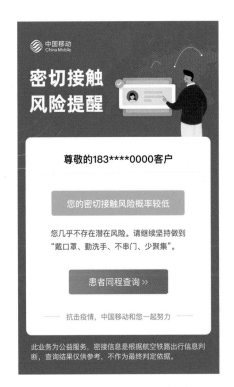

图 3-4-8　密切接触风险查询功能

数据来源：国家卫生健康委结合交通出行数据 +AI 算法。

应用场景：个人用户在日常生活和返工途中，对于乘坐交通工具和接触人员健康信息无法准确获取，可通过"密切接触风险提醒"工具获得密切接触风险概率级别判定，并可在结果页面获得对应防护引导知识和信息说明。

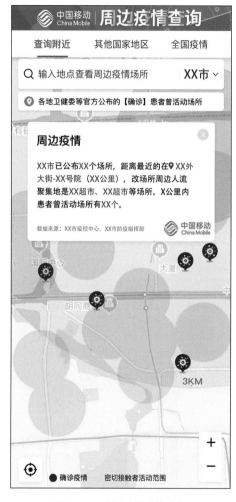

图 3-4-9　周边疫情查询功能

核心功能 5：周边疫情查询

功能介绍：基于地图和位置服务，为用户提供查询位置周边的疫情分布情况及位置距离功能。同时，提供 31 个省（自治区、直辖市）和新疆生产建设兵团、港澳台地区、其他国家 / 地区的疫情数据信息，如图 3-4-9 所示。

数据来源：国家卫生健康委、中国疾病预防控制中心、世界卫生组织。

应用场景：远程居家办公、返程复工人员通过实时位置查询，及时了解官方机构发布的新冠肺炎确诊患者居住、活动场所信息及所在位置距离，以参考做好必要防护措施。

（三）技术路线

整体投入 8 台 Web 服务物理主机、12 台登录鉴权物理主机、12 台业务处理服务物理主机、2 台虚拟主机、1 台会话服务器资源。整体存储采用高性能分布式文件系统（hadoop distributed file system）服务（计算物理主机 31 台），其中：计算资源（yet another resource negotiator，YARN）共计 496 个虚拟核数、内存共计 1 984G。HDFS（Hadoop distributed file system，HDFS）共计 465T，数据仓库工具共计 465T。

其中，复工疫情风险和行程查询数据服务器情况：现阶段整体投入 2 台虚拟主机，1 台会话服务器资源，整体储算采用 Hadoop 服务，可同时并行两个模型。其中计算资源共计 200 个虚拟核数，800G。HDFS 共计 50T，数据仓库工具共计 150T，在计算层面采用程序设计语言 Python3 的版本。

1. 登录技术　采用网关免认证登录 + 短信登录相结合的方式，提升用户登录体验。

2. 页面适配　采用淘宝无限适配 REM（Root EM）机制，依据用户手机屏幕尺寸自动适配布局用户界面（user interface，UI）样式。

3. 会话机制　拉通多页面会话实现会话共享，单点登录会话有效期内多产品页面无间断操作业务。

4. 报文加密　前后台请求、响应报文采用高级加密标准（advanced encryption standard，AES）加密算法进行链路数据保护。

5. 链接加密　针对跳转链接、二维码链接等统一资源定位系统（uniform resource locator，URL）参数，基于数据加密标准（data encryption standard，DES）加密处理进行数据保护。

6. JAVA 编程脚本（JavaScript，JS）代码混淆　针对前台 JS 代码采用混淆保护机制，极力降低代码可读性。

7. APP 内部 JS 调用　用 user-agent 识别集团 APP 内部信息，通过 JsBridge 桥调用客户端封装的登录、分享等 JS 能力，进行跨渠道逻辑处理。

8. 微信分享　用 user-agent 识别微信内部信息，通过调用微信 JS 接口进行微信分享特殊处置。

9. Cookie 共享　在"疫情期间行程查询"页面与 31 个省（自治区、直辖市）和新疆生产建设兵团认证对接上，采用基于 10086.cn 加密号码 Cookie 共享机制拉通与 31 个省（自治区、直辖市）和新疆生产建设兵团页面的登录。

10. JS 生成二维码　在"个人动态健康码"页面采用 JS 生成二维码方式，根据不同健康值生成不同前景色的密链二维码图片。

11. 第三方接口对接　"个人动态健康码"和"密切接触风险查询"，在登录和会话保护下，调用统一接口服务获取行程健康码数据和密切接触数据。

12. 远程字典服务（remote dictionary server，Redis）缓存机制　在"个人动态健康码"后台，采用高效的内存 Redis 缓存存储用户手填的健康数据及组合后的健康码，提升接口性能。

三、创新点与实施效果

（一）项目先进性及创新点

"智慧防疫复工工具集"依托轻量化的"互联网＋"大数据技术，为企业、个人、社会等不同场景、不同人群提供了全套的数字化解决方案。主要创新点：

1. 大数据技术创新　基于移动大数据赋能智慧防疫，提供更加高效、精准、安全的判别依据。基于移动基站信息和用户话单数据构建动态数据模型，并结合权威部门下发的密切接触者信息名单进行智能过滤分析，可实时有效地判断用户在不同时间内的出访地（精准到地市）、密切接触风险等信息，并优化用户途经交通枢纽、省（自治区、直辖市）边界、国际漫游等场景数据，既满足了公众防疫过程中的动态实时要求，也确保了隐私数据的安全精准与及时有效。并可根据各地区、各时期疫情态势动态更新判别依据，支持便民出行，降低咨询投诉。如，2020 年 2 月 10 日相邻区域边界漫游处理。

2. 产品应用模式创新　构建多场景、多人群的产品集群，全面助力疫情防控和复工复产两手抓。在采用一套底层数据基础上，打破传统的复工工具只提供单一产品形态和场景的限制，兼顾防控和复工要求，细分同行、自证、复工、统计等多场景，区分个人、企业、社区、政府等不同使用人群，定制个性化应用和产品。例如，面向个人，在授权基础上，行程信息可提供详细的到底地点；面向企业或社区，转为了红、黄、绿码的形式,保护用户隐私的同时提供良好的证明依据;面向政府,提供健康码或复工码嵌套工作证的形式;面向不同省、自治区、直辖市和新疆生产建设兵团,红、黄、绿码的判断规则也支持根据当地政府规定进行个性化定制。

3. 敏捷研发机制创新 原创"小程序一键转码"技术拓展用户触点,实现敏捷高效、即用即走。以复工码功能为例,由于使用企业多,打卡频率高,为了方便用户找到入口快速应用,在建立 H5 应用的同时,采用原创的小程序一键转码生成工具,将已开发好的 H5 页面在 2 小时内快速转码生成了小程序,节约了近 5 天的开发工作量,实现了敏捷研发、即用即走。同时,结合移动短信提醒功能,实现企业用户可快速提醒短信定制,如图 3-4-10 所示。小程序转码技术已启动专利申请。

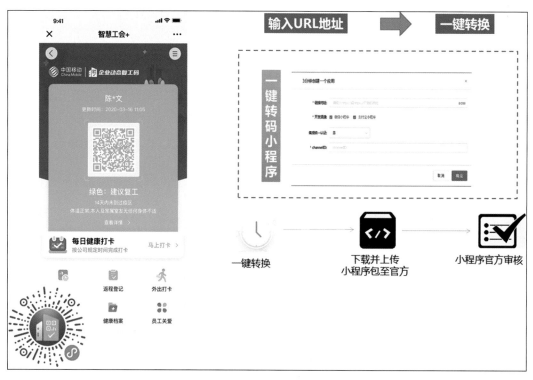

图 3-4-10 企业动态复工码小程序开发过程

4. 稽核比对方法创新 实行人工与大数据智能分析实时比对,有效解决瞒报漏报的质量问题,如图 3-4-11 所示。企业复工初期,各企业所在地均要求提交企业复工人员详细信息、每日体温检测信息,容易出现员工瞒报出行记录或漏报情况。企业复工码、个人健康码超越了市面上一般的通行码采用单一填报生成的方法,将人工填报和大数据识别结合,并将人工填报结果与大数据分析结果进行二次比对匹配,有效提高了判断依据的准确性。以 2020 年 2 月 28 日 5 730 位员工为例,根据员工健康申报发现有 254 人为红码,其余均为绿码;根据行程码查询有 221 人为红码、281 人为黄码,其余为绿码;经过企业复工码修订筛选,最终有 258 位员工为红码,341 位员工为黄码,其余均为绿码。相比于人工申报,数据校准率为 6%。

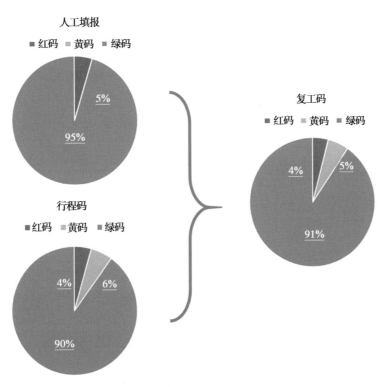

图 3-4-11　企业复工码利用大数据稽核提升

（二）实施落地情况

中国移动在疫情发展的不同阶段,为个人防控风险、复工生产提供有力的支持。在随时随地、数字化的战场上,用数字化的协同方式,以央企速度、中国速度完成了工具集的上线。

2020 年 2 月 8 日,基于中国移动大数据平台完成全网用户通信数据(信令及话单)分析,构建用户行程轨迹数据及疫情风险评估算法模型,并根据每日实时数据完成核心算法的数据验证,以确保数据准确性、完整性和安全性。完成产品原型设计后,在北京、广东、浙江、江苏四省市先行试点。2020 年 2 月 10 日,组织全网开展短信功能、H5 页面改造和割接上线,确保用户各渠道查询信息的一致性。2 月 13 日,中国移动"疫情期间行程查询"公益服务正式全网上线,并分阶段完善了入网资格校验、4 小时内行程剔除、边界数据优化及国漫数据查询能力。2 月 18 日,个人动态健康码功能开发上线。2 月 19 日,企业动态复工码、密切接触风险查询应用上线。并持续完善了健康打卡、属地规则优化、家属信息填报、密切接触信息风险评估、周边疫情数据采集、小程序等能力。2 月 24 日,"智慧防疫复工工具集"上线,集成面向个人、社区、企业防疫复工应用场景 9 大应用,如图 3-4-12 所示。

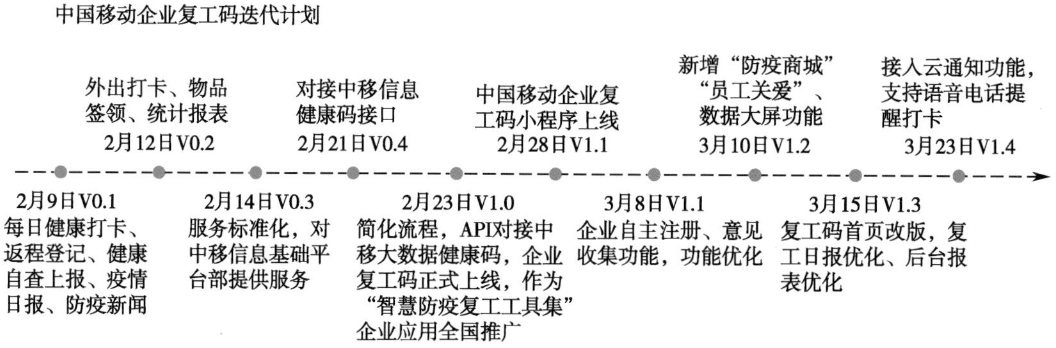

中国移动企业复工码迭代计划

图 3-4-12　企业复工码迭代计划

（三）推广应用

1. 应用效果　"智慧防疫复工工具集"累计服务 2 亿人次,查询服务 3.1 亿次;企业动态复工码覆盖企业 160 家,累计使用员工数 3 万人;个人及社区动态健康码累计查询 170 万人;密切接触风险提醒累计查询 1.5 万人,服务社区 12 534 个,中小学类班级 180 个。短信小程序覆盖 5 384 家企业、200 套解决方案,下发短信 3 192 万次。

2. 效益分析　工具集在降本、提质、增效,推动产业高质量发展等方面具有显著的经济和社会效益。一是在个人应用场景方面,行程自查、密切接触风险提示等功能有效提升了个人用户复工自证及疫情防控的效率,保障了公众的出行安全,降低了出行风险,保障了社会稳定。二是在社区场景方面,社区用户可通过"智慧防疫复工工具集"中的功能,制定辖区标准化的检验机制,免去了社区用户寻找多维度的权威认证、人员信息收集以及防疫能力集成的烦恼,大大降低了社区用户的抗疫成本,有效提升了政府社区的管理效率。三是企业场景方面,企业复工码的落地使用一方面简化了企业员工的申报流程和申报方式,自动化汇总数据,有效节约人力成本;另一方面结合运营商大数据,让员工复工标准判断更加智能精准,基础健康指标数据智能结合行程数据,增加员工复工黄码预警状态,让员工复工更安心,企业复产更安全。企业无需另外购置设备或开发软件,零成本快速对接,即可实时掌控用户信息,大大提升了企业用户复工效率,节约了企业用户统计或重复开发统计工具的成本,助力企业用户快速复工、恢复生产、创造效益。

3. 政府、企业应用情况　已与北京市、安徽省、深圳市南山区政府和社区落地对接推广,海关、公路关口、工作园区等都已主动积极应用。国家政务服务平台、电子社保卡等平台均已引入并使用复工集相关功能。

（四）应用前景

"智慧防疫复工工具集"项目面向个人防护、高效复工、社区管理、通行管理等场景都具有极高的示范意义及推广价值,可通过微信、小程序、客户端等产品,快速推广至全国用户,应用场景可拓展至全国高校、医院、企业、社区、商场、交通、公园景区等,预计能有效降低民众的出行风险。并将持续围绕疫情局势变化,在全球防疫、公众健康服务、企业员工健康服务咨询、5G 医疗创新等方面深挖公众应用场景。

面向个人,为呼吁大众响应国家全面防控号召、履行公民责任起到了很好的示范作用;面向社区,数字化解决方案为政府强化联防联控提供了便捷的手段;面向企业,为企业在防控中落实主体责任起到了极大的推动作用。

后续,中国移动一是将紧跟全球疫情局势变化,拓展应用场景,持续探索开发全球疫情防控、复工复产、复学等场景服务。二是重点拓展个人与企业服务场景,助力公众健康服务。面向个人,基于中国移动 10 亿用户规模,拓展构建健康咨询、便民证照等场景。面向企业,将复工打卡转型为重点向企业提供员工身体与心理健康关爱、卫生防疫宣传等企业员工一站式线上数字化服务。三是围绕"5G+ 大数据 + 互联网 + 医疗",健全合作生态。发挥运营商技术、运营、用户优势,与政府、企业、医疗体系等开展深入合作,探索远程医疗、线上问诊等场景。

专家点评

该案例使用中国移动大数据疫情防控分析平台与个人健康信息填报等数据,通过大数据技术进行统计分析,构建一套可供个人、社区、企业使用的工具集,提供疫情期间行程查询、个人动态健康码、企业动态复工码、密切接触风险查询等功能,可查询用户达到或途经的地点,是否到访或经停疫区,近 15 日内的密切接触疑似病例风险概率级别等。该案例基于移动基站信息、用户话单数据和密切接触者信息构建动态数据模型,面向社会公众提供实时查询服务,可应用于社区防控、复工复产人员管理等场景,在移动通信大数据利用上有一定创新。建议进一步完善业务应用,集成整合其他外部数据源,拓展应用场景,同时关注个人隐私信息保护。

案例五 "疫情问答工具"项目

星　　级：★★★★☆

单　　位：腾讯医疗健康（深圳）有限公司

推荐单位：广州呼吸健康研究院

　　本项目产出了一个基于大数据、AI技术、自然语言处理技术的疫情知识、信息、动态的疫情问答机器人。用户可以咨询任何与疫情相关的问题，系统均能智能理解语义并进行应答，从而帮助用户解答疫情相关疑问、了解疫情相关知识、学习疫情防护方法、了解国家疫情政策、获悉疫情热点动态等。此外，该智能问答系统还能根据用户当前咨询的问题进行个性化的问题推荐，科普更多疫情知识和疫情动态。

　　针对新冠肺炎疫情期间群众希望获得全面和科学的疾病信息和知识的情况，腾讯公司利用在医疗领域积累的数据和技术，建立了一个方便用户高效便捷地获取疫情相关知识的途径——疫情问答工具。此工具使用实时、权威来源的信息，保证知识库的准确率，通过问答的形式为用户提供了知识检索方式。

　　问答知识库对于问答系统来说非常重要。精准识别用户的问题是一个问答系统的"智商"，而问答知识库的规模和准确率就是一个问答系统的"体格"。尤其医疗领域对于回答的质量要求更高，而回答质量往往与问答知识库的规模和准确率息息相关。目前其他产品主要通过人工扩充或辅以人工审查的半自动扩充方法，这些方法由于引入了人工工作往往具有维护成本高、更新不及时的问题。在闲聊问答或通用问答领域有一些使用全自动方法的产品，但这些方法扩充的准确率较低，难以应用到医疗领域。腾讯公司通过多年的技术积累，针对新冠肺炎相关内容，采用半自动化问答知识库构建技术，快速高效地基于权威内容建立起可实时更新、实时维护、可人工干预的问答内容库，有力地支撑了问答工具内容的权威性和准确性。

一、背景简介

新冠肺炎疫情期间,关于疫情的各种信息铺天盖地,却又鱼龙混杂,真真假假、半真半假的信息不断涌入微博、微信群、朋友圈。人们稍有放松,就可能着了谣言的"道儿"。如何迅速定位真实有效的疫情知识? 这不仅需要高超的信息识别能力,而且需要大量的医学、社会学、管理学等方面的知识和投入大量精力进行推理、分析。对于普通人来说,实在有些为难。为了配合奋战在一线的医护人员打赢这场没有硝烟的战役,帮助群众在浩如烟海的资料中快速定位靠谱的疫情知识,及时获取有价值的疫情信息,减少谣言传播同时帮助群众掌握科学有效的信息助力防疫,腾讯公司推出了一款基于权威知识来源的疫情问答工具。

二、实施目标

项目的主要目标有三个:一是使问答的覆盖度能覆盖用户 90% 以上的常见问题,这就需要问答内容库足够广并且能够做到实时更新,能够自动、实时挖掘新的热点问题;二是对用户问题能做到精准、有效的回答,常见问题回答准确率 95% 以上;三是必须保证回答内容的权威性,因此项目的所有内容都来自于卫生健康部门、疾控中心等发布的文件和信息。技术目标是设计一种基于知识图谱的多重校验的全自动问答知识库扩充方法来提升准确率,能自动化地完成问答知识库自动扩充的功能,同时具有维护成本低和更新及时的优点。

三、项目实施情况

(一)项目总体架构

本系统结构分为 4 层:数据层、技术层、功能层和应用层,如图 3-5-1 所示。

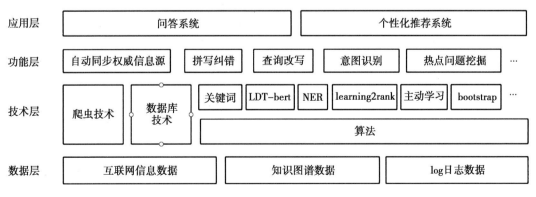

图 3-5-1 系统结构

1. 数据层　包括互联网信息数据、知识图谱数据和 log 日志数据。

2. 技术层　展示了本项目中所使用到的核心技术，其中算法部分包含多个技术创新成果。例如在 BERT 模型的基础上使用蒸馏学习和 Local Loss 技术得到改进的 LDT-bert 模型来进行意图分类，在 TF-IDF 算法中结合知识图谱和 log 日志设计出基于关键词的热点问题挖掘技术等。

3. 功能层　根据疫情数据的特点和项目目标设计多个独立的功能单元。

4. 应用层　根据用户需求实现问答系统和个性化推荐系统。问答系统会对用户提出的疫情相关问题智能地进行回答，回答范围包括防护措施、传染方式、国家政策在内的几百类问题。在个性化推荐系统中，可根据用户行为个性化地推荐相关信息，帮助用户便捷地获取到想查询的知识。

（二）技术路线

该疫情问答工具的运行过程可分解为 8 个流程，如图 3-5-2 所示。在这些流程中一共使用了 4 个功能模块和 4 个数据资源。这 8 个流程分别是这 4 个功能模块的输入流程和输出流程。4 个功能模块分别是权威信息采集模块、热点问题挖掘模块、智能问答模块和个性化推荐模块。4 个数据资源分别是互联网信息数据、知识图谱数据、log 日志数据和问答对数据库。其中每个功能模块由多个功能单元按一定的流程构成，不同功能模块之间通过数据资源连接。

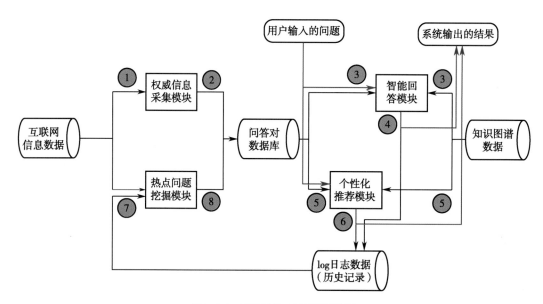

图 3-5-2　疫情问答工具运行流程图

各数据资源中，互联网信息数据即互联网上的公开数据，问答对数据库存储的是经结构化处理的疫情相关的问题和回答，知识图谱数据包括疫情相关的实体和关系，log 日志数据是用户在该疫情问答工具中的历史行为记录。

由于功能模块包含有具体的算法实现,包含了本项目的核心工作和创新,以功能模块为核心介绍该疫情问答工具的运行流程。

1. 权威信息采集模块　会自动化地实时采集互联网上疫情发布官方网站数据,然后存入问答对数据库供其他功能模块使用,保证了疫情问答工具信息的及时和可靠。本模块主要解决了信息实时自动采集的技术难点和网站数据未格式化的问题。权威信息采集模块包含了6个功能单元。其中自动化实时爬取功能单元使用了基于 gevent 的多线程爬虫技术。多源数据校验功能单元通过交叉验证算法对爬取到的数据进行校验,去掉可信度低的数据。数据清洗功能单元通过正则表达式将网页数据中的无关信息剔除。新问题发现功能单元使用基于 TF-IDF 的算法选择出目前问答对数据库中所缺少的数据。数据格式化功能单元使用基于 BERT 句向量的分类算法为数据自动打上类别标签。

2. 智能问答模块　能对用户输入的问题给出相应的回答。智能问答模块包含了6个功能单元。建立意图类别体系功能单元通过对用户问题的分析建立了三级意图体系,对用户问题进行意图类型的划分。拼写纠错功能单元通过使用语言模型和同音字替换、同义字替换来自动纠正用户输入里的拼写错误。标准化改写功能单元通过使用知识图谱中的同义词和别名知识统一了用户输入中的实体名称。意图识别功能单元通过对 BERT 模型进行蒸馏极大提升了模型时间效率,并结合疫情数据特点使用 Focal Loss 技术进行学习,缓解了数据类别不均衡的问题,同时使用主动学习的方式扩展训练数据,有效提升了模型准确率。细粒度意图识别功能单元基于知识图谱中的症状图谱、药物图谱和疾病图谱,通过 NER 技术,使用基于实体槽位的模板匹配算法对用户问题进行精准的回答,并使用 bootstrap 自动学习扩展匹配模板。困难意图识别功能单元通过结合文本相关度算法、实体相关度算法和来源可信度评分的算法对包含多个不同意图的问题进行近似回答。

3. 个性化推荐模块　依据用户所关心的问题和当前时段的时事热点,自动选择出用户可能关心的问题进行推荐,为用户提供了便捷的资讯。个性化推荐模块包含了4个功能单元。相关信息推荐功能单元依据用户输入过的问题,通过结合相似度推荐算法、关键词推荐算法和同领域推荐算法的结果,为用户推荐相关的信息。热点信息推荐功能单元通过分析所有用户的行为,归纳出用户共同关注的信息进行推荐。分时段推荐功能单元通过时间热点排序算法进行时事热点推荐。用户自定义的意图类型推荐功能单元通过意图分类算法将信息进行分类后供用户自由查阅。

（三）应用场景

疫情公众自我防控领域。面对疫情,公众会通过各类互联网渠道了解相关信息。本项目可以部署到各类政务、医院、社交、医疗 APP 中,给用户提供及时有效的问答服务,帮助用户了解准确疫情信息,做好自我防控。

四、创新点与实施效果

（一）项目先进性及创新点

1. 技术创新　意图识别模型的创新。每个用户使用智能问答系统时总是有明确的目的，针对这一点，本项目建立了用户意图体系，一级意图包含了口罩、等 9 个意图，细化的二级意图包含口罩购买、口罩选择、预防概述等 57 个意图，此外再结合槽位信息建立了三级意图 329 个，涵盖了用户使用智能问答系统时所需要的绝大部分意图。结合用户的问题进行了训练数据标注，并使用 BERT 的蒸馏模型 LTD-BERT 来进行分类，以满足上线对响应时间的要求。为了解决由于疫情发展出现的新意图导致标注的训练数据相对不充分的问题，创新性地使用了主动学习的方法，使用模型在未标注数据中自动选择出需要标注的数据并自动进行标注，然后通过少量的人工检测工作对这些自动标注的数据进行校验来增强模型的性能。该方法有效地使模型的准确度提高 3%。除此之外，由于类别过多，并且数据不平衡，采用数据增强和 Focal Loss 来进行模型训练，使模型在不同类别上的准确率提升了 1%~5% 不等。

2. 模式创新　包括个性化推荐模块和热点问题挖掘模块。

（1）个性化推荐模块：考虑到疫情具有事态发展变化速度快的特点，本项目设计出了基于全部用户的查询计算出来的热点信息推荐功能和基于疫情事态发展进度的分时段推荐功能，使个性化推荐紧随时事动态。

（2）热点问题挖掘模块：本项目从尽量准确地回答用户所有问题的角度出发，设计了热点问题挖掘模块，当发现现有问答对数据无法准确解答用户疑问时，将通过该模块自动化地扩充问答对数据库，实现了问答对数据库跟随用户需求进行动态扩展。

（二）实施落地情况

疫情问答工具面向行业生态伙伴免费开放，目前已与近百家独立软件开发商、医疗信息化厂商、各省市卫生健康委、各级医院、各防疫机构进行了合作，获得了良好的行业口碑和影响力。

项目已服务包括湖北、广东、广西、北京等 17 个省（自治区、直辖市）40 个卫生健康委和疾控部门；公众可通过相关卫生健康委或疾控中心的微信公众号、小程序等进入使用 AI 自查服务。已服务近百家医院，公众可通过医院微信公众号、小程序等进入使用疫情问答服务。已赋能 30 余家行业 ISV 合作伙伴。

（三）推广应用前景

本项目为使用 AI 技术满足公众需求提供了一个可参考的样本。疫情问答工具的智能问答系统为人们提供了一个高效、精准的知识查询服务。通过推广本项目的成果和技术，能为人们提供更便捷的信息查询方式,从而有效提升个人知识储备;为高质量信息提供更便捷的传播途径,从而有效遏制网络谣言的传播。本项目的场景是具有一定规模数据、知识的领域,其开发需要相关的前端和后端人员,硬件需求是一定的服务器资源,并不局限于疫情防控知识领域,具有较好的推广可行性:横向可以推广到医疗、教育、法律、政府服务、贸易等领域,纵向可以推广到疫情物资、药物、疾病等领域。

专家点评

本项目内容包括:自动收集互联网疫情公开数据、新冠肺炎疾病相关知识和问答数据,通过自然语言处理建立结构化的问答数据库和知识图谱;建立新冠肺炎问题意图类别框架,通过对提问的自然语言处理和意图理解,匹配问答数据库并推荐答案;对于热点问题进行动态挖掘,补充完善问答数据库;在多个省(自治区、直辖市)卫生健康委和疾控部门的微信公众号中推广应用。项目特点与创新性:与其他问答系统相比有创新,把提问意图自动理解技术和针对新冠肺炎问题的人工分类体系相结合,提升了问答的准确性;通过热点问题挖掘,发现问答缺陷,扩展完善问答数据库,进一步提升问答覆盖率。与专业的结合度:将通用化的自然语言处理技术与新冠肺炎疫情场景进行了较好的结合。

案例六　疫情智能问答机器人

星　　级：★★★★☆

单　　位：识因智能科技（北京）有限公司

推荐单位：识因智能科技（北京）有限公司

　　为打赢新冠肺炎疫情防控攻坚战，加强群众对于疫情的正确了解和认识，消除恐慌、科学防疫，识因智能科技（北京）有限公司（简称识因智能）迅速组织技术团队，成立"疫情项目科研小组"。在疫情暴发初期，用最短的时间研发出一站式疫情资讯整合查询平台——疫情智能问答机器人。智能科技助力公益普惠，平台成功研发以来，无偿向社会开放，使包括北京、南京、成都、西安、三门峡在内的 18 个地区均享受到了来自疫情智能问答机器人的免费服务。截至 2020 年 2 月 25 日，疫情智能问答机器人在线运作 25 个日夜，服务 18 个地区超 5 000 万人口，累计回答疫情问询近千万次，系统初始问询准确率超 95%，有效率 86%，用户满意率达 96%，有效地缓解了政务平台线上接待压力，降低群众恐慌，增加防疫知识，起到了服务于民生、服务于民情的作用。

一、背景简介

　　普通民众对于新冠肺炎存在诸多疑问，包括如何进行防护、病毒的传播途径、诊断方法等。如果得不到及时有效的解答，易引起民众猜疑、恐惧情绪的蔓延，并进一步挤兑优先的医疗资源，甚至产生谣言。所以亟需一个智能的疫情问答平台高效解答民众疑问、降低政府人员面对重复性问询工作的压力。

　　疫情智能问答机器人依托识因智能成熟高效的智能问答系统专利技术，构建新冠肺炎疫情智能问答机器人，涵盖疫情知识解答、实时疫情数据查询、预防知识科普和谣言准确识别四大核心功能，对于机器人不能自动解答的问题还可以直接接入有实际抗疫经验的医生，在线进行有针对性的问诊。

二、实施目标

　　识因智能以关注疫情为出发点，通过人工智能和大数据技术，提升政府工作效率，降低单一机械的重复人工劳动,解决疫情期间民众所关心和关注的疫情要闻、疫情问题,更加准确及时地解答疑问、消除顾虑,将原本访问率较低的政府平台更加密切地与民生、民服相结合,促进惠民建设和智慧城市、智慧政务建设。

三、项目实施情况

（一）项目总体架构和主要内容

疫情智能问答机器人主要基于自然语言处理、大规模机器学习、深度学习技术,使用海量数据建立问答模型,结合实时反馈自主学习,精准识别用户意图,支持文字、语音、图片等富媒体交互,实现语义解析和问题自动回复,进行常见问题的解答。其整体技术架构由平台层、资源层、服务层、接口层和用户层构成,如图 3-6-1 所示。

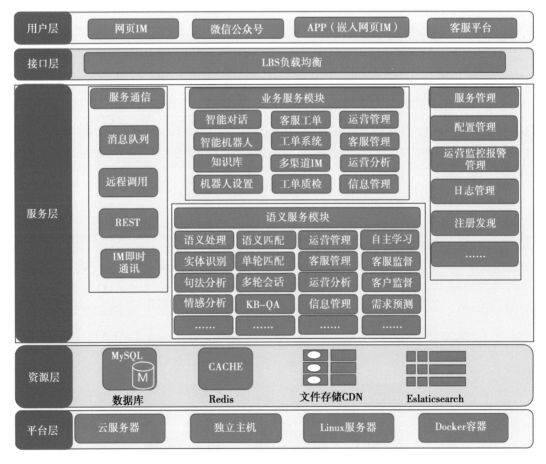

图 3-6-1 技术架构图

1. 平台层　平台层建设是项目搭建的基础保障,具体内容包括网络系统的建设、机房建设、多媒体设备建设、存储设备建设与安全设备建设等,通过全面基础设置的搭建,为整体应用系统的全面建设提供良好的基础。

2. 资源层　资源层提供了项目数据资源的保障。对于结构化数据,使用关系型数据库、非关系型数据库、键值数据库存储,将高频数据存储到内存中进行高效缓存。使用分布式存储、主从备份和异地容灾存储硬盘中的数据,确保数据安全。对于文件存储,采用对象存储服务(OSS),结合内容分发网络(CDN)实现文件资源的高效访问和存储。对于需要全文检索的核心业务数据,比如访问日志、操作记录、问答知识库,使用基于 Elastic Search 的分布式全文搜索引擎。通过对资源的有效分类,选择合适的存储方案,确保各个应用模块能够快速访问所需的资源。

3. 服务层　服务层是智能问答系统建设的基础保障,根据相关需求,本项目进行了面向服务体系架构的设计,通过统一的企业级总线服务实现相关应用组件的整合和管理。各个微服务可以基于基础支撑组件快速搭建。

4. 接口层　接口层要实现的技术难点主要包括子服务安全隔离、应对海量访问流量随时扩容、本地数据互通、多业务共享带宽等。基于 VPC 和相关产品,本项目自主规划并搭建了满足智能问答应用场景下的网络架构,保证接口的安全性和高可用性。

5. 用户层　系统主要面向的用户角色有:普通公众、值班医生、知识库运维人员、系统管理员。普通公众可以从各政府机关、企业的官方网站、微信公众号、APP 等入口访问智能问答系统。值班医生可以通过手机或电脑在线值班的方式为用户解答问题。知识库运维人员定期在系统后台维护知识库,优化和修正机器人问答模型。

(二)技术路线

项目技术路线如图 3-6-2 所示。

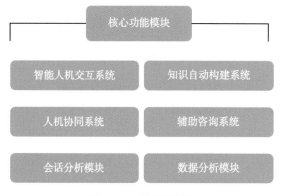

图 3-6-2　技术路线图

1. 智能人机交互系统　智能客服系统的核心引擎;通过对深度语义理解、跨模态语义识别、多模态自由迁移、机器阅读理解、语音输入等技术一体化融合实现。

2. 知识自动构建系统　依据用户资料快速形成数字化、结构化数据,构建完善可靠的知识应用能力;降低用户数据生成的技术难度,提高系统建设的资源效率。

3. 人机协同系统　机器客服系统与人工坐席系统无缝对接,系统自动应需切换工作状态,为各工作模态同步历史对话记录及相关信息。

4. 辅助咨询系统　人工服务模式下系统主动为工作人员推送关联数据和信息,客服人员无需手动查询即可依据咨询系统提供的信息高效服务于客户。

5. 会话分析模块　分析会话中每条消息的情感分布、关键词词频,为改善人工服务质量提供数据支撑。

6. 数据分析模块　收集访客数据,包括访问时间、频次、渠道、来源等。收集人工客服的在线时长、服务人次、评价等。

（三）应用场景

1. 实时疫情查询　实时更新国内各省市及海外各地疫情数据,并可在线免费使用"快速查询""捐助通道""在线诊疗""心理援助""法律援助"等工具。

2. 交通同行追踪　新冠肺炎患者同行查询工具,接入了铁路、民航等公共交通系统,可快速查询是否与确诊病历或疑似患者有过同行经历。

3. 周边疫情了解　根据实时定位,快速查询周边的疫情信息。

4. 定点医院定位　根据实时定位,在地图上直观、快速、准确地查询周边的发热门诊及定点医院,如有症状可及时前往就医。

5. 预防知识科普　科普预防知识,提高防控的科学性、有效性,消除恐慌心理,普及科学思想。

6. 谣言准确识别　依靠权威知识储备,辟谣不真实的信息,让用户可以用科学的方法防疫抗疫。

7. 心理咨询　依靠心理医生权威标注的疫情期间常见心理问题,为广大用户提供及时权威的心理咨询服务,减缓人民群众心理压力。

8. 一线医师解答　数十名曾在武汉一线奋战、现在处于隔离期的医护人员,在线提供答疑解惑。

四、创新点与实施效果

（一）项目先进性及创新点

1. 技术创新　疫情智能问答机器人项目在技术层面有深度语义匹配和机器阅读辅助两个创新点。

（1）深度语义匹配:识因智能的智能问答依托深度语义匹配而非字面匹配,所以对于字面上完全没有重合但是语义相通的两个问题,也能实现精准匹配。

（2）机器阅读辅助：识因智能的智能客服工作台内置了机器阅读辅助模块，机器可以带着问题，从文档库中阅读文档，并给人工坐席推荐问题的答案，从而极大地提高了人工坐席的工作效率。

2. 模式创新　疫情智能问答机器人在模式上最大的创新就是将医护志愿者和智能问答机器人进行了有效的结合，首次实现了医护人员和智能问答机器人的有机协作、有效调度，联合起来在疫情期间为广大民众提供了及时可靠的疫情问题解答。

3. 知识产权　识因智能在智能问答方面有丰厚的积累，先后申请并授权了一系列的国家发明专利和软件著作权。

（1）国家发明专利：基于对抗神经网络（GAN）的问答模型优化方法，已授权；基于 Word2Vec 的中文问答语义相似度计算方法，已授权；基于情感分析的问答上下文切换与强化选择方法，已授权；基于检索和生产混合问答的流程系统，已授权；基于预训练模型的自然语言处理方法，已受理。

（2）软件著作权：QA-Studio 客服工作台管理系统，已授权；QA-Studio 知识库管理系统，已授权。

（二）实施落地情况

1. 标志性创新产品　疫情智能问答机器人依托本公司自主研发的"Intelligence Interaction-Studio"智能交互平台，构建了新冠肺炎疫情智能机器人问答系统，高效自动地解答关于新冠肺炎疫情的常见问题，并且可以直接转有实际抗疫经历的医生，在线进行有针对性的问诊。

自 2020 年 2 月，疫情智能问答机器人上线以来，共接受访客量 2 030 605，会话量 871 172，信息量 13 380 384。其中机器人应答 92.13%，人工客服应答 7.87%；机器人服务满意度 96.30%，人工客服服务满意度 86.67%，如图 3-6-3、图 3-6-4 所示。

客服数据

访客量	会话量	信息量
2030605	871172	13380384

服务概况

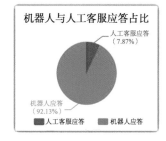

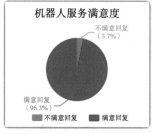

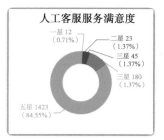

图 3-6-3　系统服务数据

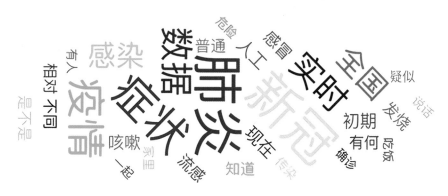

图 3-6-4　疫情智能问答机器人数据分析图

2. 示范性应用场景　识因智能为各级政府、企事业单位、社区、相关机构无偿提供疫情问答机器人服务,目前已为湖北省荆门市、湖北省十堰市、北京市大兴区庞各庄镇、国家级贫困县卢氏县等二十余家政府及相关机构免费接入,覆盖 4 800 万人口,在提供机器人的同时,无偿提供技术支持与后台支撑,全体科研技术人员 24 小时轮岗,保证系统的正常运行。根据疫情的发展情况,不断加入宣传推广、辟谣等功能,致力于协助政府缓解线上接待压力,降低群众恐慌、增加防疫知识,协助公众平台实行科技型服务,提升政府政务服务的高效性、时效性。

疫情结束后,该平台可向医疗系统服务、医疗查询服务、便捷医疗向导、政府政务支持系统、民生服务快速语音助手、政务热线智能客服系统等方向转化,并可根据接入的实际情况和需求调整功能和服务内容,形成常态化的"问答服务"便捷功能,继续在社会和经济发展中发挥 AI 的作用。

专家点评

疫情智能问答机器人属于疫情资讯整合查询平台,涉及疫情查询、同行追踪、定点医院情况、科普知识、谣言识别、心理咨询、在线问诊等内容。25 天在 18 个城市咨询使用次数超过千万。通过深度语音理解、跨模态语义识别等形成人机交互系统;依据数字化结构化的数据,形成知识自动构建系统。通过平台层、资源层、服务层、接口层、用户层的设计理念良好搭建智能问答系统。智能问答系统与公共信息、公共管理相结合,为广大用户提供咨询信息。改进与推广应用方向:信息采集数据量大,需要多单位、多技术部门的融合与合作,需要更多的专业知识和准确的数据信息。如何分层次、分重点形成技术突破是重点。今后可以在便捷医疗指导及政府政务咨询等方面发挥作用。

案例七　健康风险辅助判断服务

星　　级：★ ★ ★ ☆

单　　位：联通大数据有限公司

推荐单位：联通大数据有限公司

联通大数据有限公司结合自身优势，整合科技手段，率先推出了"健康风险辅助判断服务"，该服务是集合大数据、云计算、AI、移动互联网等技术在疫情防控领域的一次综合运用。为满足不同场景的需求，"健康风险辅助判断服务"先后开发了"疫情防控行程查询助手"和"健康U码——个人疫情健康风险评估助手"，两款产品的SaaS版本面向全国范围，向个人提供公益服务。同时在保障数据使用安全、合规的条件下，向政府或企事业提供API接口服务。

一、背景简介

为助力各地方、各单位科学开展疫情防控工作，减少新冠病毒感染对公众健康造成的危害，中国联通应用大数据、云计算、人工智能、移动互联网等技术，充分利用自身数据资源，率先推出了"健康风险辅助判断服务"。该服务自2020年2月8日正式上线起得到了广泛的传播和应用，为疫情防控提供了有力的抓手，为各行各业科学有序恢复生产提供了科学的武器，为地区乃至全国经济的快速恢复贡献了力量。

二、实施目标

通过手机基站定位能力，获取手机持有者在近14天内到达地区及地区风险情况，帮助政府、社区、学校、企事业单位等机构及时准确地评估辖区人员风险等级，支撑防疫工作。

三、项目实施情况

（一）项目总体架构和主要内容

健康风险辅助判断服务平台使用联通大数据"智慧数"平台能力,快速迭代开发而成。平台基于大数据环境,围绕其价值的产生、传递和创新,打造能够自感知、自治理的数据资源服务,让数据会说话,并提供了一组微服务、可视化的构件集,可依据自由能力快速组合并提供技术服务。技术架构上,基于Dubbo构建微服务,实现数据资源的统一接入、集中管控和统一服务。将数据资源统一接入、汇聚,对数据接入源、服务元数据、服务数据元和数据需求进行一体化管控和智能匹配,通过图表、特效、资源、脚本四库和Web可视化通用平台,实现数据资源服务的可视化;业务功能上,提供了数据规划、数据治理、业务支撑、运营支撑、内部协同和外部服务六大能力,平台架构如图3-7-1所示。

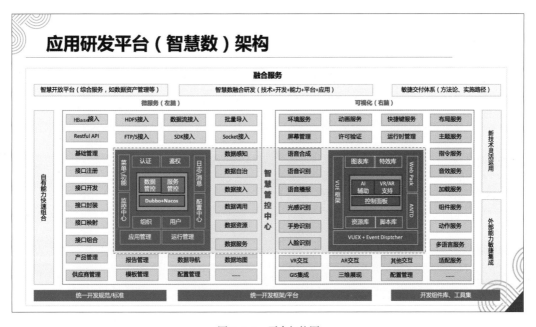

图 3-7-1　平台架构图

平台综合运用大数据相关技术,采用自主研发的智慧中台微服务技术与MVVM模式实现前后端完全分离。通过微服务技术,重点将组件"个体"服务微化和组件"群体"服务的简单群组化升级为组件"团队"服务的集约化,使微数据服务化的各个"原子级"应用功能组件之间实现集约化管理,如图3-7-2所示。

服务平台整体选用J2EE技术路线,采用B/S及多层架构,运用WebService、XML、JSON等应用技术及规范来打造兼容云、非云环境下的整体技术架构与互联网环境部署,其中核心接口管控平台技术架构如图3-7-3所示。

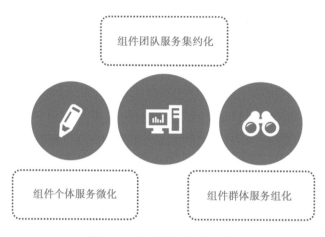

图 3-7-2 实现服务集约化示意图

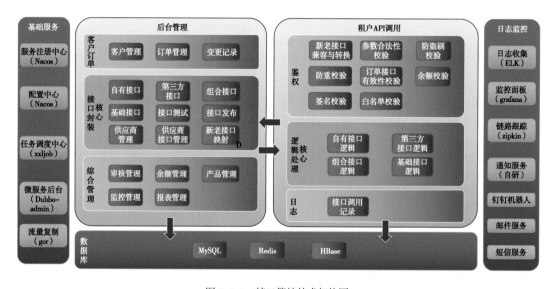

图 3-7-3 接口管控技术架构图

1. SaaS 产品

（1）疫情防控行程查询助手：基于联通自身数据资源，结合疫情防控相关要求，查询个人近 14 天内驻留过的地区（精确到市）。用户通过扫描二维码，输入手机号、获取验证码方式进行授权和查询。

（2）健康 U 码——个人疫情健康风险评估助手：基于联通自身数据资源，结合多维度疫情相关数据，从"个人行程风险""常驻社区风险""伴随接触风险"和"同乘风险"四个维度深度建模分析，对个人疫情健康风险实施评估，如图 3-7-4 所示。

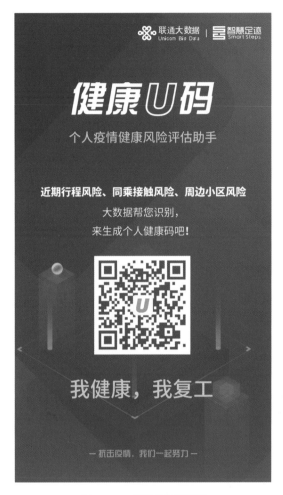

图 3-7-4　健康 U 码扫码页

　　用户通过扫描二维码访问页面。授权登录后最少只需填报姓名、身份证号、手机号等基础信息,就可根据模型评估结果,在终端进行"红码、黄码、绿码"三色展现。红码表示确诊患者、疑似密切接触或同乘的人员,或 14 天内身体异常;黄码表示不满足红码条件,但行程与疫区相关、常驻区为有确诊或疑似病例的高危地区人员;绿码表示排除上述情况的人员。如图 3-7-5 所示。

　　2. API 产品

　　(1)驻留辅助判断服务接口:在获得合法授权的前提下,查询个人是否有疫情严重地区驻留历史。

　　(2)用户近 14 天驻留地查询接口:在获得合法授权的前提下,查询个人近 14 天驻留过的地区。

　　(3)行程风险评估接口:基于运营商全国人口流动数据,通过个人在一定时间内在相应地区的驻留时长、跨区域行程频次等维度数据,采用加权算法模型,对个人行程风险进行评估。

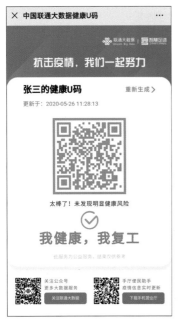

图 3-7-5　健康 U 码绿、黄、红三色结果页面

（4）社区风险识别接口：结合"卫生健康委患者信息""患者、疑似及伴随数据"、重点疫区人口数据、全国人口流动数据，具体统计城市、区县、小区的规模及数量，经时空搜索算法、人口动力学、SEIR 等多模型智能分析，再通过加权算法模型、归一化打分处理、自然分段法，按照风险轻微、偏低、中低、中高、偏高五个等级划分级别。

（5）同乘风险识别：结合国内各级主管部门公开发布的确诊患者所乘交通工具的数据，对有同乘情况的人员进行比对识别。

（6）伴随人员与密切接触人员识别接口：在符合国家相关法律法规的前提下，根据确诊患者信息分析其前 15 天出行轨迹与驻留场所，建立轨迹热力图，分析潜在传染源、可能的传播路径和再次传染点，进行重点布控并分析区域内人口流动，建立伴随或密切接触模型，给与患者有接触历史的人员打上风险标签，并计算其轨迹。

（二）技术路线

系统的前端 H5 页面基于 VUE 框架开发，中后台主要采用 Java 语言，基于 Dubbo 微服务框架开发。系统采用 Nacos 作为注册服务中心，Redis 作为缓存服务，xxl-job 进行分布式调度。

（三）应用场景

疫情期间，帮助政府和全国人民实现人员位置风险筛查及安全自检。全国多地居民社区自发采用以上两款产品作为进入社区的"通行证",实行科学"门禁",如北京市友谊医院平谷分院使用"疫情防控行程查询助手"进行诊前排查。多地政府、防疫部门与联通合作,将产品嵌入政府小程序或本地化产品中,如浙江健康码、江苏苏城码、重庆江北人员返工检查系统等。此外,还与多家渠道公司合作开展了便民查询服务,产品嵌入微信等 APP 方便广大市民使用。

四、创新点与实施效果

(一)项目先进性及创新点

1. 先进性　疫情发生后,联通大数据有限公司利用运营商基站信息连续客观的独特优势,率先开发推出了"健康风险辅助判断服务",是运营商大数据首次直接服务公众的创新与实践。

2. 创新点　采用开放技术优化应用体系架构;采用 B/S 三层架构,建立统一、分层的应用支撑平台,针对不同业务应用类型提供支撑功能,提升软件的利用率。

采用虚拟化技术,实现跨地域的网络、计算、存储等资源的负载均衡,快速调整资源池,满足系统快速扩展、调整的需求。提升对资源的利用、控制和监控能力。

(二)实施落地情况

产品上线以来,引起了社会各界的热烈反响。2020 年 2 月 8 日"疫情防控行程查询助手"上线,2 月 20 日"健康 U 码——个人疫情健康风险评估助手"上线,截至 4 月 11 日,两款产品累计访问量达 7 600 万次,服务全国约 5 400 万人次。全国多地居民社区自发采用此两款产品作为进入社区的"通行证",实行科学门禁。

此外,两款产品先后支撑了包含中国信息通信研究院、中华人民共和国海关总署、浙江省大数据发展管理局、苏州市公安局、重庆市江北区大数据应用发展管理局等多地政府部门疫情防疫工作。上线以来浙江省大数据发展管理局总调用量达到 9 000 万次。

(三)推广应用前景

本项目两款产品一方面为疫情期间全国复工复产提供高效的数据服务支撑,另一方面也加速促进全民健康态势保障一盘棋,加快全民健康大数据体系的建立和完善。

手机号是除了身份证号外,全国人民持有量最大的个人"名片",而且手机号在使用过程中产生的信令数据是非常客观的信息。由于信令采集连续、样本量大,基于此分析的结果相对全面准确,因此在疫情防控这个事件上有着"天然优势"。从目前与各级政府合作情况来看,运营商数据可作为非常重要的判断标准之一。但是由于缺乏统一规范,各地方上线的服务多种多样,多重标准的出现让老百姓在正常生活中"重复跑腿"。"健康风险辅助判断服务"在规范的数据标准和技术框架下,提供定制化规则,既可实现全国标准统一,又能支持个性化配置,面向全民(个人、政府、企事业单位和社会组织团体),提供"可校验、可共享、标准化、通用化、统一多维、安全合规"的个人疫情健康风险评估服务。

专家点评

　　该案例包含"疫情防控行程查询助手""健康 U 码——个人疫情健康风险评估助手"两款产品,主要是面向个人提供查询服务、面向政府和企业提供 API 接口服务等,截至 2020 年 2 月 25 日,访问量达到 2 000 万次。居民可通过该平台查询个人行动轨迹,并由系统提供风险评估;通过简单的个人信息填报即可生成三色码,为政府和企业提供 API 接口服务;与腾讯、卫生健康委、交通运输部门等合作,可提高风险评估准确性。该案例与临床及防控专业结合不是很紧密,项目推广风险在于获得专业数据及保证数据准确性的难度比较大,同时取得其他运营商的数据支撑比较难。为减少与其他运营商数据交互的难度,该项目可针对联通用户群,而非全人群用户服务;平台可根据国家发布的确诊患者与密切接触者行程轨迹,为注册用户提供预警提示及查询服务。可根据与各地市卫生健康部门的深入合作,提供精准服务。

案例八 "患者同小区"工具

星　　级：★★★★☆
单　　位：腾讯医疗健康（深圳）有限公司
推荐单位：广州呼吸健康研究院

在 2020 年初全国积极抗疫的背景下，"患者同小区"工具运用 AI 和大数据技术，自动化完成了"患者活动轨迹"的数据收集和校验，并快速上线产品帮助用户方便、及时、高效地获取患者活动轨迹的最新资讯，以促进公共信息透明，进一步帮助公众评估自身周围风险，帮助政府作出科学决策。

新冠病毒的人传人特性让疫情传播迅猛，避开确诊病例所在的活动区域成为城市防疫的重大需求，也是普通市民的强烈需求。人们迫切希望知晓"新冠肺炎确诊患者去过哪些地方"。

一、背景简介

2020 年 2 月 7 日，全国启动突发公共卫生事件一级响应机制。虽然各市级卫生健康委迅速反应，开始每天公布辖区内患者小区名单，但庞大又真假难辨的信息流成为了很大的问题。如何在纷繁的资讯中检索到对自己有用的信息，用户面临两个问题：

1. 耗费时间精力去搜寻所处地区的卫生健康委官方发布渠道，才能获取患者活动轨迹。

2. 无法直观地看到自己周围有哪些确诊小区，用户在获取患者小区名单后，只能逐个进行搜索，才能知道该小区与自己所在地点的距离。

在全国积极抗疫的背景下，如何让用户及时、高效地获取患者活动轨迹的最新资讯，以促进公共信息透明、满足用户无法避免的日常出行需求，成为了亟待解决的问题。

二、实施目标

上线"患者同小区"工具，帮助用户轻松、快速、直观地了解周围确诊小区信息，并且此工具需要实时依照权威数据源更新以保证用户获得的是可信赖的官方数据。

三、项目实施情况

（一）项目总体架构和主要内容

"患者同小区"工具主要提供以下功能：

1. 自动化完成"患者活动轨迹"的数据收集　通过自动爬取各省市卫生健康委官方渠道的数据，并进行知识抽取、校验来自动化完成"患者活动轨迹"的数据收集。数据保持每天更新、去重，并进行多重校对，保证及时、准确。

2. 多渠道多接口轻松查看"患者同小区"　用户能够通过微信支付里的"医疗健康"、"腾讯健康"小程序或公众号、"搜一搜"等多个渠道进入"腾讯健康"抗疫专区，在首页抗疫工具栏目轻松找到"患者同小区"模块。点击进入"患者同小区"模块，选择相应的省、市、区，或授权地址定位，便可查看结果展示。

3. 可视化地图公布确诊病例与小区信息　自动定位用户所在地点后，地图模式用红色小标志展现周边患者活动小区经纬度定位，并以用户所在地址为圆心，用半透明蓝色圈出 3 千米范围供用户参考，如图 3-8-1 所示。

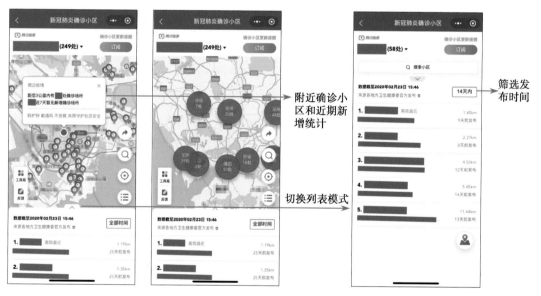

图 3-8-1　可视化周围确诊病例小区分布

4. 最近距离患者小区清单排序　由近到远排序展示出患者活动小区名称、小区地址及对应距离清单，直接透明地让用户知道距离最近的患者小区。点击或在搜索框搜索具体某个小区，还会定位到该小区的详细地址，如图 3-8-2 所示。

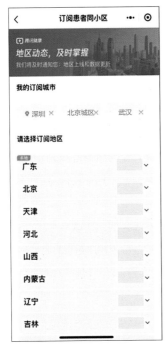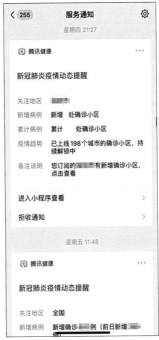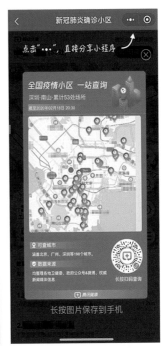

图 3-8-2 最近距离患者小区清单排序

（二）技术路线

为了实现上述功能，"患者同小区"工具提出了一套自动化的信息抽取框架，包括：①前期标注平台；②基于 BERT 数据抽取模型；③数据处理模型；④反向溯源模型；⑤正向溯源模型，如图 3-8-3 所示。

1. 前期标注平台　在项目初期搭建了标注平台方便进行前期的数据标注工作，这些标注好的数据为后续的机器学习模型提供了大量的高质量训练数据。

2. 基于 BERT 数据抽取模型　输入分为两个部分，段落文本和问题（一般是"患者小区"但也可以根据需求调整为其他自定义问题）。输入表征由对应词特征和位置表征相加得出，另外输入中附加一个起始 token（记为 [cls]）对应最终的隐态，其表征整个句子的能力可以帮助下游的预测任务。其中编码器采用了预训练模型 BERT（BERT-base），之后将 BERT 编码过的更具表达性的高级表征输入全连接层并得出"答案"在段落文本中位置（起始位置和终止位置）的概率分布。另外，通过对问题的不同定义，可以通过该模型识别出"发布时间"和"数据来源"在段落文本中的位置。

3. 数据处理模型　需对爬取过的多个来源数据进行多步处理工作：识别校验、合并、去重、去包含关系。识别校验包括对原数据的正则检查，对省份 / 城市 / 区县的识别并归一，对一些冲突数据的识别标注，把多个数据来源合并处理为全量数据。数据来源的参差导致同样一个小区名称可能在不同的数据来源中有不同的表达，去重、去包含关系的处理可以排除此类重复出现的数据条目。值得注意的是，数据处理模型中得到的错误样本帮助进一步优化了前一步的基于 BERT 数据抽取模型。

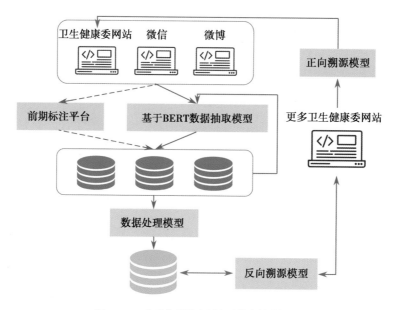

图 3-8-3　自动化确诊病例小区信息抽取框架

4. 反向溯源模型　该模型旨在为全量数据回填背书信息,包括来源名称、发布时间与来源链接。通过建立的来源白名单和域名白名单(包括各个省份城市卫生健康委官方网站以及人民政府官方网站等权威机构),该模型可以帮助使用者在搜索结果中作出筛选。之后通过搜索引擎自动化爬取小区关键字关联的网页,可以得到前五位的搜索结果;再通过数据抽取模型对前五位链接的网页进行内容识别,可以提取出发布时间。经过数据版本的迭代和白名单的持续更新,框架得到的反向溯源质量越来越高。

5. 正向溯源模型　该模型旨在自动补充同域名下其他数据来源。通过实时监控域名网站的更新情况和实时爬取更新页面内的有关小区信息,可以将这些网页添加进现有数据源并继续后续步骤,这样实际上扩大了数据来源。并且,作为卫生健康委官网抽取的数据,正向溯源数据本身包括可靠的来源名称、发布时间和来源链接,所以该部分数据无需经过反向溯源步骤,可以按照和其他来源数据不同的频率进行实时更新。

四、创新点与实施效果

(一)项目先进性及创新点

疫情防控信息作为重要的公共信息资源,其透明化可以大大增强群众抗疫的信心、稳定公民面对疫情的情绪。作为拥有强大的数据收集能力和科学技术实力的团队,"患者同小区"工具为政府打造最优使用体验的工具平台,帮助政府进行信息化疫情防控,实现优势资源的强势整合,为公共信息的透明化提供可靠支持。

（二）实施落地情况

"患者同小区"工具自上线以来已覆盖全国27个省级、221个市级地区，累计访问用户超过800万，累计访问人次超过4 000万次。"患者同小区"工具可以通过终端设备下沉到广大群众，帮助群众主动获取周围疫情信息，同时也起到很好的医学启蒙和科普的作用；"患者同小区"工具也大大提升了群众的安全感，帮助稳定群众的情绪。

（三）推广应用前景

"患者同小区"工具在抗击疫情的背景下，探索了医疗产业和AI技术相结合的应用场景，其经验可复制到未来应急防范或更多类型的项目中去。

专家点评

该案例是基于腾讯微信小程序平台，利用卫生健康部门公布的信息数据，按照个人居住地理坐标构建的疫情系统。系统可以及时汇集居住小区附近的疫情信息，帮助用户了解具体疫情传播态势和身边状况。该案例与疫情公众防控应用结合紧密，具备了及时发布信息与收集反馈的应用特征。建议提升多源数据的汇集与整合度，使小程序发挥大作用。

案例九　极目社区疫情风险预测平台

星　　级：★★★★☆

单　　位：联通大数据有限公司

推荐单位：联通大数据有限公司

联通大数据有限公司利用运营商手机信令人口大数据优势，以及自主研发的算法模型，针对新冠肺炎疫情防控，研发极目社区疫情风险预测平台，提供社区疫情风险查询服务；同时提供中国联通、移动、电信全网个人行程查询入口。该平台具有多源数据融合应用、模型智能预测、数据实时更新等创新点，在多地应用取得良好效果。

一场突如其来的新冠肺炎疫情伴随2020年春节到来，它迅速打破了春节原本应有的气氛，取而代之的是无数人投入的一场没有硝烟的战"疫"。中国所特有的"大迁徙"春运（含返工），让疫情防控更为严峻。能够每天实时获取当地的疫情风险级别状况，为生活出行提供参考，成为了大众共同的需求。

一、背景简介

2020年2月29日，国家卫生健康委发布《中国—世界卫生组织新型冠状病毒肺炎（COVID-19）联合考察报告》（简称《报告》），公布了对新冠肺炎的最新研究结果与应对措施。《报告》指出，中国采取了历史上最勇敢、最灵活、最积极的防控措施。对于中国所采取的措施，《报告》认为：中国采取了坚定有力的综合性非药物性干预措施，非常有效地切断病毒传播途径，为全球应对新冠肺炎提供了重要经验。这些措施包括：开展积极主动监测，迅速发现并立即诊断、隔离病例，严格追踪并隔离密切接触者，引导民众理解并接受上述措施。

在所采用的各类主动监测、人流追踪措施中，大数据助力疫情防控成为很多企业、单位探索的方向。与此同时，市面上各类疫情踪迹、风险监测小程序质量参差不齐，公众需要更为专业与定位精准的产品来及时了解自己的出行与所在位置周边的疫情情况。2020年1月20日以来，联通大数据有限公司开发的疫情防控人口大数据平台、公众版社区风险监测小程序与复工复产人口大数据平台先后上线，在为全国多个省市相关政府单位提供大数据服务的同时,也为人们科学安排出行规划、复工复产提供了帮助。

二、实施目标

联通大数据智慧足迹基于运营商手机信令人口大数据优势,以及自主研发的传播与风险分析模型、社区风险预测模型、伴随人员算法模型等,快速研发了一款社区级疫情风险预测查询工具——极目社区疫情风险预测平台,支持全国各地社区疫情风险查询。同时,为支持企业复工复产,方便公众返程畅通,上线了中国联通、移动、电信全网个人行程查询入口,是否去过疫情高发地区即刻掌握,为公众生活和出行、政府防控部署提供有力支撑。

三、项目实施情况

极目社区疫情风险预测小程序于 2020 年 1 月 31 日启动开发,仅用两天时间,V1.0 版本即上线运行。

1. 应用技术架构　如图 3-9-1 所示。

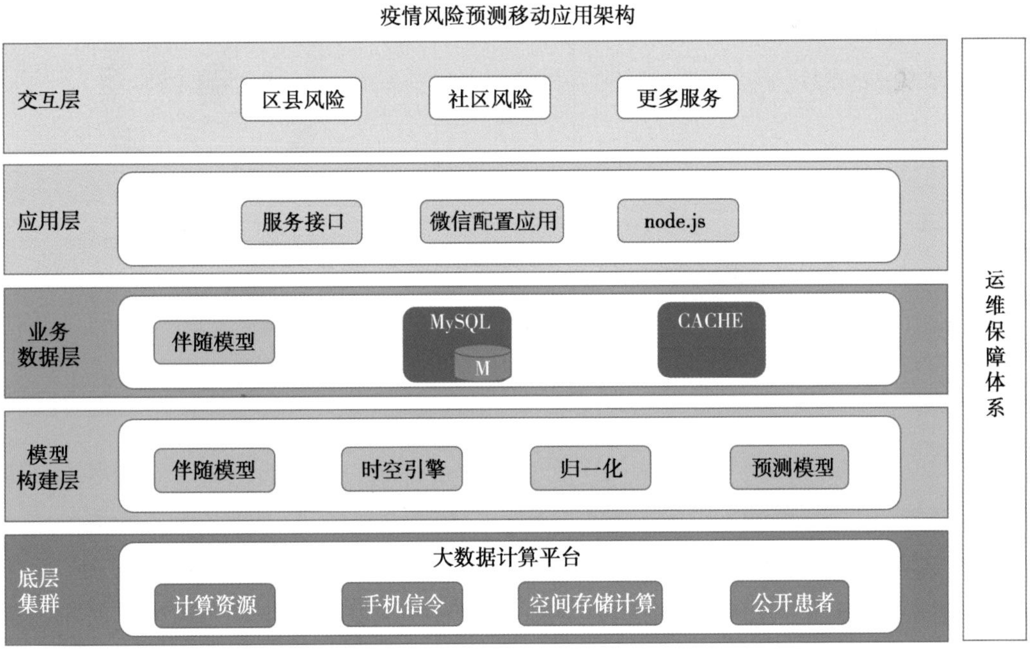

图 3-9-1　疫情风险预测移动应用架构

2. 实现功能

（1）社区预测：打开应用，系统会定位使用者当前位置，自动计算出周边 500 米范围相对风险较高的前 6 个小区，列表中展示与自己相邻的前 50 个小区的风险级别。通过搜索功能可以查询任一小区风险状况。风险级别分为轻微、偏低、中低、中高、偏高五个级别，若风险等级偏高，则建议谨慎出行，出门做好防护，如图 3-9-2 所示。

（2）区县预测：输入城市、区县等筛选条件，即刻显示搜索区域风险评估结果，进一步搜索该城市内的任一小区，则提示具体社区的风险评估值，为居民出行提供参考，如图 3-9-3 所示。

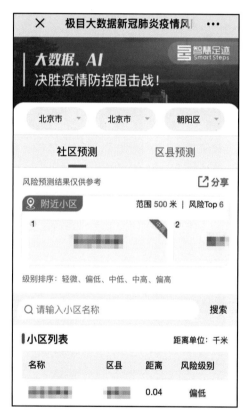

图 3-9-2　社区预测查询

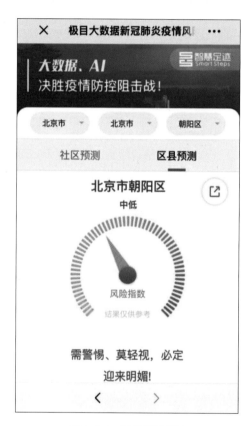

图 3-9-3　区县预测查询

（3）个人行程查询：点击"区县预测"查询页面，仅需输入联通 / 移动 / 电信手机号码，获取并正确填写验证码，同意授权后即可获得查询结果，助力科学防治、降低交叉感染风险，如图 3-9-4 所示。

（4）应用中还融入了京东数科疫情机器人，帮助用户更全面了解疫情动态；以及联通抗"疫"重点服务，包括联通云视频、云办公、AI 回访机器人等系列疫情防控服务产品，数字防疫、智慧防疫，助力打赢疫情防控阻击战。

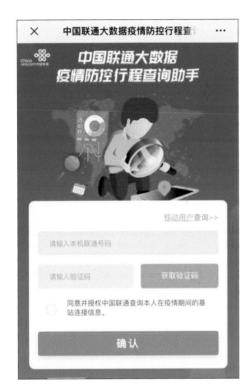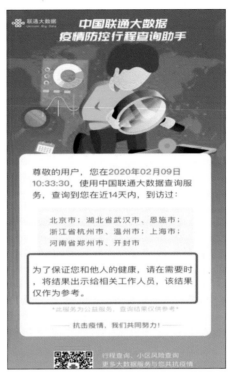

图 3-9-4　个人行程查询

四、创新点与实施效果

(一)项目先进性及创新点

极目社区疫情风险预测查询工具的创新性体现在:

1. 多源数据融合应用　数据源来自国家卫生健康委公开确诊、疑似病例信息,中国联通计算出的伴随人群分布,重点疫区人群流量分布,全国人口流动数据,具体城市、区县、小区的规模、数量及其他数据源。

2. 智能预测模型　小程序中运用了智慧足迹位置轨迹时空搜索算法、人口动力学、SEIR 模型等多模型智能分析,再通过加权算法模型、归一化打分处理、自然分段法,将风险等级定义为轻微、偏低、中低、中高、偏高五个等级,为公众出行和政府防控部署提供支撑。

3. 数据实时更新　数据 T+1 日度更新,方便用户实时查询,及时掌握周边疫情风险状况。

(二)实施落地情况

极目社区疫情风险预测查询平台每日的访问量达百万级别,访问峰值 PV 为 1 850 841,UV 为

1 010 720;数据每日更新,老访客的使用占比达 29.93%,新访客占比为 70.07%,客户重复访问的比例高;用户访问排名前五的地区分别为:湖北省、上海市、北京市、广东省、河北省,其余省份如江苏、浙江、河南、湖南等访客数量也相对靠前。

社区疫情风险预测能力也同步嵌入至联通大数据"健康 U 码——个人疫情健康风险评估助手"中,在浙江大数据局实施的浙江本地"健康码"项目和重庆江北大数据局返工人员上报系统建设项目中,均以 API 接口方式提供了数据服务,帮助两地在全国率先实施了人员的科学管理工作。

（三）推广应用前景

极目社区疫情风险预测平台可面向全国推广,广泛应用于交通站点、社区、医院、产业园区、写字楼等,用于公众自证是否在最近 14 日内到达过疫情严重地区,并查询所在位置疫情风险级别,为复工、复产、返校提供支撑。

专家点评

该案例是在联通手机信令数据的基础上开发的社区层面的疫情风险预测平台,可为民众提供联通手机的行程查询等功能。利用联通手机信号,根据确诊患者的手机信号轨迹,为民众提供查询功能,同时可在社区层面对疫情的风险作预测。该案例与传染病空间分析有较紧密的结合,是针对新冠肺炎疫情的民众历史轨迹查询与社区层面的疫情风险预测,但建议在国家对地区进行新冠肺炎疫情风险研判标准的基础上,进一步细化社区层面的疫情风险研判标准和规范,使产品能得到更多的应用和认可。

案例十　基于 AI 和大数据的智能健康管理系统

星　　级：★ ★ ★ ☆

单　　位：北京妙医佳健康科技集团有限公司

推荐单位：北京妙医佳健康科技集团有限公司

本项目应用人工智能、大数据与自然语言处理等技术,研发具备营养问答、新冠肺炎智能自测、疾病自诊、在线医生及疫情地图等功能的智能健康管理系统,可帮助各类人群通过 AI 技术实现线上问诊。

随着新冠肺炎疫情的暴发,为了有效缓解紧张的医疗资源,帮助用户进行自我防疫,本项目利用聊天机器人框架和当前流行的 BERT 模型打造出一款拥有营养问答、疾病诊断、问卷调查与 AI 肺炎自诊功能的对话系统。

一、背景简介

由于新冠肺炎疫情的暴发,不断上升的确诊数字与庞大的疑似病例基数给临床医师诊断带来极大压力,而且由于基层群众对疫情认识不足,因普通的发烧、咳嗽或乏力而去医院就诊的人数越来越多,增加了交叉感染的风险、占用了本就紧张的医疗资源,不利于疫情的防控。为了缓解一线医生的压力,北京妙医佳健康科技集团有限公司充分利用 AI 技术、大数据与自然语言处理等手段打造完成智能健康管理系统,帮助用户实现自我防疫。

二、实施目标

本项目旨在打造一款集营养问答、疾病诊断、问卷调查、新冠肺炎自测等多功能为一体的智能健康管理系统,为用户提供健康行为干预、膳食建议、疾病治疗建议及方案等健康服务,帮助用户在疫情期间实时了解新冠肺炎疫情发展情况,同时加强对自身健康状况的了解并进一步提升自我防护意识。

三、项目实施情况

（一）项目总体架构和主要内容

智能健康管理系统共分为 5 个部分：营养问答模块、新冠肺炎智能自测、疾病自诊模块、在线医生及疫情地图。

1. 营养问答模块　包括营养知识图谱和营养意图。

（1）营养知识图谱：包括菜谱、食材名称、食材功效、人群标签、食材类别、营养元素、食物口味、烹饪方法、季节性食物、节日性食物等实体以及各实体之间的关系。

（2）营养意图：包括食物详情意图、食物功效意图、食物声称意图及饮食推荐意图等 15 类意图。

2. 新冠肺炎智能自测　根据疫情寻医需求，设计开发了智能自测系统，包含新冠肺炎知识库建立和自测逻辑。

3. 疾病自诊模块　根据现实医患问诊流程，开发疾病自我诊断系统。

4. 在线医生　不同领域的医学专家实时解答用户关于疾病问题的咨询。

5. 疫情地图　疫情实时追踪，将疫情的空间、时间和数量特征进行直观可视化展现。

智能助手系统不同功能模块是由用户意图驱动的，系统框架如图 3-10-1 所示。

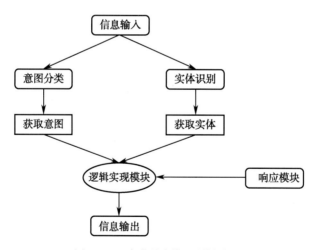

图 3-10-1　智能健康管理系统框架图

具体实施步骤：①用户输入请求信息；②意图分类和实体识别；③动作响应；④应答系统作出对应回答；⑤用户请求结果输出。

（二）技术路线

智能健康管理系统开发流程如图 3-10-2 所示。

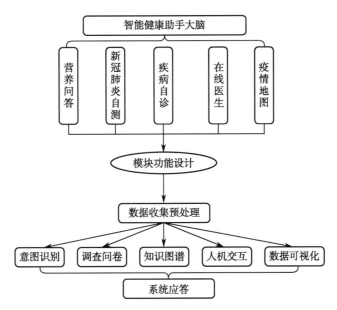

图 3-10-2　智能健康管理系统开发流程图

智能健康管理系统的核心是智能健康助手大脑,由营养问答、新冠肺炎自测、疾病自诊、在线医生、疫情地图 5 个部分构成。

1. 营养问答设计与开发

(1)准备营养相关的数据:利用爬虫技术、营养学相关书籍电子化等手段获取营养问答数据。

(2)数据结构化并建立营养知识图谱:将数据结构化,抽取菜谱、食材名称、营养素、食材种类等实体,根据实体与实体间的关系建立知识图谱。

(3)根据营养知识图谱定义问答意图类别:确定营养问答模块识别的意图种类,作为此模块主要承载的功能。意图数量是由数据量所决定的,数据量越丰富,意图数目越多,营养问答覆盖面则越广。

(4)自动化生成意图识别模型所需语料:根据算法模型生成对应的训练语料。

(5)训练模型

1)利用结巴分词对语料文本进行分词。

2)采用双向长短期记忆人工神经网络 + 条件随机场(bi-LSTM+CRF)按照文本序列特征对文本进行命名实体识别。

3)利用 BERT 生成词向量。

4)模型训练:①根据营养知识图谱定义的意图类别数 N,生成 N×N 的单位矩阵;②抽取由 BERT 生成的每句话的词向量矩阵 X 作为分类模型输入;③根据训练数据标记的当前文本所属意图映射到意图字典中,生成矩阵 M;④定义分类模型输出 Y;⑤将矩阵 X,Y 送入深度神经网络模型,输出意图概率向量。

(6)营养问答系统应用。

2. 肺炎自测设计与开发

（1）准备 COVID-19 数据；

（2）设计得分规则；

（3）设计自测逻辑，生成问卷格式；

（4）根据得分判别用户自测结果，并给出相关建议性举措。

3. 疾病自诊设计与开发

（1）数据的预处理：结构化数据，生成症状实体、疾病实体、科室实体。

（2）建立疾病知识图谱：根据疾病相关症状以及相关科室，建立疾病知识图谱。

（3）设计对话记录方案。

（4）设计问诊流程。

4. 在线医生设计与开发　在线义诊功能是疫情期间的公益性服务，汇集了不同领域的医学专家实时解答用户关于疾病问题的咨询。

5. 疫情地图设计与开发　获取世界各地疫情相关数据，将疫情的空间特征、时间特征和数量特征进行直观可视化展现，达到疫情实时追踪效果。

（三）应用场景

本项目以新冠肺炎为应用场景，帮助各类人群通过 AI 技术实现线上问诊、防御、健康自测等。

四、创新点与实施效果

（一）项目先进性及创新点

1. 算法模型

（1）采用基于智能机器人框架和动态词向量 BERT 模型，进行文本分类和命名实体识别等工作流程提升模型意图识别效率；

（2）采用结构化语义知识库——知识图谱，快速实现知识的响应和推理。

2. 意图识别

（1）预建意图类分类；

（2）获取用户在智能问答场景下输入的文本信息；

（3）根据知识图谱数据确定文本的序列特征；

（4）根据文本序列特征和用户输入的文本信息，经过训练模型输出用户真实意图。

3. 系统应答

（1）获取用户真实意图；

（2）根据意图启动助手应答系统；

（3）根据用户请求意图，返回答案。

智能健康助手大脑不仅拥有多种功能，而且其框架具有可扩展性，能任意添加技能到系统当中。当前一些意图识别模型多为模式匹配、机器学习模型等，意图识别准确率低，导致机器人无法快速准确地回答用户的提问，而且许多问答系统基于闲聊模式最为常见。智能健康助手对话机器人符合当前人们处于越来越快的生活节奏中对于健康问题得到科学合理解答的期望；通过知识图谱和意图识别算法模型，做到了基于场景问答系统模型高准确率，同时也增强了用户体验。

（二）实施落地情况

本项目自上线之后，累计服务用户达 2 000 万人次。其中，居家防疫模块服务用户 74 万人次，在线义诊模块服务用户 363 万人次，新冠肺炎自测模块服务用户 370 万人次。

（三）推广应用前景

随着新冠肺炎的暴发，本项目以新冠肺炎为应用场景，利用 AI 技术辅助医生对病例进行诊断。项目自上线之日起，受到用户一致好评，降低了用户到医院就医产生交叉感染的风险，一定程度上缓解了紧张的医患关系，对疫情的控制起到了一定的作用。

随着经济的发展及健康管理需求的激增，AI 技术在各慢性病场景的应用将会不断地发展壮大，并将带动健康管理产业、医疗产业等连带产业的快速发展。

专家点评

该项目面向用户健康应用，在原有平台的基础上，开发了营养问答、疾病诊断、居家防疫等功能。该平台已开展多人次用户服务。该项目在 AI 应用创新方面较为薄弱，应进一步加强。

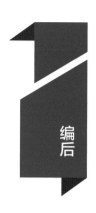

　　本书是各案例申报单位和个人、案例评审专家,以及中华预防医学会相关人员共同努力的结晶。希望本书能较为全面地展现新冠肺炎防控中大数据、AI 技术的应用现状,为新兴信息技术与公共卫生服务的融合发展提供示范。

　　以大数据、AI 为代表的新兴信息技术正在以不可阻挡之势融入社会生产生活的各个领域,为各行各业提供便利,催生了大量新业态。公共卫生作为面向人群的科学,在疾病防控、科学研究、公共卫生突发事件应急等各领域都对大数据、AI 技术有着天然的需求,如何应用好这些技术,促进其与公共卫生服务深度融合,是公共卫生机构及其 IT 合作伙伴必须考虑的问题。首先,打破数据壁垒,健全和完善跨机构的业务协同、数据共享机制是形成大数据的前提,只有逐步完善相关体制机制,才能实现系统互联互通和数据的统一归口管理,发挥大数据的价值。其次,区域全民健康信息平台的建设是关键,作为承载卫生健康领域各项业务应用的基础设施,区域全民健康信息平台在数据采集交换、系统互联互通、统计分析、数据挖掘利用、决策支持上发挥了不可替代的作用。第三,网络安全防护体系建设是大数据、AI 技术在公共卫生领域应用的重要保障。公共卫生工作采集大量人群信息,不可避免地涉及个人隐私。如何在促进工作更便捷、提供更优质服务的同时保障个人隐私不被非法泄露,是大数据、AI 技术在公共卫生领域应用必须回答的问题。

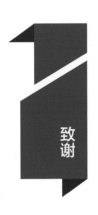

致谢

公共卫生领域的大数据、AI 应用离不开 IT 合作伙伴的参与,新冠肺炎防控大数据与 AI 最佳应用案例征集活动得到了相关单位和个人的大力支持和积极参与。深圳三代人科技有限公司、苏州沈苏自动化技术开发有限公司、中科软科技股份有限公司、上海图趣信息科技有限公司、中国电信股份有限公司云计算分公司、医渡云(北京)技术有限公司、太原静思远信息技术有限公司等企业为本次案例征集活动和案例集编写提供了大量支持,在本书付梓之际,谨向以上合作伙伴表示诚挚的谢意!